クリティカルケア領域の
看護計画

ICU
トータルアセスメント

Gakken

監修

道又 元裕　杏林大学医学部付属病院 看護部長

著者（執筆順）

道又 元裕　前掲

濱本 実也　公立陶生病院／集中ケア認定看護師

桑原 勇治　福井大学医学部附属病院 南3階 循環器センター 看護師長／集中ケア認定看護師

菅 広信　秋田大学医学部附属病院 集中治療部／集中ケア認定看護師

半崎 隼人　大阪府済生会中津病院／集中ケア認定看護師

有田 孝　一般財団法人平成紫川会 小倉記念病院
日本看護協会看護研修学校 認定看護師教育課程 集中ケア学科専任教員／集中ケア認定看護師

政岡 祐輝　国立循環器病研究センター 手術室 副看護師長／集中ケア認定看護師

柴 優子　筑波大学附属病院 ICU／集中ケア認定看護師

小泉 雅子　東京女子医科大学大学院 看護学研究科 准教授／急性・重症患者看護専門看護師

露木 菜緒　杏林大学医学部付属病院／集中ケア認定看護師

高橋 悠葵　秋田県立脳血管研究センター 看護部／集中ケア認定看護師

長坂 信次郎　藤枝市立総合病院 集中治療室 看護師長／集中ケア認定看護師

藤田 智和　藤枝市立総合病院 外科病棟／集中ケア認定看護師

安藤 有子　関西医科大学附属病院／急性・重症患者看護専門看護師／集中ケア認定看護師

菅原 直子　杏林大学医学部付属病院 高度救命救急センター／集中ケア認定看護師

藤野 智子　聖マリアンナ医科大学病院 看護部 師長／
急性・重症患者看護専門看護師／集中ケア認定看護師

三浦 規雅　埼玉県立小児医療センター PICU／集中ケア認定看護師

小松 由佳　杏林大学医学部付属病院／集中ケア認定看護師

編集担当：向井直人，早川恵里奈
カバー・表紙デザイン：野村里香
本文デザイン・DTP：児島明美
本文イラスト：日本グラフィックス

■ 序文 ■

　クリティカルケアの対象となる患者の多くは，何らかの原因により高度な生体侵襲に苛まれています．そのとき，患者の生体内部では，身体・精神活動の大変動が起こり，大なり小なりの組織と細胞の破たん，つまり「カタストロフィ：catastrophe」とも呼べる状態にあるといえます．そのような状態にある患者は，適切な医療的介入が行われなければ，いとも簡単に生命の危機的状態に陥ってしまいます．したがって，刻一刻と変化する患者の全身状態の事実とその変化を総合的にとらえつつ，その背景にある真実を探り，また，新たな侵襲の到来を予測したうえで未然に防ぎ，さらにはその影響を可能な限り最小限に食いとどめることが大切です．

　そこで，これらに必要となるのが，シビアな状態の中での患者変化をとらえる「ちから」です．そのちからこそが，全身状態を総合的に見極める，いわゆる「トータルアセスメント」です．

　では，トータルアセスメントをベッドサイドで実践するためには，何を学習する必要があるのでしょうか．それには，ファーストステップとして高度な侵襲が患者に与える影響と，それらから恒常性を維持しようとする患者の細部にわたる生命活動の状態を理解することにあります．

　そのうえで，超急性期から回復期に至るまでの病態（メカニズム）の身体的理解とSerious（重篤）な状態によって大きく影響を受けた患者の心理と生活行動の変化を総合的にアセスメントするプロセスが不可欠です．その結果を踏まえて，対象患者のそのときの状態と未来に予測される（洞察的）ケアニーズに対応していくことがベストといえます．

　本書は，このような考えに立脚して，主にICUを中心とするクリティカルケア看護に携わる看護師の方々を対象に，月刊ナーシング2015年5月号から2016年9月号の連載「ICUトータルアセスメント」を再録・再編しました．コンテンツとしては，ICUにおけるさまざまなシーンでのアセスメントを通して，侵襲が患者に与える影響や，天秤の振り子がゆっくり振れているような不安定な患者状態で何をすべきか・すべきでないかを，知識と技術をまぜ合わせ，具体的に示しています．

　初章の総論「ICUでのトータルアセスメント」からスタートし，以下のクリティカルケアの臨床で遭遇するシビアケースを取り上げて解説しました．①人工呼吸器離脱困難，②凝固異常，③ARDS，④大血管術後患者，⑤ACSショック，⑥PCPS・IABP装着時，⑦重症感染症患者，⑧重症不整脈，⑨急性肝不全，⑩脳循環・神経障害（ICP亢進），⑪血液浄化療法，⑬せん妄患者，⑭多発外傷，⑮重症急性膵炎，⑯重症小児（RSV感染症による呼吸不全），⑰ICU-AW．

　これらは，クリティカルケア看護が大好きなスペシャリストの方々に執筆していただきました．読者の皆さんは本書をぜひとも熟読し，日々の臨床実践の向上に役立てていただくことを心より願っています．

　最後に，月刊ナーシングの連載から本書の編纂まで，編集作業を細やかにていねいに行っていただいた学研メディカル秀潤社の早川女史に感謝します．

2017年2月

道又元裕

■■ CONTENTS ■■

クリティカルケア看護のワザを身に付ける
ICUトータルアセスメント

第 1 章

クリティカルケア領域における
アセスメント

8

総論
ICUでのトータルアセスメントとは……**10**
濱本実也

第 2 章

クリティカルケア領域における
アセスメントの実際

人工呼吸器装着患者—離脱困難時— ……………… **24**
桑原勇治

凝固異常患者 ……………………………………… **38**
菅 広信

ARDS患者 ………………………………………… **51**
半崎隼人

22 大血管術後患者 …………………………………… **66**
有田 孝

ICU Total Assessment

ACSショック—PCPS・IABP装着患者—・・・・・・・・・・ **78**
政岡祐輝

重症感染症患者・・・・・・・・・・・・・・・・・・ **88**
柴 優子

重症不整脈を有する患者・・・・・・・・・・・ **100**
小泉雅子

急性肝不全患者・・・・・・・・・・・・・・・・ **120**
露木菜緒

脳循環・神経障害患者—ICP亢進—・・・・・・・ **129**
高橋悠葵

血液浄化療法患者・・・・・・・・・・・・・・ **144**
長坂信次郎／藤田智和

せん妄患者・・・・・・・・・・・・・・・・・・・ **158**
安藤有子

多発外傷患者・・・・・・・・・・・・・・・・・ **168**
菅原直子

重症急性膵炎患者・・・・・・・・・・・・・・ **182**
藤野智子

重症小児患者—RSV感染症による呼吸不全—・・・・・・ **198**
三浦規雅

ICU-AW患者・・・・・・・・・・・・・・・・・ **212**
小松由佳

はじめに・・・・・・・・・・・・6　　INDEX・・・・・・・・・・・・・・223

■■ はじめに ■■

道又元裕
杏林大学医学部付属病院 看護部長

1)クリティカルケア部門のあり方の変遷

　医療・介護サービスの改革に向けて、「急性期医療を中心に人的・物的資源を集中投入し、入院期間をさらに減らして早期の家庭復帰・社会復帰を実現すること」を前提とした政策的議論がなされています。また、病床のあり方については、急性期病床から亜急性期病床へ、亜急性期病床から療養病床への転換をはかるとしており、亜急性期を含めた急性期医療の機能をより強化し、その機能を分化させてゆくことが焦点となりました。

　その結果、一般病棟だけではなく、高度急性期医療に代表されるクリティカルケア領域のICUやHCUの、重症度・医療・看護必要度をはじめとした特定入院基本料および診療報酬に関連した管理施設基準などの変革が始まりました。それらによって、クリティカルケア部門のあり方も、これまでのものから新たな道へと進む転換期を迎えています。さらには、それに影響を受け一般病床群のあり方、つまりは病院そのもののあり様が変容する可能性があります。

2)医療社会の重要課題

　しかし、医療の現場では、高齢化や慢性疾患患者の増加、診療報酬の改定による在院日数の短縮化政策による「医療依存度の高い療養者の増加」によってもたらされた問題をクリアカットに解決するのは簡単なことではありません。それは①再入院を含む受診率の増加、②転院の受け皿となる後方病床施設の確保の困難、③在宅医療ニーズの増加に対する応需能力の乏しさなど、むずかしい課題に直面しているためです。この課題は、今後もしばらく医療社会の重要課題となってゆくことでしょう。

　このような問題を考えると、超急性期医療を担うICUで働く看護師たちは、ICUから先の医療・看護について不安と閉塞感を感じてしまうかもしれません。一方では、そのような転換・変革期だからこそ、急性期医療の核ともいえるICUをはじめとするクリティカルケア領域の近未来を見据えた、信頼たる患者への看護実践の提供が不可欠といえます。

　つまり、臨床現場の人々の使命の本質は、いつの時代も変わることがなく、患者がその状態にふさわしい医療サービスを受け、可能な限り悪化せず再入院・退院を繰り返さず、社会への復帰を遂げることにあります。

3) ICU入室中から退院へ向けたゴール設定を

　ICUにおける看護とは，生命を急激に脅かす重度の侵襲に苛まれた人々（急性・重症患者）に対してさまざまな生体反応を緩和し，現在の機能を最大限に高めてゆく援助の実践です．

　最も重要なポイントは，ICU入室中から退院へ向けたゴール設定です．それには，理想論を述べるならば，入院前のADL，退院後の住宅環境，家族の協力体制，患者・家族の希望などの情報を収集し，個々の患者に相応した目標を明確化することです．そのうえで，全身機能のアセスメントと2次合併症の予防，廃用障害の回避と退室後のQOLアップにまで影響を及ぼせる多職種共同による早期離床を実践することにあります．

4) 包括的（トータル）アセスメントの重要性

　「療養上の世話」と「診療の補助」という業務と機能を生業とする看護師は，医療サービスのCureとCareを両立する実践が求められています．つまり，患者を単なる健康障害者あるいは闘病者として対するのではなく，1人の生活者として位置付けた看護をすることが，必要かつ最も重要ということです．その過程で核となる「ちから」は，患者の身体的な適切なアセスメント能力はもちろんのこと，心理・社会的アセスメントを加えた包括的（トータル）アセスメントです．これは，広い概念で表現するならば「トータルヘルスアセスメント」とも呼べるかもしれません．

　具体的には，たとえば高度な侵襲下にある患者の疾病や人工呼吸器療法，補助循環装置などを駆使した治療経過，それと共存する身体・精神状態とハイリスク性との関連性，患者のセルフケアの状況と促進のための評価，患者の現在におけるQOLと今後の予測される状況との関連性，患者・家族間のダイナミクスについての評価などが挙げられます．

　チーム医療の観点からも，メディカルチームのメンバーの中で看護職が担う役割は，看護職が専門的なトータルアセスメントの知識・技術を持ち，自らの専門分野で専門性（志向）を発揮することが大切です．身体・心理・社会を包括したアセスメントで包括的なケアを効率よく提供していけることを期待しています．

第1章

クリティカルケア領域における
アセスメント

総 論

ICU での
トータルアセスメントとは

ICUでのトータルアセスメントとは

濱本実也 | 公立陶生病院　集中ケア認定看護師

　ICUで治療・看護が必要とされる患者は，総じて「高度侵襲下」にあります．そのため，呼吸・循環をはじめとする全身管理，生命の維持・回復に必要な複数の医療機器の管理，そして生命の危機にさらされた患者や家族への援助など，広域かつ専門的な看護が求められます．さらに，治療が優先される超急性期であっても，患者の生活あるいは気持ちに立脚したアセスメントを行うことが重要です．

　本稿では，高度侵襲下の患者の病態をふまえ，超急性期〜回復期に至るまでのアセスメントのポイントを解説します．

1 | 病態・患者状態の基礎知識

1）侵襲と生体反応

　侵襲とは，生体の恒常性を乱す刺激のことで，外傷や熱傷，感染などの外部要因，膵炎や悪性腫瘍などの内部要因があります．もちろん，人工呼吸器やIABPなどの医療機器，気管吸引などの看護ケア，そして患者の苦痛なども侵襲となります．

　一方，侵襲に対し恒常性を維持しようと働く生体の防御機能のことを，生体反応といいます．侵襲による組織破壊が起こると，神経内分泌系やサイトカインの誘導を中心とした免疫系の反応が起こります（**図1**）．ほとんどすべての反応は，「サイトカインの誘導」から説明できる[1]といわれ，この2つの反応は互いに補い合って生体の恒常性を維持しています．

　ICUに入室する患者は，疾患や程度は異なっても「侵襲にさらされた状況である」ということは共通しており，このような生体反応による変化をベースに回復過程をたどることになります．

2）神経内分泌反応

　神経内分泌反応によって分泌が亢進したホルモンは，主に体液を保持し血圧を上昇させる働きを持ちます．これらの反応は，「視床下部・下垂体系」と「腎・副腎皮質系」の2つの作用機序によるところが大きく，主に血管収縮や血圧上

IABP
intra-aortic balloon pumping
大動脈内バルンパンピング法

ICU Total Assessment

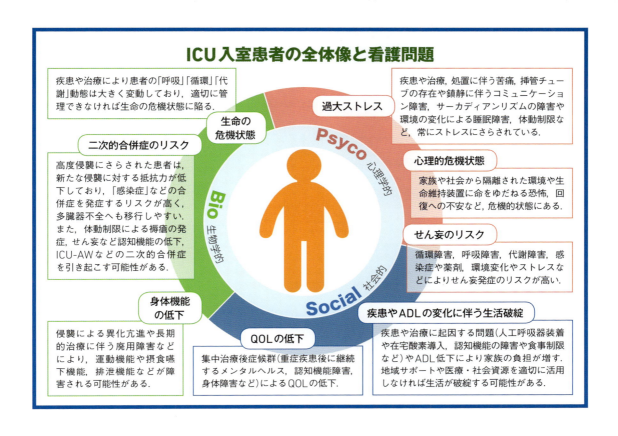

図1 侵襲に対する生体反応の機序

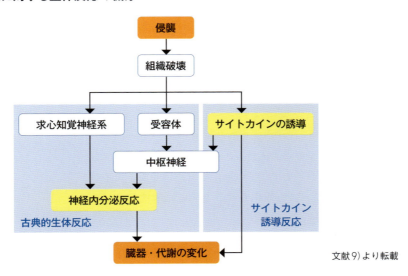

文献9)より転載

昇など「循環」，Na再吸収による体液保持など「体液・電解質」をコントロールしています（**図2**）．

― ICUでのトータル アセスメントとは ― 11

図2　循環血液量減少に対する神経内分泌反応

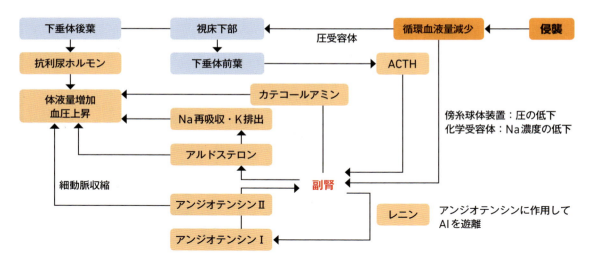

図3　サイトカインの発現(産生)経過

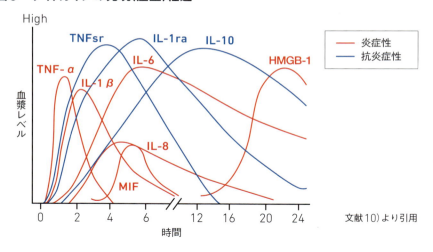

文献10)より引用

　そのほか，「膵島系」はインスリンやグルカゴンの分泌による糖代謝をコントロールしています．また，カテコールアミンは血圧上昇だけでなく，インスリンと拮抗して肝臓からグルコースを放出させると同時に末梢でのグルコースの消費を抑制して血糖を上昇させます．
　このように，侵襲によって「循環」「体液・電解質」「代謝」は大きく変化することになります．

3)サイトカインの誘導とSIRS

　サイトカインは，異なる2つの役割を持っています．1つは，免疫細胞を活性化し白血球の機能を亢進するなど炎症反応を促進する(炎症性サイトカイ

SIRS
systemic inflammatory response syndrome
全身性炎症反応症候群

CARS
compensatory anti-inflammatory response syndrome
代償性抗炎症反応症候群

図4　サイトカインによる急性相反応

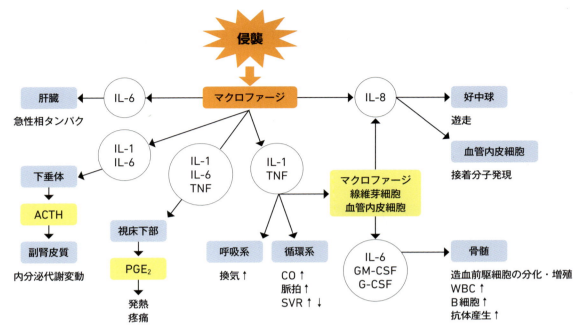

文献11)を参考にして作成

ン)で，もう1つは，これを制御する働き(抗炎症性サイトカイン)です(**図3**)．全身性炎症反応症候群(SIRS)とは，炎症性サイトカインが優位の状態であり，逆に抗炎症性サイトカインが優位になると，生体防御機能が低下し易感染状態となります(代償性抗炎症反応症候群，CARS)．

　侵襲によるサイトカインの誘導と生体反応を**図4**に示します．誘導されるサイトカインの量は，侵襲の大きさによって調整されており[3)]，侵襲が大きいほどサイトカインの産生が増加し，免疫能の変動が大きくなると予測されます．

　また，過剰な免疫は血管内皮細胞を傷害し凝固異常を引き起こします(p.38参照)．そのため，ICUではいかに患者への侵襲を低減させるかが，治療においても，管理においても重要となります．

4) ICU入室患者の特徴

　ICU入室患者に共通する特徴を**表1**に示します．患者は，生命を維持するためにさまざまな医療機器を装着され，閉鎖された特殊な環境に身を置くことになります．

　疾患や治療による身体的な苦痛と不安の中，それを伝える言語的コミュニケーションが障害されることもあり，身体的にも心理的にも危機的状態になります．

TNF
Tumor necrosis factor
腫瘍壊死因子

ACTH
Adrenocorticotropic hormone
副腎皮質刺激ホルモン

PGE$_2$
Prostaglandin E$_2$
プロスタグランジンE$_2$

CO
cardiac output
心拍出量

SVR
systemic vascular resistance
全身血管抵抗

CSF
colony stimulating factor
コロニー刺激因子

WBC
White blood cell
白血球

表1　ICUに入室する患者の主な特徴

身体的	精神的	社会的
高度侵襲下にある 　原因：疾患，治療，医療機器など 　状態：生命の危機的状況 　　　　新たな侵襲に対する抵抗力の低下 　　　　急速かつ長時間続く生体反応 　　　　疾患や治療に伴う身体的な苦痛 　　　　合併症や二次的障害のリスク	疾患や治療に伴う精神的な苦痛 セルフケア能力の低下 心理的な危機状態 コミュニケーション障害（言語的・非言語的） 睡眠障害 機能回復に対する不安	非日常的時間・空間 プライバシーの侵害 社会からの隔絶（家族，友人，仕事など） 支援者（家族など）の危機（精神的，金銭的）

2 ｜ 超急性期

1）身体面のアセスメント

呼吸によって取り込まれた酸素は全身へ運搬され，組織で酸素を消費したのち産生された二酸化炭素を肺から呼出します（**図5**）．このシンプルな「呼吸」「循環」「代謝」を評価することが，急性期アセスメントの基本になります．

①循環のアセスメント

i）循環血液量

侵襲によりケミカルメディエーター（化学伝達物質）とよばれるブラジキニン，プロスタグランジンなどが産生されると，血管内皮細胞の開大と膨化により血管の透過性が亢進します．その結果，血管内細胞外液が血管外のサードスペースへ移動し，循環血液量は減少します．その際，アルブミンなど通常は血管壁を移動できない大きな分子も移動するため，血管外に移動した水分はさらに回収しにくくなります．

超急性期では，輸液による循環血液量の維持が最も重要です．たとえば，細胞外液補充液を投与して循環血液量を維持する場合，失った量の約3～4倍量を投与する必要があり，水分バランスは常にプラスに傾きます．

この時期に利尿薬を投与しても，尿量の増加は見込めません．尿量を確保するためには「十分な補液」が最善の策といえます．また，腎血流の低下は腎前性腎不全につながるため，2次障害を予防するうえでも補液管理が重要です．

ii）心拍出量

循環管理として，肺動脈カテーテルなどによる持続的なモニタリングを行います．これにより，心拍出量だけでなく，血管抵抗や肺うっ血，酸素消費量などをアセスメントすることができます．

臨床では，データと身体所見や治療を関連づけたアセスメント（たとえば「SVR上昇と末梢循環不全の悪化を認め，COが低下している」「SVRが低く，補液によるCOの改善を認めないため，血管収縮薬を検討する」など）により，薬剤の反応・効果や患者の変化を経時的に把握し評価することが重要です．

SVR
systemic vascular resistance
全身血管抵抗

CO
cardiac output
心拍出量

図5　ワッサーマンの歯車

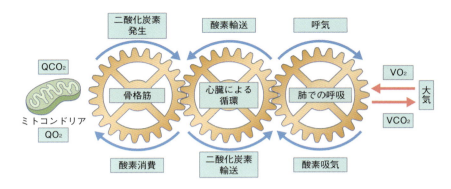

　また，心拍出量が低下した患者は，体位を変えるなどのちょっとした動きで血圧の変動をきたすことがあります．血圧が安定するまでは，体位の角度を調整する，あるいは患者を持ち上げて除圧するなど，変動を最小限にするケアに変更します．

②**呼吸のアセスメント**

　侵襲による血管透過性の亢進は肺にも生じます．その結果，タンパク質の多い滲出液が肺胞内に貯留し，ガス交換を障害（拡散障害）します．また，肺胞内のサーファクタント（界面活性剤）が洗い流され，肺胞は虚脱しやすくなります．

　好中球は，8〜20時間で自然にアポトーシスして消滅するとされる細胞ですが，サイトカインによる刺激を受けると活性化し，アポトーシスを遅延して肺などの重要臓器へ集積します．この状態でサイトカインの再誘導が起きた場合，好中球はタンパク質分解酵素を分泌し，臓器障害を，つまり原疾患が肺でなくても肺障害を惹起します．その結果，肺は線維化しコンプライアンスは低下します．

　このように，高度侵襲下の患者は，低酸素血症や無気肺などを起こしやすく，病態の進行により急変しやすい状態となります．そのため，呼吸状態の変化を見逃さず低酸素血症を回避すること，NPPVや緊急気管挿管の準備，人工呼吸中であれば設定および管理など，呼吸の悪化を予測したアセスメントと対応が求められます．

③**代謝のアセスメント**

　侵襲による代謝の変動と回復過程を，Moore（1952）は4相に分類して説明しています（**図6**）．超急性期である干潮期は，代謝率が一時的に低下します．この時期に栄養投与を行っても代謝はむずかしく，また高血糖を助長することになります．

　その後，代謝は著しく亢進しますが，主に骨格筋タンパク質を分解する「タンパク異化」が中心であり，窒素バランスは負に傾きます．

NPPV
non-invasive positive pressure ventilation
非侵襲的陽圧換気

図6 侵襲後の経過とエネルギー消費量

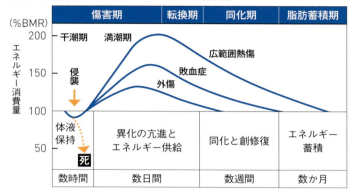

文献12）より転載

④呼吸・循環・代謝を関連づけてアセスメント

呼吸・循環・代謝の関連を最もシンプルにアセスメントできるのが「低酸素症」の評価です．低酸素症とは，組織の酸素が不足している状態を示しており，その原因は呼吸障害による「低酸素血症」や循環障害による「酸素の運搬量の減少」あるいは組織での「酸素利用障害」など（**表2**）です．

逆に，低酸素血症がなくても臓器への灌流量が不足すれば低酸素症になり，代謝亢進により酸素供給よりも需要が上回れば低酸素症になるわけです．超急性期では，この低酸素症を回避するため，継続的にアセスメントを行います．たとえば，血液ガスデータやSaO_2により酸素化を評価し，COや Hbにより酸素含量や運搬量を，$Sc\bar{v}O_2$により酸素の需給バランス（「供給＜消費」時に低下）をアセスメントします．

一方，敗血症では酸素利用障害により，細胞レベルで酸素が不足しているにもかかわらず$Sc\bar{v}O_2$が低下しないことがあります．このような場合，嫌気性代謝により産生される乳酸値を評価します．乳酸値が上昇すれば代謝性アシドーシスに傾くので，酸塩基平衡も合わせて評価します．

このように，呼吸による酸素化，循環による運搬，細胞レベルでの酸素の取り込みと代謝レベルを関連づけ，その需要と供給のバランス（**表3**）をアセスメントすることが重要です．看護ケアもまた酸素需要を増大させる要因であり，必要性を十分吟味して提供しなければなりません．

2）精神的サポート

過大侵襲下では，病態や治療，特殊な環境の中で患者は精神的にも不安定な状態になります．鎮痛と鎮静により苦痛を最小限にすることはもちろん，その適切性を継続的に評価します．

一般に，BPSやNRS，RASSなどの評価ツールを使用し統一したアセスメントを行いますが，最も重要なことは，評価の中で「患者」に向き合い意思を確認しようとする姿勢です．「（鎮静や疾患による）意識レベル低下」「挿管によるコミュニケーション障害」など，意思疎通をはかることが困難であるからこ

表2
低酸素症の主な原因

1. 低酸素血症
2. 組織低灌流
3. 組織酸素利用能の低下
4. 酸素需給バランスの失調　　など

SaO_2
arterial oxygen saturation
動脈血酸素飽和度

Hb
hemoglobin
ヘモグロビン

$Sc\bar{v}O_2$
central venous oxygen saturation
動脈血酸素飽和度

BPS
behavioral pain scale

NRS
numerical rating scale
数値評価スケール

RASS
Richmond agitation-sedation scale
リッチモンド興奮・鎮静スケール

ICU Total Assessment

表3　酸素の需要と供給のアセスメントとケアのポイント

	需要（VO₂）	供給（DO₂）[*1]
評価項目	$Sv O_2$ $Sc \bar{v} O_2$ 体温上昇・シバリング 活動 疼痛	CaO_2[*2]：Hb　SaO_2　PaO_2 CO：前負荷　後負荷　収縮力　HR CI　SVR　SVRI　などモニター 投与酸素濃度，P/F比，$A\text{-}aDO_2$ カテコールアミン，血管拡張薬，輸液投与量など
ケアの ポイント	酸素消費の制限（不要なケアをしない） 鎮静・鎮痛・安静による交感神経緊張緩和 体温管理	適切な酸素供給 換気血流比改善，合併症予防のための体位調整 体液管理・薬剤管理・水分出納管理・輸血管理

*1　DO_2（酸素運搬量）：$CaO_2 \times CO \times 10$ で算出
*2　CaO_2（動脈血酸素含量）：$1.34 \times Hb \times SaO_2/100 + 0.0031 \times PaO_2$ で算出

そ，患者の発するサインを見逃さないよう努めます．

3）社会面のアセスメント

患者家族は，急な病態の悪化により死への恐怖を抱えています．また，生命維持装置をはじめ医療機器に囲まれた状態の患者の姿は，少なからずショックを与えます．

さらに，ICUで行われる先進医療は費用も高く，治療費の不安を訴える方も多いです．家族の不安は，患者の不安を助長します．いずれにしても，早い段階から家族支援や医療費の相談など積極的に介入することが重要です．

3 ｜ 脱超急性期

1）身体面のアセスメント

①水分出納

ショック状態を脱し回復へ向かうと，サードスペースにシフトした細胞外液が，リンパ系を介して徐々に血管内に戻ります（満潮期）．これをrefillingといい，臨床では尿量の増加を認めます．

一方，腎機能が低下した患者では，過剰な水分を尿として排泄できずに溢水の状態になります．心機能が悪ければ心不全に，あるいは肺うっ血になり回復を妨げます．

この時期は，体液シフトに伴う血行動態の変化や水分出納をアセスメントし，徐々にアウトバランスへコントロールすることが重要です．

②2次障害の予防

高サイトカイン血症であるSIRSは，長期化すれば合併症や感染症を発症するリスクが高くなります[2]．SIRSを評価（**表4**）し，SIRSの状態が続く間は，合併症管理を厳重に行います．呼吸においては無気肺や肺炎の予防，また安

DO₂
oxygen delivery
酸素供給量

CaO₂
arterial oxygen concentration
動脈血酸素含量

PaO₂
arterial oxygen pressure
動脈血酸素分圧

HR
heart rate
心拍数

CI
cardiac index
心係数

SVRI
systemic vascular resistance
体血管抵抗係数，全末梢血管抵抗係数

— ICUでのトータルアセスメントとは —

表4　SIRSの診断基準（米国胸部疾患学会）

①体温　　＜36℃，＞38℃
②脈拍　　＞90回/分
③呼吸数　＞20回/分，$PaCO_2$＜32Torr
④WBC　　＞12,000/mm^3，＜4,000/mm^3または＞10％の未成熟細胞
　上記のうち，2つ以上を満たす場合，SIRSと診断する

文献13)より引用

静臥床に伴う呼吸循環機能の悪化を防ぐため，早期リハビリテーションを実施します．

　生命維持装置（PCPSやIABP，人工呼吸器など）は，患者の機能を補助する意味で有効ですが，合併症のリスクを伴います．たとえば人工呼吸器の場合，装着により肺がよくなることはありませんが，感染や肺障害などにより悪くなることはあります．超急性期を脱したら，患者の機能回復を評価し，すみやかに離脱に向けた介入を行います．ドレーンやルート類も同様に，感染を回避するため抜去できる状態であるならすみやかに抜去します．

③栄養管理

　侵襲による最も大きな代謝の変化は，膨大なエネルギー消費を「異化」によって行うことにあります．侵襲が大きいほど患者はタンパク質を失っており，筋力低下しています．適切な栄養管理を行わなければ，最終的には脂質の異化も亢進します．そのため，消化管に問題がなければ早期から栄養投与を開始します．

　さらに，転換期〜同化期（p.16・**図6**）は代謝が異化から同化へと変化し組織修復にエネルギーを要する時期です．リハビリテーションも一定の負荷をかけつつ進むため，体力の回復と活動量をアセスメントしながら，目標カロリーを設定します．

2)精神面・社会面のアセスメント

　ICU入室患者はせん妄を発症しやすく，また，せん妄は入院日数の増加や[5]ICUコストの増加[6]，死亡率の増加[7]などに関連することから，せん妄予防はICUにおける重要な課題の1つです．その意味でも，先の鎮痛・鎮静や人工呼吸器の離脱，早期リハビリテーションは非常に重要です．

　さらにCAM-ICUやICDSCなどの評価ツールを用いて統一した評価を行うこと，そして徐々に生活リズムを整え，家族の面会を増やすなど，精神的・社会的アプローチを心がけます．

　リハビリテーションは，2次障害の予防や機能回復など医学的な側面だけでなく，患者の精神面・社会面を改善するうえでも有用です．患者自身が回

PCPS
percutaneous cardiopulmonary support
経皮的心肺補助

IABP
intra-aortic balloon pumping
大動脈内バルンパンピング

CAM-ICU
confusion assessment method for the ICU

ICDSC
intensive care delirium screening checklist

クリティカルケア看護のワザを身に付ける

ICU Total Assessment

復を実感できるよう，またADLを改善できるよう日常生活の一部としてリハビリテーションを実施・評価します．

機能障害が残るような疾患の場合は，この段階でMSWや退院支援室へ依頼しておきます．急性期から，退院を見据えた介入を行うことが重要です．

MSW
medical social worker
医療ソーシャルワーカー

---

4 | 慢性期・回復期

1）身体面のアセスメント

回復期では，退院を視野に入れたリハビリテーションや生活指導，在宅酸素など継続が必要な医療機器があればその取り扱い指導などを行います．年々在院日数は短縮しており，リハビリテーションは「病院で完結する」のではなく，「在宅で継続する」指導を心がけます．とくに機能障害を残す疾患や慢性疾患を患う場合は，再発による再入院の予防という視点からも，生活に沿った指導が求められます．

①運動機能

ICU入室患者（重症患者）にみられる特有の筋神経障害はICU-AWとよばれ，長期的な障害を残すといわれています（p.212参照）．急性期からのリハビリテーション実施はいうまでもなく，回復期での呼吸筋を含めた筋力，関節可動域，運動負荷量と呼吸循環への影響など運動機能，神経系などの評価と，回復のためのリハビリテーションを実施します．

ICU-AW
intensive care unit
-aquired weakness
ICU関連筋力低下

②摂食嚥下機能

胸部の手術や長期気管挿管などの患者では，反回神経麻痺などによる嚥下障害を起こすことがあります．誤嚥を予防するためにも，早めに嚥下機能を評価し，必要なら嚥下訓練を開始します．経口摂取は患者の闘病意欲を維持するうえでも重要です．

③その他排泄機能など

長期にバルンカテーテルが挿入されていた患者，あるいはカテコールアミンなどの長期投与と安静が必要であった患者では，排泄機能が低下していることがあります．これらを予防することはもちろんですが，回復期には日常生活において「あたり前の生活行動」がどれほど障害されているかをていねいに評価し，対応することが重要です．

2）精神面・社会面のアセスメント

重症疾患患者が，ICUを退室してもなお持続する身体障害や認知障害，メンタルヘルスの障害などを呈することがあります．これはPICSとよばれ[8]，退院後の患者のQOLに大きな影響を与えるといわれています．

PICSは患者だけでなく家族にも認められるとされており，家族を含めたメンタルヘルスサポートが必要だといえます．

PICS
post intensive care
syndrome
集中治療後症候群

— ICUでのトータル アセスメントとは —

引用・参考文献

1) 小川道雄：侵襲と生体反応. 新侵襲キーワード（小川道雄編著），メジカルセンス，p.2-5，2003.
2) 芳賀克夫ほか：手術侵襲によるSIRSとその対策. 集中治療，7(12)：1313-1318，1995.
3) 小川道雄：手術侵襲の評価. 臨床外科，50(4)：511-518，1995.
4) 小川道雄：SIRSの概念と新しい臓器不全の病期分類の提唱. Surgery Frontier，1(1)：7-11，1994.
5) Ely EW, et al.：Delirium as a predictor of mortality in mechanically ventilated patients in the intensive care unit. JAMA, 291(14)：1753-1762, 2004.
6) Milbrandt EB, et al.：Costs associated with delirium in mechanically ventilated patients. Crit Care Med, 32(4)：955-962, 2004.
7) Ouimet S, et al.：Incidence, risk factors and consequences of ICU delirium. Intensive Care Med, 33(1)：66-73, 2007.
8) Needham DM, et al.：Improving long-term outcomes after discharge from intensive care unit：report from a stakeholders' conference. Crit Care Med, 40(2)：502-509, 2012.
9) 小川道雄ほか：侵襲に対する生体反応とサイトカイン. 外科治療，67(5)：574-581，1992.
10) 相川直樹：ショックと臓器障害の病態におけるサイトカインの役割. 日本救急医学会雑誌，5(7)：641-654，1994.
11) 野村秀明ほか：神経・内分泌反応. 臨床侵襲学，小川道雄ほか編，へるす出版，p.295-306，1998.
12) 小林国男編集代表：侵襲と生体反応. 標準救急医学，第3版（日本救急医学会監），p.28，医学書院，2001.
13) Bone RC, et al.：Definitions for sepsis and organ failure and guidelines for the use of innovative therapies in sepsis. The ACCP/SCCM Consensus Conference Committee. American College of Chest Physicians/Society of Critical Care Medicine. Chest, 101(6)：1644-1655, 1992.

第2章

クリティカルケア領域における
アセスメントの実際

- 人工呼吸器装着患者
  ─離脱困難時─

- 凝固異常患者

- ARDS 患者

- 大血管術後患者

- ACS ショック
  ─PCPS・IABP 装着患者─

- 重症感染症患者

- 重症不整脈を有する患者

- 急性肝不全患者

- 脳循環・神経障害患者
  ─ICP 亢進─

- 血液浄化療法患者

- せん妄患者

- 多発外傷患者

- 重症急性膵炎患者

- 重症小児患者
  ─RSV 感染症による呼吸不全─

- ICU-AW 患者

人工呼吸器装着患者
——離脱困難時——

桑原勇治 | 福井大学医学部附属病院 南3階 循環器センター 看護師長　集中ケア認定看護師

1 | 病態・患者状態の基礎知識

　人工呼吸管理の対象は，生命維持が危機的状況にあり，酸素投与のみでは酸素化が不十分な患者です．そのような患者に，「換気の維持・改善」「酸素化の改善」「呼吸仕事量の軽減」を目的として人工呼吸器が装着されます（**表1**）．

　患者の生命を維持するために装着する人工呼吸器ですが，それ自体が生体にとってはストレスであり，さまざまな弊害を及ぼします（**図1**）．そのため，そのような弊害をすこしでも少なく，または軽くするためには，1日でも早く人工呼吸器から離脱することが重要になります．通常，人工呼吸管理が必要となった疾患（病態）や症状が改善されれば人工呼吸器離脱となりますが，病態の進行や新たな傷害の発生と程度によっては，長期間にわたり人工呼吸管理が必要となる場合があります．

VAE
ventilator associated events
人工呼吸器関連事象

VAP
ventilator-associated pneumonia
人工呼吸器関連肺炎

表1　人工呼吸管理の目的と適応

目的	適応と主な病態	主な症状
酸素化の改善	肺炎，胸部外傷，一酸化炭素中毒，肺塞栓など	呼吸筋疲労，一回換気量低下努力呼吸，呼吸困難，呼吸回数増加・減少，下顎呼吸，意識障害・不穏ショック，血圧低下，頻脈，四肢冷感，冷汗，尿量減少
換気の改善	頭蓋内圧管理，CO_2ナルコーシス，肺炎，頸髄損傷など	
呼吸仕事量の軽減	重症肺炎，喘息，肺気腫，胸部外傷，ショック，意識障害など	
自発呼吸停止の補助	心肺停止，ショック，頭蓋内疾患，痙攣など	
全身麻酔管理	筋弛緩薬投与，鎮静薬投与など	

図1　人工呼吸器の生体への影響

呼吸系	循環系	VAE（人工呼吸器関連事象）	その他
・加温・加湿障害 ・線毛運動の低下 ・気道粘液の粘稠性増強 ・痰や微生物などの排出機能低下 ・気管チューブ先端による気管粘膜損傷 ・肺胸郭コンプライアンスの低下 ・換気血流比不均衡 ・人工気道による喉頭・声帯浮腫，声帯損傷 ・空気の嚥下に伴う胃拡張	・平均胸腔内圧上昇 ・静脈圧上昇 ・頭蓋内圧上昇 ・静脈還流量減少 ・心拍出量減少 ・腎血流量減少 ・尿量の減少 ・浮腫	・VAP（人工呼吸器関連肺炎） ・圧外傷（Barotrauma） ・容量外傷（Volutrauma） ・ずり応力で肺胞損傷（Atelectrauma） ・Biotrauma	・酸素中毒 ・精神的ストレス ・消化管障害（潰瘍形成・出血） ・せん妄

ICU Total Assessment

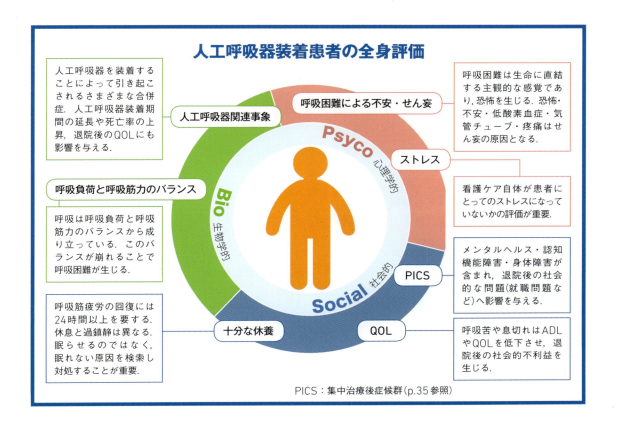

Tobinらは，人工呼吸器装着期間を6段階に分けています（**図2**）[1]．そして，人工呼吸器装着期間のうち，人工呼吸器離脱にかかる期間が占める割合は，40〜50％にもなるといわれています[2, 3, 4]．

人工呼吸器離脱の遅れは，人工呼吸器装着日数に大きく影響し，VAP（人工呼吸器関連肺炎），VALI（人工呼吸器関連肺損傷），ICU-AW，不穏・せん妄，消化管出血，心血管系の合併症や死亡率上昇などの多くの合併症やコストの増加につながります．そして，人工呼吸器装着期間の延長がこのような合併症を生み，新たな合併症が人工呼吸器離脱を困難にしてしまうという，負のスパイラルに陥りやすくなります．これらを可能な限り未然に防ぐためにも，人工呼吸器を装着したそのときから，離脱へ向けた評価と介入を継続して行う必要があります．

VALI
ventilator-associated lung injury
人工呼吸器関連肺損傷

ICU-AW
intensive care unit acquired weakness
ICU関連筋力低下

図2　人工呼吸器装着過程における6段階[1]

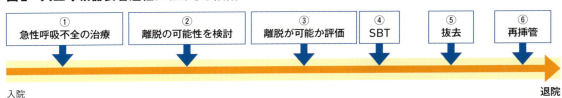

図3　ウィーニングの分類[1]

①
Simple weaning
（単純ウィーニング）
最初のSBTから，人工呼吸器から離脱する患者

②
Difficult weaning
（ウィーニング困難）
最初のSBTは不成功（最大3回までのSBT），あるいは最初のSBTから人工呼吸器離脱までに最長7日間かかる患者

③
Prolonged weaning
（ウィーニング遷延）
4回以上のSBT，あるいは最初のSBTから人工呼吸器離脱までに7日間超必要とする患者

表2　人工呼吸器離脱に関する用語

Prolonged weaning	ウィーニング3分類の1つ．4回以上のSBT，あるいは最初のSBTから人工呼吸器離脱までに7日間超必要とする．
Prolonged mechanical ventilation	1日6時間以上，21日以上人工呼吸器を必要とする．
Weaning failure	SBTに耐えられない，あるいは抜去後48時間以内に再挿管を要する．

表3　Prolonged weaningに関する危険因子

リスクを高くする因子	リスクを低くする因子
・入院時の重症度 ・離脱開始までの人工呼吸器装着日数 ・COPD以外の慢性呼吸器疾患 ・肺炎が原因による人工呼吸器装着 ・離脱開始前の高いPEEP設定	・術後呼吸不全が原因の人工呼吸器装着

　2005年に欧米の5つの学会が合同で，人工呼吸器離脱困難を①simple weaning（単純ウィーニング），②difficult weaning（ウィーニング困難），③prolonged weaning（ウィーニング遷延）の3つに分類しました（**図3**）[1]．このほかにも，人工呼吸器離脱に関する用語として**表2**[1]がありますが，その原因には，共通する要素が多くあります（**表3**）[5]．

　私たち医療者はそれら因子を理解し，人工呼吸器離脱を開始する前には離脱に耐えうる状態であるか，またもし離脱に失敗したときにはその原因をしっかりとアセスメントする必要があります．困難とさせる要因の生体への影響を十分に認識し，さらに，自分たちが行っている治療やケアがはたして患者にとって役に立っているのか，患者の回復を妨げていないかを常に評価しながら介入する必要があります．加えて，これらのうち治療可能な原因について，早期に介入することが大切です．

2 | 超急性期から脱超急性期

急性期で重要なことは、人工呼吸器装着が必要となった原因の改善と、二次的合併症の予防です。また、患者は人工呼吸器を装着する原因となった病態や症状によって疲弊しています。そのため、十分な休息の期間をとり、患者に余計なストレスを与えないことが必要です。

1) 人工呼吸器の設定は患者に合っているか？
①人工呼吸管理中のアセスメント
人工呼吸器は決して病気を治すものではありません。むしろ肺を傷害し、その傷害は全身性炎症を引き起こすことさえあります。

そのため人工呼吸管理中は、人工呼吸器が必要となった原因が改善されているか、または改善傾向にあるか、酸素化や循環動態は安定しているかの状態評価を行うことはいうまでもありませんが、患者の呼吸様式はもちろん、グラフィックモニター・自発呼吸・一回換気量・分時換気量・最高気道内圧の計測値、動脈血液ガス分析値などを経時的に確認し、設定した換気様式や換気モードが患者の呼吸に合っているかをアセスメントすることが重要です。

②ウィーニング中のアセスメント
患者の状態が安定してきたら、人工呼吸器離脱に向けたウィーニングが開始されます。ウィーニングの方法や手順は、各施設によって多少違いはあると思いますが、その過程における観察とアセスメントの内容には大きな差異はないと考えます。

重要なのは、ウィーニング中の経過を把握することです。ウィーニングは人工呼吸器がサポートしている、あるいはコントロールしている条件を漸減することで進められます（図4）。たとえば、呼吸回数の設定を減らし自発呼吸に負荷をかける、PS圧を下げ一回換気量や吸気努力へのサポートを減らす、PEEPを下げて平均気道内圧を低下させるなどです。これらの設定変更は患者の呼吸仕事量を増大させるものであるため、どの程度呼吸に負荷がかかり、患者の呼吸様式が変化するのかを確認することが重要です。

③人工呼吸器離脱が可能かどうかのアセスメント
ウィーニングの過程を進めると同時に、離脱が可能かどうかの評価を行います。離脱の可能性を検討・評価するために自発呼吸トライアル（SBT）を行います。

人工呼吸器は1日でも早く離脱したほうがよいのですが、早すぎる抜管は再挿管やその後のさらなる長期人工呼吸管理が必要となることも考えられます。そのため、できるだけ正確な離脱の判断基準が必要となります。表4は、日本集中治療医学会のVAPバンドルで推奨されているSBTの方法です。

SBTの成功率はおよそ8割であり[6]、失敗に至った2割には、表5のような理由があります。その失敗には理由があり、SBTが失敗した際は、原因を解決しない限り再度SBTを施行しても同じ失敗を繰り返すだけです。

PS
pressure support
圧支持

A/C MV
assisted / control mandatory ventilation
補助／調節換気　強制換気

SIMV
synchronized intermittent mandatory ventilation
同期式間欠的強制換気

PSV
pressure support ventilation
圧支持換気

CPAP
continuous positive airway pressure
持続的気道陽圧

VCV
volume controlled ventilation
量規定式調節換気

PCV
pressure controlled ventilation
圧規定式調節換気

SBT
spontaneous breathing trial
自発呼吸トライアル

PEEP
positive end-expiratory pressure
呼気終末陽圧

図4 人工呼吸管理の流れ

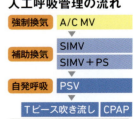

表4　SBTの流れ

前提条件

①原疾患が治癒または改善傾向にある　②気道分泌物の除去(咳, 喀出など)が可能である

開始基準

①酸素化が十分である：PEEP≦8cmH$_2$O, P/F比>150mmHg
②血行動態が安定している：心拍数≦140/min, 循環作動薬が使用されていないか, 少量のみ(ドパミン 5μg/kg/min程度). 致死的不整脈がない. 心筋虚血のサインがない
③意識状態が安定している：持続鎮静している場合, 鎮静中断が問題なく行える. 指示動作可能である. 施設で使用されている鎮静スコアで覚醒状態である
④電解質・酸塩基平衡に異常がない

SBTの進め方

①人工呼吸中と同じ酸素濃度とする
②設定：下記のいずれか
　　　　・Tピース下での自発呼吸　・PEEP 5cmH$_2$O+PS 5 〜 7cmH$_2$O
③まず5分間観察する：ここで頻呼吸などの呼吸負荷による変化がみられることが多いので, この間は必ずベッドサイドで患者の状態を頻繁に観察し, 問題があればSBTの施行を中止する
④問題がなければ, 本試験に移行する：30 〜 120分間観察する
⑤以下の条件を満たすときに合格とする

バイタルサイン	・呼吸数<35回/min ・SpO$_2$≧90% ・高血圧・低血圧(収縮期血圧：>180mmHg・<80mmHg), 頻脈・徐脈(>140/min・<60/min, 20%以上の変化)の出現がない. 危険な不整脈の出現がない
患者のアセスメント	・意識状態の変化：不穏状態の出現, 不安の悪化がない ・循環不全のサイン：末梢冷感, 冷汗の出現がない ・呼吸負荷のサイン：呼吸パターンの悪化, 呼吸補助筋の使用, 奇異呼吸の出現がない

SBT合格と判断した場合

①SBTで離脱可能と判断された場合には, 気管チューブの抜去の手順に進む
②抜去までしばらく時間がある場合には, 抜管するまで呼吸補助を再開する

SBT失敗と判断した場合

①試験前の呼吸補助のレベルまで戻す
②翌日以降にSBTを再企図する

文献11)より引用, 一部改変

2)換気と酸素化の改善はみられているか?

　人工呼吸器離脱困難の原因で最も頻度が高いのは, 呼吸に関する要因です. そのため, まず「換気と酸素化の評価」を行う必要があります.

　酸素化を決定する因子は「F$_I$O$_2$」と「平均気道内圧」で, 換気を決定する因子は「分時換気量」です. さらに平均気道内圧は, PEEPや吸気圧・吸気時間, 呼吸回数によって変動し, 分時換気量は呼吸回数と一回換気量により変動します.

　酸素化の評価に用いられる指標として, 動脈血液ガス分析値のPaO$_2$を評価しますが, それ以外にもP/F比などを用いて評価します.

　これらの指標の結果から, 低酸素血症の原因を検索する必要があります. また, PaCO$_2$の値からは, 人工呼吸器の設定の評価もできます. たとえば高二酸化炭素血症の場合では, 設定換気量が過少である, 逆に低二酸化炭素血

F$_I$O$_2$
fraction of inspired oxygen
吸入気酸素濃度

PaO$_2$
arterial oxygen pressure
動脈血酸素分圧

PaCO$_2$
partial pressure of arterial carbon dioxide
動脈血二酸化炭素分圧

クリティカルケア看護のワザを身に付ける

ICU Total Assessment

表5 SBT失敗に影響を与える可能性のある病態と因子

病態	因子
呼吸負荷	・呼吸仕事量の増大：不適切な人工呼吸器設定 ・コンプライアンスの低下：人工呼吸器関連肺炎，心原生or非心原生浮腫，肺の線維化，肺胞出血，びまん性肺浸潤 ・気道，気管支狭窄 ・気道抵抗の増大
心負荷	・既存の心機能低下 ・感染などによる心負荷の増大
神経・筋	・呼吸中枢ドライブの低下（代謝性アルカローシス，鎮静薬，鎮痛薬） ・神経筋疾患，CIP，CIM
精神	・せん妄，不安，うつ状態
代謝	・ステロイド，高血糖など
栄養	・肥満，低栄養，横隔膜萎縮
貧血	

症の場合は，設定換気量の過多が原因と考えることができます．

3）呼吸負荷は増大していないか？

①呼吸筋負荷増大の要因のアセスメント

呼吸は，呼吸負荷と呼吸筋力のバランスから成り立っており，呼吸負荷が呼吸筋力より増大している場合や呼吸筋力が低下している場合には，呼吸が困難になります．

呼吸筋負荷を増大させる要因に，①肺または胸壁のコンプライアンスの低下，②気道抵抗の上昇があります．また，不適切な人工呼吸器の設定も呼吸負荷を増大させます．

肺コンプライアンスを低下させる要因に，ARDS，肺炎，肺水腫などがあります．人工呼吸器装着中の患者の肺コンプライアンスが低下した場合には，VAPや肺水腫の合併，肺疾患以外でも腹水・胸水貯留，腹腔内圧上昇の出現に注意が必要です（**表6**）．

ARDS
acute respiratory distress syndrome
急性呼吸窮迫症候群

②内因性PEEPの確認

人工呼吸器のグラフィックモニターのフロー曲線上，呼気相の曲線が終了時に基線まで戻らずに次の吸気曲線に移行している場合，内因性PEEP（Auto-PEEP）の存在を疑います．

内因性PEEPは，気道抵抗が上昇している患者の人工呼吸器設定において，呼気時間が十分に確保されていないときに発生しやすくなります．つまり，吐ききれていない状態です．

内因性PEEPがあると，患者が人工呼吸器をトリガーするためには，より大きな吸気努力（内因性PEEP以上）を必要とし，呼吸筋への負荷が増大することになります．吸気努力が小さく人工呼吸器に感知されなければ，その吸気努力

— 人工呼吸器装着患者 —

表6　呼吸筋負荷を増大させる要因

コンプライアンス低下	気道内圧上昇
胸壁	チューブ
浮腫 腹腔内圧上昇 胸水，腹水 肥満など	細径の気管チューブ 分泌物の付着
肺	中枢性気道
肺炎 肺水腫 肺胞出血 間質性肺炎 内因性PEEPによる過膨張	粘液栓 気管軟化症 気管狭窄
	末梢性気道
	気管支攣縮

図5　浅速換気指数（RSBI）

RSBI＝呼吸回数（回/分）／一回換気量（L）

正常域は ＞105
105以下の場合，ガス交換が十分に行えていると判断.
ただし呼吸回数が多く一回換気量も多い場合にもRSBIは
105以下となる．そのため他のパラメータや身体所見など
を合わせて評価する必要がある.

は「無効な吸気努力」となってしまいます．つまり，実際には頻呼吸だが，モニター上の呼吸回数には反映されないということです.

　また内因性PEEPがあると，肺は過膨張した状態になり，コンプライアンスは低下し，横隔膜は平坦化し，呼吸メカニクス上不利な状態となり，呼吸筋疲労の原因となります.

③休止時間の短縮の確認

　さらに，正常な呼吸パターンは，①吸息→②休止（ポーズ）→③呼息→④休止の4つの因子から成り立っています．しかし，吸いづらい・吐きづらいということがあると，吸息・呼息時間が延長し，休止時間が短縮してしまい，効率の悪い呼吸となり，呼吸筋疲労を増強させてしまいます.

　人工呼吸器離脱の指標として，浅速換気指数（RSBI）もあります（**図5**）.

4）呼吸筋力の低下は？

①鎮静レベルのアセスメント

　呼吸筋力の低下も人工呼吸器離脱を困難にする要因となります．呼吸筋力には，横隔膜をはじめとした呼吸筋だけでなく，呼吸中枢から末梢呼吸筋への伝達が正常に機能する必要があります.

　人工呼吸器装着患者で中枢神経からの呼吸ドライブが低下する原因で最も多いのは，鎮静による呼吸中枢の抑制です．とくに，人工呼吸器開始早期（最初の48時間）の深鎮静は，人工気道抜去の遅延，死亡率の増加をもたらすといわれています.

　そのため，常にRASSなどの鎮静スコアを用いて鎮静レベルを評価し，過鎮静での管理は避けることが推奨されています．また，一日一回鎮静を中断して患者を覚醒させるSATの実施が推奨されています.

②人工呼吸器による筋力低下のアセスメント

　さらに，重症患者の筋力低下の原因となるCIPやCIMなどは，骨格筋だけでなく横隔膜を含む呼吸筋をも障害し，人工呼吸器離脱困難の原因となります.

RSBI
rapid shallow breathing index
浅速換気指数

RASS
Richmond agitation-sedation scale
リッチモンド興奮・鎮静スケール

SAT
spontaneous awakening trial
自発覚醒トライアル

CIP
critical illness polyneuropathy
重症疾患多発ニューロパチー

CIM
critical illness myopathy
重症疾患多発ミオパチー

そのため，早期から筋力低下を予防するためのリハビリテーションの導入を検討しなければなりません．

加えて，最近提唱されている概念にVIDDがあります．これは，人工呼吸器によって横隔膜が障害され，機能不全を起こすという概念です．ヒトの横隔膜筋力は，調節呼吸を受けている時間に比例して低下していくことも報告されています．VIDDを防ぐための現在唯一の方法は，自発呼吸の温存です．

③呼吸補助筋や異常呼吸の確認

さらに，胸鎖乳突筋や斜角筋などの呼吸補助筋の力も低下しているため，呼吸仕事量の増大に伴って呼吸補助筋の緊張や陥没呼吸・シーソー呼吸といった重篤な呼吸不全のサインがあります．これらが観察されたときには，すみやかにウィーニングやSBTを中止する必要があります．そのため，ウィーニング過程やSBT施行中は，視診・触診といったフィジカルイグザミネーションを駆使した管理が重要です．

また，いったん呼吸筋疲労を起こすと，回復に24時間以上要することになります．そのため，SBTは1日に複数回行うのではなく，1回30分～2時間程度にとどめる必要があります．

これらの障害を少しでも軽くするためにも，早期からの呼吸筋トレーニングを含めた離床を進めることは，人工呼吸器早期離脱・機能予後改善に期待できるといえます．

5）循環動態は安定しているか？

人工呼吸器の循環動態への影響は前述しましたが，離脱過程においても循環動態に影響を及ぼします．

たとえば，陽圧換気を中止することで，胸腔内圧の変化により，前負荷・後負荷はともに増大します．また，離脱過程における呼吸負荷増大に伴い，呼吸筋の酸素消費量も増加し，さらに心臓の負担が増えることになります．

そのため，SBT実施中に新たな虚血性心疾患や心不全が出現する危険性を十分に認識しておく必要があり，継続したモニタリングは必須です．また，異常出現時にはただちに中止する必要があります．

6）貧血，電解質，栄養状態は？

人工呼吸器離脱に対する貧血の影響は明らかにされていませんが，貧血は血液の酸素含有量を低下させ，呼吸筋を含む組織への酸素供給量も低下させます．そのため，是正したほうがよいといえます．

また，低P血症，低Mg血症，低Ca血症は，呼吸筋力を低下させ，これらを補充することにより横隔膜収縮力が改善するといわれているため，積極的な補正が必要です．さらに重症患者では，タンパク質の異化亢進により呼吸筋量・呼吸筋力が低下するため，早期経管栄養も必要です．

VIDD
ventilator-induced
diaphragmatic
dysfunction
人工呼吸器誘発性横隔膜機能
不全

7）患者の回復を妨げていないか？

　急性期の患者には，十分な休息を与えることも必要です．これは決して過度な鎮静管理をするということではなく，余計なストレスを与えないということです．

　人工呼吸は最低限のガス交換能を維持し，原疾患の治療が奏効するまでの時間稼ぎにしかすぎません．看護師は患者によかれと思い，さまざまな日常生活援助を行いますが，実はそれらは患者（生体）にとって迷惑なことなのかもしれません．そのため，ルーチンワークケアをできる限り排除し，患者にとって今何が必要かを判断することが重要です．自分が行っているケアが患者に悪影響を及ぼさないように，ケアの前・中・後で必ず客観的データなどで評価する必要があります．

3 ｜ 慢性期・回復期

1）気管チューブ抜去は未知の世界

①再挿管を回避するための介入

　人工呼吸器からの離脱が成功したとしても，安心できません．人工呼吸器という大きな後ろ盾がない状況で，すみやかに回復するならばよいのですが，感染や疲労・精神的ストレス・不安などをきっかけに，再び増悪を繰り返す危険性は十分にあります．

　気管挿管患者に対し，計画的に離脱・抜去を進めても，再挿管を100％回避できるとはいえず，SBTが成功し気管チューブ抜去した患者の13〜19％で48〜72時間以内の再挿管になったとの報告もあります．再挿管は独立した予後増悪因子といわれており[6]，回避するための介入が重要です．

②酸素投与の必要性

　施設によって抜去後の呼吸管理は異なると思います．たとえば，気管チューブ抜去した患者すべてにNIV，またはNHFを装着する，またはベンチュリーマスクで酸素投与を行うなどです．

　しかしその効果が確立されたものはありません．NIVは，抜去後の呼吸不全を予防するための有効性はあるとの報告が多いですが，呼吸不全に陥ってからの導入は効果が期待できないといわれています[7]．つまり，気管チューブ抜去前から呼吸不全の危険因子を見極め，呼吸不全に陥らないような管理が重要です．

　また，抜去後の酸素投与は，再挿管予防というよりは，低酸素血症回避の安全域を広げているにすぎません．さらに，不要な（高濃度の）酸素投与は，吸収性無気肺やCO_2ナルコーシス，フリーラジカルによる臓器傷害など新たな弊害を起こしえます．ゆえに，できるだけすみやかに目標とする酸素飽和度値を達成する，最低限の酸素投与量に減量（またはデバイスの変更）して進めなければ

NIV
non-invasive ventilation,
非侵襲的換気

NHF
nasal high-flow,
ネーザルハイフロー

ICU Total Assessment

表7　呼吸困難の表現の例

- 思うように息が吸えない，吐けない
- 息を吸ったり吐いたりするのに努力が必要
- 息がつけない感じがする
- 空気が足りないような気がする
- 息を吸うのが重く感じる

- 深く息が吸えない
- 胸がきつい，押されるよう
- 窒息しそうな感じ
- 空気を吸うことを意識しないとできない
- 空気が十分に胸の中に入ってこない　　など

なりません．

③総合的にアセスメントを

　再挿管の原因の1つに排痰困難があります．これは排痰機能と気道分泌物量のバランスが崩れたときに起こります．気管チューブ抜去後の排痰管理は，呼吸不全予防・再挿管回避のための重要な管理です．

　そのため私たち看護者は，呼吸回数・呼吸パターン・呼吸様式・横隔膜や胸腹部の動き・呼吸補助筋の緊張などを，触診・視診を用いて観察し，聴診・打診を駆使し呼吸音・副雑音を確認します．もちろんSpO$_2$や動脈血液ガス分析値などのパラメータや血液データも総合的にアセスメントし，悪化の徴候を早期に発見し対応しなければなりません．ただし，最も重要視されるべきは，患者本人の呼吸困難の訴えです．

2)呼吸困難を見逃さない

　呼吸困難とは，呼吸時の「不快」であるという主観的経験であり，質的に異なるさまざまな強さの感覚からなるといわれています（**表7**）．呼吸困難は，生命に直結する最も鋭敏な感覚といえます．そして呼吸に関する訴えは，血圧や脈拍に関する訴え以上に患者の主観的訴えが重要視されなければなりません．

　しかし，息切れや呼吸困難は疾患や病態の重症度と必ずしも一致せず，また，呼吸不全の客観的指標は呼吸困難と相関しないともいわれています．そのため，呼吸困難を間接的に評価するツールを用いて評価する必要があります（**表8，図6**）．

　ICUで適切な鎮痛管理を行うため，主観的・客観的疼痛スケールを用いて評価していると思いますが，呼吸困難もまた，痛みの感覚と似ており，疾患の重症度と必ずしも一致しないことがあります．そのため，自分以外の人にはなかなか理解してもらえないのですが，呼吸困難は恐怖や強い疲労感を引き起こし，不安やADL低下，QOL低下の大きな原因となります．

3)退院に向けたADL，QOLのアセスメントと評価が重要

　慢性期または回復期では，退院もしくは転院を目指しリハビリテーションが主体となっていくことでしょう．もちろん，気管挿管管理中から早期リハビリテーションは実施されなければなりません．

　末梢骨格筋にはTypeⅠ線維（遅筋線維）とTypeⅡ線維（速筋線維）とがありますが，長期臥床に伴う弊害として，TypeⅠが減少しTypeⅡが増加します．そ

— 人工呼吸器装着患者 —

表8 息切れのスケール

	mMRC（修正MRC）息切れスケール
グレード0	激しい運動をしたときだけ息切れがある
グレード1	平坦な道を早足で歩く，あるいは，緩やかな上り坂を歩くときに息切れがある
グレード2	息切れがあるので平坦な道を歩くのも同年代の人より遅い，あるいは平坦な道を自分のペースで歩いているとき，息切れのために立ち止まることがある
グレード3	平坦な道を約100m，あるいは数分歩くと息切れのために立ち止まる
グレード4	息切れがひどく，家から出られない，あるいは，衣服の着替えをするときにも息切れがある

	Fletcher-Hugh-Jones分類
Ⅰ度	同年齢の健常者と同様の労作ができ，歩行，坂道，階段の昇降も同様にできる
Ⅱ度	同年齢の健常者と同様に平地歩行はできるが，坂や階段で息切れがする
Ⅲ度	平地歩行も健常者並にできないが，自分のペースなら1.6km以上歩ける
Ⅳ度	平地も休み休みでなければ50m以上歩けない
Ⅴ度	会話・衣服の着脱にも息切れを自覚する．息切れのために外出もできない

修正Borg指数		
0	感じない	Nothing at all
0.5	非常に弱い	Very, very slight
1.0	やや弱い	Very slight
2.0	弱い	Slight (light)
3.0		
4.0	多少強い	Some what severe
5.0	強い	Severe (heavy)
6.0		
7.0	とても強い	Very severe
8.0		
9.0		
10.0	非常に強い	Very, very severe

図6 代表的な主観的スケール

- **VAS (visual analogue scale)**
  100mmのスケールを用い，患者自身に自分の息切れの程度を示してもらう

- **NRS (numerical rating scale)**
  "0"を呼吸困難なし，"10"を耐えがたい呼吸困難として，その程度を0〜10の11段階で示してもらう

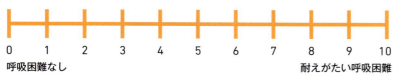

VAS
visual analogue scale
視覚アナログ評価尺度

NRS
numerical rating scale
数値評価スケール

ICU Total Assessment

図7　日常生活活動（ADL）のアセスメント

BADL	**IADL**	**AADL**
日常生活を自立して遂行するうえで必要で，多くの人に共通な基本的動作および活動．歩行や移乗などの移動に関する動作と，食事・トイレ・更衣・入浴などの身の回りの生活動作に分けられる．	日常生活上の複雑な動作や活動のこと．器具を使っての調理や，洗濯，買い物，交通機関の利用，金銭の取り扱いなど．	日常生活活動のなかで，QOLを構成する部分．スポーツやゲームを楽しむ身体運動や，知人友人との付き合いなどの社会的・社交的活動のこと．

のため，労作時における骨格筋での乳酸産生が増加し，息切れや易疲労感を生じやすくなります．

　リハビリテーションでは，持久力と筋力増強を目的に，症状に合わせながらプログラムを進めます．その場合も，呼吸困難や息切れに対する対応，中止基準は明確にしておく必要があります．

　呼吸器疾患患者の主症状である呼吸苦や息切れは，ADLやQOLを低下させます．そのため，退院もしくは転院を視野に入れた場合，疾患（とくに慢性呼吸器疾患の総合機能評価において）に関連した，機能障害・心理的障害・能力障害・そこから生じる社会的不利の各項目を評価することが必要です．そこで，ADLやQOLのアセスメントを行う必要があります．

　ADLのアセスメントにはBADL（基本的ADL），IADL（手段的ADL），AADL（上級ADL）の三相を評価します（**図7**）．しかしこれらすべてが，患者の訴えのすべてをとらえることではなく，患者の症状・不自由・悩み・望みの一端を測定したものと認識して評価しなければなりません（**表9, 10**）．また，尺度によっては著作権を有するため，使用申請や登録，連絡が必要となる場合もあるため，注意が必要です．

4）長期的な身体的心理的機能障害に注意する

　これまで述べてきた，人工呼吸管理が必要となった低酸素血症や，人工呼吸器装着中に発症する不穏・せん妄やICU-AWなどの合併症，近年取り上げられているPICS*やICU退室後PTSDは，退院後も持続する長期的な身体機能障害や認知機能障害（記憶，注意力，集中力など）を引き起こすといわれています．

　また，生存したARDS患者の多くの呼吸状態は，3か月後にも正常の8割以下であるといわれています．さらに，その後発症2年目までに，全体的な肺機能は8割程度改善しますが，横隔膜機能の低下のような軽度の拘束性障害が依然として残るとの報告もあります．

　このような長期的な身体的心理的機能障害は，退院後の患者のADLやQOLを低下させることはもちろん，職場復帰にも大きな影響を与えます．再入院やリハビリテーション・介護を必要とすることにもつながり，多大な医療費が必要となるなど，社会的にも大きな問題を含んでいます．

BADL
basic activities of daily living
基本的日常生活活動

IADL
instrumental activities of daily living
手段的日常生活活動

AADL
advanced activities of daily living
上級日常生活活動

PICS
post intensive care syndrome
集中治療後症候群

PTSD
post traumatic stress disorder
外傷後ストレス障害

— 人工呼吸器装着患者 —

表9　BADLの評価法の1例　バーセル・インデックス（Barthel Index：機能的評価）

1）食事	10：自立．自助具の装着可，標準的時間内に食べ終える 5：部分介助（たとえば，おかずを切って細かくしてもらう） 0：全介助
2）車椅子からベッドへの移乗	15：自立．ブレーキ・フットレストの操作も含む（歩行自立も含む） 10：軽度の部分介助または監視を要する 5：座ることは可能であるがほぼ全介助 0：全介助または不可能
3）整容	5：自立（洗面，整髪，歯磨き，髭そり） 0：部分介助または全介助
4）トイレ動作	10：自立．衣服の操作，後始末を含む 5：部分介助．体を支える，衣服・後始末に介助を要する 0：全介助または不可能
5）入浴	5：自立 0：部分介助または不可能
6）歩行	15：45m以上の歩行．補助具（車椅子，歩行器は除く）の使用の有無は問わない 10：45m以上の介助歩行．歩行器の使用を含む 5：歩行不能の場合，車椅子にて45m以上の操作可能 0：上記以外
7）階段昇降	10：自立．手すりなどの使用の有無は問わない 5：介助または監視を要する 0：不能
8）着替え	10：自立．靴，ファスナー，装具の着脱を含む 5：部分介助，標準的な時間内，半分以上は自分でできる 0：上記以外
9）排便コントロール	10：失禁なし．浣腸，坐薬の取り扱いも可能 5：ときに失禁あり．浣腸，坐薬の取り扱いに介助を要する者も含む 0：上記以外
10）排尿コントロール	10：失禁なし．収尿器の取り扱いも可能 5：時に失禁あり．収尿器の取り扱いに介助を要する者も含む 0：上記以外

リハビリテーションでの経過を評価する方法として有用性が確立されている．合計100点満点で自立度を評価．100点であるからといって，独居可能という意味ではない．
文献20）より引用

表10　IADLの評価法の1例　千住らの評価表

項目	動作速度	息切れ	酸素流量	合計
食事	0・1・2・3	0・1・2・3	0・1・2・3	
排泄	0・1・2・3	0・1・2・3	0・1・2・3	
整容	0・1・2・3	0・1・2・3	0・1・2・3	
入浴	0・1・2・3	0・1・2・3	0・1・2・3	
更衣	0・1・2・3	0・1・2・3	0・1・2・3	
病室内移動	0・1・2・3	0・1・2・3	0・1・2・3	
病棟内移動	0・1・2・3	0・1・2・3	0・1・2・3	
院内移動	0・1・2・3	0・1・2・3	0・1・2・3	
階段	0・1・2・3	0・1・2・3	0・1・2・3	
外出・買い物	0・1・2・3	0・1・2・3	0・1・2・3	
合計	／30点	／30点	／30点	
連続歩行距離	0：50m以内，2：50～200m以内，4：200～500m以内，8：500～1,000m以内，10：1,000m以上			
			合計	／100点

〈動作速度〉
0：できないか，かなり休みを取らないとできない
　（できないは，以下すべて0点とする）
1：途中で一休みしないとできない
2：ゆっくりであれば休まずにできる
3：スムーズにできる

〈息切れ〉
0：非常にきつい，これ以上は耐えられない
1：きつい
2：楽である
3：全く何も感じない

〈酸素流量〉
0：2L/min以上
1：1～2L/min
2：1L/min以下
3：酸素を必要としない

文献19）より引用

図8 PICSの概念図

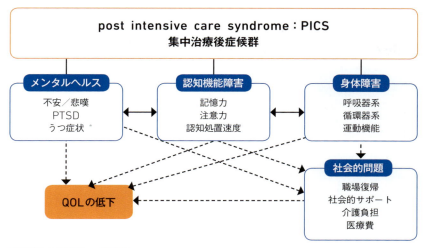

文献21)より転載，一部改変

* PICS
「重症疾患後，時には急性期入院を過ぎても継続する身体障害，認知障害，メンタルヘルスの新たなまたは増悪する障害」を意味する．集中治療を受けた患者に発生する後遺症をまとめたもので，メンタルヘルス・認知機能障害・身体障害が含まれ，退院後の社会的な問題（就職問題など）へ影響を与えるといわれている．患者本人だけでなく，家族のメンタルヘルスも含まれ，これらが複雑に絡み合い，ICUを退室した患者のQOLは低下すると考えられている（**図8**）．

引用・参考文献

1) Boles JM, Bion J, Connors A, et al.：Weaning from mechanical ventilation. Eur Respir J, 29(5)：1033-1056, 2007.
2) Esteban A, Alia I, Ibañez J, et al.：Modes of mechanical ventilation and weaning. A national survey of Spanish hospitals. The Spanish Lung Failure Collaborative Group. Chest, 106(4)：1188-1193, 1994.
3) Ely EW, Baker AM, Dunagan DP, et al.：Effect on the duration of mechanical ventilation of indentifying patients capable of breathing spontaneously. N Engl J Med, 335(25)：1864-1869, 1996.
4) Esteban A, Anzueto A, Frutos F, et al. ：Characteristics and outcomes in adult patients receiving mechanical ventilation：a 28-day international study. JAMA, 287(3)：345-355, 2002.
5) Peñuelas O, Frutous-Vivar F, Fernández C, et al. ：Characteristics and outcomes of ventilated patients according to time to liberation from mechanical ventilation. Am J Respir Crit Care Med, 184(4)：430-437, 2011.
6) Frutos-Vivar F, Esteban A, Apezteguia C, et al.：Outcome of reintubated patients after scheduled extubation. J Crit Care, 26(5)：502-509, 2011.
7) Agarwal R, Aggarwal AN, Gupta D, et al.：Role of noninvasive positive-pressure ventilation in postextubation respiratory failure：a metaanalysis. Respir Care, 52(11)：1472-1479, 2007.
8) Esteban A, Alia I, Tobin MJ, et al.：Effect of spontaneous breathing trial duration on outcome of attempts to discontinue mechanical ventilation. Spanish Lung Failure Collaborative Group. Am J Respir Crit Care Med, 159(2)：512-518, 1999.
9) Thille AW, Rodriguez P, Cabello B, et al.：Patient-ventilator asynchrony during assisted mechanical ventilation. Intensive Care Med, 32(10)：1515-1522, 2006.
10) 妙中信之ほか：人工呼吸中の鎮静のためのガイドライン．人工呼吸，24(2)：146-167, 2007.
11) 日本集中治療医学会ICU機能評価委員会：人工呼吸関連肺炎予防バンドル2010改訂版（略：VAPバンドル）．http://www.jsicm.org/pdf/2010VAP.pdf（2015年1月閲覧）
12) Adler J, Malone D.：Early Mobilization in the Intensive Care Unit：A systematic review. Cardiopulm Phys Ther J, 23(1)：5-13, 2012.
13) 櫻本秀明：重症疾患後の身体機能．ICNR, 1(2)：38-47, 2014.
14) 宮本毅治：最も新しいクリティカルケアの根拠 人工呼吸器からの離脱．ICNR, 1(1)：6-16, 2014.
15) 則末泰博：新人の疑問に備える！ 人工呼吸ケアの根拠と最新知識 人工呼吸とは．重症集中ケア，12(6)：3-7, 2014.
16) 田中竜馬：人工呼吸器離脱困難①疫学，原因，治療．INTENSIVIST, 4(4)：653-663, 2012.
17) 瀬尾龍太郎：抜管のすべて①抜管後にできること．INTENSIVIST, 4(4)：697-709, 2012.
18) 日本呼吸器学会COPDガイドライン第4版作成委員会編：COPD（慢性閉塞性肺疾患）診断と治療のためのガイドライン第4版．日本呼吸器学会，メディカルレビュー社，2013.
19) 橋元隆，天満和人，千住秀明編：日常生活活動（ADL）．神陵文庫，2000.
20) Mahoney FL, Barthel DW.：Functional evaluation：The Barthel Index. Maryland State Med J, 14：61-65, 1965.
21) 櫻本秀明：重症疾患患者のQOL．ICNR, 1(2)：6-15, 2014.

凝固異常患者

菅 広信 | 秋田大学医学部附属病院 集中治療部　集中ケア認定看護師

1 | 病態・患者状態の基礎知識

　重症な敗血症者は，なぜ播種性血管内凝固症候群(DIC)とよばれる病態になり，凝固異常状態となってしまうのでしょうか．
　欧米で敗血症の治療に用いられているSSCG2012[1)]では，敗血症は感染による全身症状を伴った感染症，あるいは疑いと定義しています．

1)敗血症DICの病態
①敗血症DICの成り立ち

　なんらかの感染源(細菌)により，リポ多糖(LPS)という毒素が体内に放出されると，腫瘍壊死因子(TNF)，IL-1などの炎症性サイトカインとよばれる炎症の伝達物質により，身体の免疫系が過剰に反応します．必要以上に反応した免疫系は，細菌に対して攻撃するだけでなく，自分の身体の血管内皮細胞も巻き込んで攻撃を始めます．そして攻撃された血管内皮細胞は，凝固のスタートになる組織因子(TF)を大量に作り始めます(図1)．

SSCG
Surviving Sepsis Campaign Guidelines
国際敗血症ガイドライン

LPS
lipopolysaccharide
リポ多糖

TNF
tumor necrosis factor
腫瘍壊死因子

TF
tissue factor
組織因子

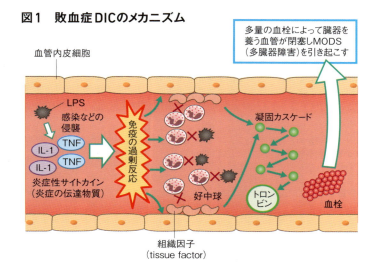

図1　敗血症DICのメカニズム

ICU Total Assessment

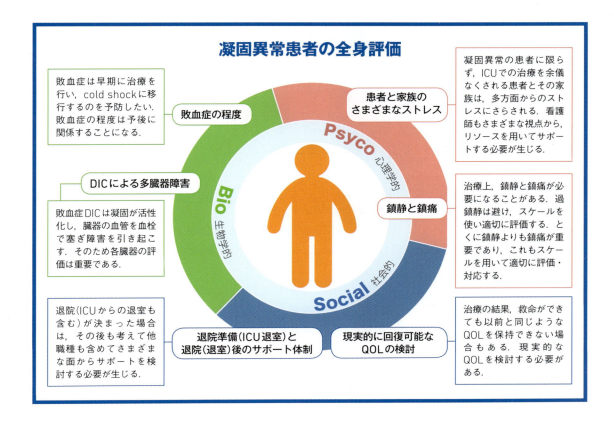

このTFは，凝固の流れにおいて重要な役割を果たすキーマンであるトロンビン（第Ⅱa凝固因子）を多量に作り出します．これにより，身体の血液は固まりやすくなり，凝固異常，つまり凝固亢進を引き起こします．

②敗血症DICの影響

血液が凝固しやすくなると困ることが2つあります．1つ目は，身体が血栓だらけになり，臓器を養うはずの血管が血栓によって閉塞してしまうことです．無数の微細血栓によって各臓器の血流が障害され，多臓器障害（MODS）へと移行します．2つ目は，DICが進行し凝固亢進が継続することで，凝固因子が消費性に減少し，出血傾向に陥りやすくなることです．

DICは基礎疾患の治療が重要となります．しかし，血管の閉塞により薬剤を臓器に届けるのがむずかしくなると，基礎疾患の治療自体も困難になることがあります．よって，基礎疾患の治療効率の上昇のためにも，DICの治療を優先させることもあります[2]．

また，敗血症が原因のDIC（敗血症DIC）では，不要な血栓を溶かす反応である線維素溶解反応，略して「線溶」が抑制されやすくなります[3]．

③敗血症DICの回復過程

この生命の危機状態から立ち上がるには，基礎疾患（敗血症）の治療，機能障害を受けた臓器への対処，凝固因子の消費性減少に対する補充療法などを，同時に行う必要があります．

DIC
disseminated intravascular coagulation
播種性血管内凝固症候群

MODS
multiple organ dysfunction syndrome
多臓器障害

したがって，敗血症DICの患者が回復に向かう過程は，まずは生命の維持，つまりバイタルサインの安定が重要となります．その後，感染に対するコントロールができれば，徐々に敗血症が原因の炎症は治まり，凝固異常が正常に戻っていきます．DICから離脱し，敗血症からも離脱できれば回復となります．

逆に，多数の微細血栓が原因となりMODSに陥ってしまった場合は，障害された臓器の数と死亡率は比例することになり，治療が厳しくなります．

2）本稿の事例

60代，女性．1年前に左腎がん，多発性肺転移が見つかりました．膵臓や脾臓にも浸潤が見つかっています．抗がん薬の投与により，原発巣の腎がんの縮小が認められ，左腎摘出術を施行し，退院後は分子標的薬によりフォローされていました．

今回は，食欲不振を原因に入院．入院後，発熱とともに左腸骨から大腿部にかけての痛みが出現．同部位をCT撮影すると，腸腰筋から大腿部までの膿瘍が確認されました．膿瘍はがんの多発性転移による膵臓瘻が主な原因と考えられました．

CTガイド下でドレナージを施行し，エンドトキシン吸着も行いましたが，敗血症性ショックとなり，呼吸不全と意識障害のため病棟で緊急的に気管挿管され，すぐにICUに入室となりました．

2 | 超急性期

1) 行うべきアセスメントと根拠

①身体面のアセスメント：循環動態の評価

敗血症性ショックは，感染源である菌の毒素（LPSなど）により末梢血管が拡張する（warm shock）ことで，相対的な循環血液量の減少を生じます．これによりショック状態となり，生命の危機に陥る病態です．さらに病態が進行すると，今度は末梢血管が収縮して抵抗が増加し，低心拍出量性ショック（cold shock）に移行します．そのため，感染源に対処し，循環動態を評価する必要があります．

具体的には，平均血圧を65mmHg以上にすることなどが求められます（**表1**）．この65mmHgという目標値には，強いエビデンスはありませんが，1つの目安としては有用です[4]．

また，循環動態の評価としてほかにも，尿量，末梢の冷感の有無，毛細血管再充満時間（CRT）の評価も有用です．これらは敗血症の生命予後とも関連があります[5]．CRTの評価では，爪床を白色になるまで指で圧迫し，離したあとに，元の色に戻るまでの時間を計測します．末梢循環不全がある場合は，

CRT
capillary refilling time
毛細血管再充満時間

40　クリティカルケア看護のワザを身に付ける

■■ I C U Total Assessment ■■

表1　SSCGの推奨項目の要約

A.　初期蘇生
　　　敗血症における組織低灌流を伴う患者には，プロトコル化された定量的な蘇生を推奨する．最初の6時間以内に下記のすべての項目を満たすことを初期蘇生の目標に含む．
　　　(a) 中心静脈圧（CVP）8〜12mmHg
　　　(b) 平均動脈圧（MAP）≧65mmHg
　　　(c) 尿量≧0.5mL/kg/hr

A-2.　組織低酸素の指標として乳酸値が高い患者では，乳酸値の正常化を蘇生の目標とする．（2C）

E.　感染源コントロール
E-1.　感染源コントロールを早急に行うために，可及的すみやかに解剖学的に特異的な感染源を検索し，診断あるいは除外する．

H.　昇圧薬
1.　初期は平均血圧65mmHgを目標として昇圧薬を用いることを推奨する．（1C）
2.　最初に選択すべき昇圧薬としてノルアドレナリンを推奨する．（1B）

文献1）より引用，一部抜粋

表2　急性期DIC診断基準　　DICは4点以上

点数	SIRS	血小板（mm³）	PT比	FDP（μg/mL）
0	0〜2	≧12万	<1.2 <秒 ≧%	<10
1	≧3	≧8万，<12万 あるいは24時間以内に30％以上の減少	≧1.2 ≧秒 <%	≧10，<25
2	−	−	−	−
3	−	<8万 あるいは24時間以内に50％以上の減少	−	≧25

文献11）より引用

表3　SIRS診断基準

体温	>38℃　あるいは　<36℃
心拍数	>90/分
呼吸数	>20回/分　あるいは　$PaCO_2$<32mmHg
白血球数	>12,000/mm³　あるいは　<4,000/mm³ あるいは幼若球数>10％

文献11）より引用

血流不足により元のピンク色に戻るまで3秒以上かかります.

　加えて，末梢循環不全がある場合は，嫌気性代謝が進むので乳酸値も高値になりやすく，確認が必要になります.

②身体面のアセスメント：DICの診断

　敗血症DICは，早期に発見して対処することが重要です.

　DICのスクリーニングにはいくつかありますが，クリティカルケア領域で使用しやすいのは「急性期DIC診断基準」（**表2**）だといわれています．早期に短時間で重症度を定量化するので，DICの治療開始に用いることができるからです.

　また，「急性期DIC診断基準」はSIRS（**表3**）の基準が入っており，敗血症DICの診断基準として感度が高いといわれています．診断基準で用いられる

SIRS
systemic inflammatory
response syndrome
全身性炎症反応症候群

── 凝固異常患者 ──

表4　BPS

6点以上で痛みありと判断

項目	説明	スコア
表情	穏やかな	1
	一部硬い（たとえば，まゆが下がっている）	2
	全く硬い（たとえば，まぶたを閉じている）	3
	しかめ面	4
上肢	全く動かない	1
	一部曲げている	2
	指を曲げて完全に曲げている	3
	ずっと引っ込めている	4
呼吸器との同調性	同調している	1
	時に咳嗽，大部分は呼吸器に同調している	2
	呼吸器とのファイティング	3
	呼吸器の調節がきかない	4

文献12）より引用

表5　RASS

スコア	用語	説明	
＋4	好戦的な	明らかに好戦的な，暴力的な，スタッフに対する差し迫った危険	
＋3	非常に興奮した	チューブ類またはカテーテル類を自己抜去；攻撃的な	
＋2	興奮した	頻繁な非意図的な運動，人工呼吸器ファイティング	
＋1	落ち着きのない	不安で絶えずそわそわしている，しかし動きは攻撃的でも活発でもない	
0	意識清明な　落ち着いている		
－1	傾眠状態	完全に清明ではないが，呼びかけに10秒以上の開眼およびアイ・コンタクトで応答する	呼びかけ刺激
－2	軽い鎮静状態	呼びかけに10秒未満のアイ・コンタクトで応答	呼びかけ刺激
－3	中等度鎮静状態	呼びかけに動きまたは開眼で応答するが，アイ・コンタクトなし	呼びかけ刺激
－4	深い鎮静状態	呼びかけに無反応，しかし，身体刺激で動きまたは開眼	身体刺激
－5	昏睡	呼びかけにも身体刺激にも無反応	身体刺激

文献12）より引用

検査データは**表2**の通りであり，4点以上がDICと診断されます．

　この診断基準は，点数により重症度をアセスメントすることができるので，看護師にとっても有用です．

③精神面のアセスメント

　多くの場合，ショック時は呼吸不全も引き起こします．その結果気管挿管され，人工呼吸器による呼吸管理を余儀なくされることも多いでしょう．

　ここで重要なのは，鎮痛と鎮静です．気管挿管されているからといって必ずしも鎮静は必要ではありませんが，鎮痛はほとんどの場合で必要となります．

BPS
behavioral pain scale
鎮痛スケール

NRS
numerical rating scale
数値評価スケール

RASS
Richmond agitation-
sedation scale
リッチモンド興奮・鎮静スケール

ICU Total Assessment

表6　事例のICU入室直後のバイタルサインと主な検査データ

入室直後	昇圧薬投与後			
BP 70/31mmHg 平均血圧 44mmHg HR 96回/分 RR 15 SpO₂ 96% 体温 36.6℃（膀胱） 尿量 100mL/時	BP 106/51mmHg 平均血圧 69mmHg HR 104回/分 RR 20 SpO₂ 96% 体温 36.5℃（膀胱） 尿量 150mL/時	WRC 7,500/µL BAND% 63% SEG% 10% RBC 232万/µL PLT 50,000/µL APTT 115.7秒 PT 20.8秒 INR 1.76 FDP 7.50µg/mL AT-Ⅲ 28.0%	D-ダイマー 4.16µg/mL PCT 11.74ng/mL AST 48U/L ALT 45U/L γ-GT 29U/L T-Bil 5.5mg/dL CRE 0.52mg/dL eGFR 87% pH 7.2 PCO₂ 47mmHg	PaO₂ 88mmHg Na 142mmol/L Lac 5.5mmol/L HCT 26% HCO₃⁻ 18.4mmol/L BE -9.1 mmol/L Hb 8.6mg/dL SO₂ 98 %

気管挿管チューブの違和感や，外科的な処置をした場合などはとくに必要なので，鎮静よりも鎮痛が重要になります．無用な過鎮静は避ける必要があるので，スケールを用いて評価します．

当院では，痛みの評価にはBPS（**表4**），NRS（0～10の間で痛みのレベルを確認する，p.32参照），鎮静度の評価にはRASS（**表5**）を使用しています．

2）アセスメントの結果とその評価

①身体面の結果と評価：バイタルサインと採血データ

表6は，本稿の事例のICU入室直後のバイタルサインデータと，主な採血データです．

ICU入室時1日目は，敗血症性ショックのため血圧が低下し，晶質液の輸液だけでなく膠質液であるアルブミンも投与されました．輸液投与後も平均血圧65mmHgが維持できなかったので，ノルアドレナリン0.8µg/kg/分，ドパミン6.0µg/kg/分が投与されました．

その後，血圧は改善されましたが，末梢は冷たく，CRTは3.5秒と延長していました．血圧は維持しているものの，末梢循環不全が疑われます．乳酸値は5.5mmol/Lであり，いわゆるcold shockとよばれる，進行した敗血症性ショックと判断でき，危険な状態です．

②身体面の結果と評価：DICの診断

次に，敗血症DICの有無をアセスメントします．

ICU入室1日目，急性期DIC診断基準では，SIRS項目がHR 92bpm，幼若球65％の2項目で0点．血小板50,000で3点．PT比1.76で1点．他項目が0点で合計4点であるため，DICと判断できます．

凝固系の活性化と消費により，APTT 115.7秒，PT 20.8秒と，止血までの時間は延長しています．また，アンチトロンビンは28.0％とかなり減少しています．いずれにしても，凝固の亢進による凝固因子の減少は明らかです．

DICの治療として，トロンボモジュリン（リコモジュリン®）の投与を始めました．昇圧薬を投与しながらも，血圧が維持できていることから，超急性期は脱したと考えます．

BP
blood pressure
血圧

HR
heart rate
心拍数

RR
Respiration
呼吸

WRC
washed red cells
洗浄赤血球

BAND（Stab）
band（stab）neutrophil
桿状核球（桿状好中球）

SEG
segmented neutrophil
分葉核球

RBC
red blood cell
赤血球

PLT
platelet
血小板

APTT
activated partial
thromboplastin time
活性化部分トロンボプラスチン時間

PT
prothrombin time
プロトロンビン時間（法）

INR
international normalized
ratio
国際標準化指数

— 凝固異常患者 —

③精神面の結果と評価

　痛みがある部位として考えられるのは，CTガイド下で行った左大腿部のドレナージ部分と，気管挿管チューブによる咽頭部の苦痛です．BPSでは1点で「痛みなし」と判断できますが，予防的にフェンタニルクエン酸塩注射液が投与されています．

　鎮静は，血圧低下の少ないミダゾラムを持続投与し，RASS－3に調整しました．本人にとって，苦痛がない状態を維持します．

3)その経過をふまえた介入のポイント，この先を見越して検討しておくべきこと

　ここまでの経過として，バイタルサインを安定させることと，DICの合併に早期に気がつくことが重要となります．そして，血圧の維持を優先し，不要な看護ケアは避けるようにします．

　この先注意しておくべきことは，①cold shockをいつ離脱できるのか，②明らかな発熱はみられていないが，病態を考えるといつ発熱してもおかしくないこと，③急性期DIC診断基準スコアの推移を追っていく必要があることが挙げられます．

---

3 ｜ 脱急性期

1)行うべきアセスメントと根拠

①身体面のアセスメント：SOFAスコア

　敗血症DICの特徴は，身体が血栓だらけになり，臓器を養うはずの血管が血栓によって閉塞し，各臓器の血流が滞り障害され，MODSへと移行しやすいことでした．各臓器の評価には，SOFAスコア(**表7**)を使用します．

　SOFAスコアは，各臓器6項目について，臓器障害の程度を経時的に評価することができます．5点以上で死亡率20％以上，17点以上だと90％以上とされています．点数の増加は悪化を示し，減少はおおむね回復を示します．

②身体面のアセスメント：出血傾向

　超急性期では凝固因子の消費が明らかでした．しかし，すぐには出血傾向にはならないので，出血傾向の評価は線溶を示す検査データから判断します．

　血栓が溶かされたことを示す物質には，FDP（フィブリン／フィブリノゲン分解物）とD-ダイマーがあります．FDPは，血栓を溶かした際にできる破片です．D-ダイマーは，FDPのなかでも，より強い血栓（安定化フィブリン）を溶かした際の破片です．この2つのデータをみると，線溶の評価ができます．

　両データとも，SIRSなどの全身性の炎症で上昇します．敗血症DICでは線溶にブレーキがかかるので，安定化フィブリンが増える，つまりFDPに対するD-ダイマーの割合が増えます．逆に，線溶が亢進している場合は，FDP

FDP
fibrinogen degradation products
フィブリノゲン分解産物

AT-Ⅲ
antithrombin-Ⅲ
アンチトロンビンⅢ

PCT
Procalcitonin
プロカルシトニン

AST
aspartate aminotransferase
アスパラギン酸アミノトランスフェラーゼ

ALT
alanine aminotransferase (GPT)．アラニンアミノトランスフェラーゼ

T-Bil
total bilirubin
総ビリルビン

CRE
creatinine
クレアチニン

eGFR
epidermal growth factor receptor
上皮成長因子受容体

Lac
Lactate
乳酸値

HCT
Hematocrit
ヘマトクリット

BE
base excess
塩基過剰

SOFA
sequential organ failure assessment

FDP
fibrin/fibrinogen degradation products
フィブリン／フィブリノゲン分解産物

44　クリティカルケア看護のワザを身に付ける

ICU Total Assessment

表7　SOFAスコア

SOFAスコア	1点	2点	3点	4点
呼吸器 PaO_2/F_IO_2 (mmHg)	＜400	＜300	＜200+補助呼吸	＜100+補助呼吸
止血系 血小板数 ($10^3/\mu L$)	＜150	＜100	＜50	＜20
肝臓 ビリルビン (mg/dL)	1.2～1.9	2.0～5.9	6.0～11.9	＞12.0
心血管系 低血圧 (μg/kg/秒)	平均血圧＜ 70mmHg	ドパミンor ドブタミン≦5γ	ドパミン＞5 or アドレナリンor ノルアドレナリン≦ 0.1	ドパミン＞15 or アドレナリンor ノルアドレナリン＞ 0.1
中枢神経系 GCS	13～14	10～12	6～9	＜6
腎臓 クレアチニン(mg/dL) or 尿量 (mL/day)	1.2～1.9	2.0～3.4	3.5～4.9 ＜500mL/day	＞5.0 ＜200mL/day

文献13)より引用, 一部改変

80μg/mL以上かつ, D-ダイマーの割合は減少します[6].

③身体面のアセスメント：DICの改善傾向

DIC改善の判断は, 急性期DIC診断基準のスコアで経時的に判断できますが, 改善のトリガーは主に血小板とフィブリノゲン(第1凝固因子)といえます. 血管内の炎症が軽快してくると, 凝固因子の消費が少なくなり, 血小板とフィブリノゲンは増加してきます.

フィブリノゲンは, 炎症があると一時増加します(急性期タンパク). 凝固消費があると減少, もしくは, 基準値内の数値で上昇していないようにみえます. この状態から上昇がみられた場合は, 血管内の凝固亢進要因が取り除かれ, 患者が改善に向かっている指標になります[7].

④精神面のアセスメント

気管挿管が長くなれば, コミュニケーションの障害も生じやすくなります. これらの心理的なストレスも交感神経の緊張を促し, さらに身体に負担を強いることになります.

また, 身体の苦痛だけでなく, 患者にとっての家族への不安, たとえば「家族に迷惑をかけている」「家庭内の役割ができない」など考えてしまうことが, 苦痛を引き起こすこともあります[8].

さらに, 患者が敗血症からDICを合併するような病態の場合, 家族もかなり不安や恐怖を抱えています. そのような状態ですが, 病状を考えると, 代理意思決定をする人の確認が必要です. そして, そのキーパーソンを支える人も必ず必要となります. 場合によっては, 看護師がキーパーソンを支える場合もあるので, 家族背景などを確認することが重要です.

PaO_2/F_IO_2
P/F比. PaO_2とF_IO_2の比で酸素化係数という. 肺の酸素化能を評価した数値で, 高いほど呼吸状態がよい.

GCS
Glasgow Coma Scale
グラスゴー・コーマ・スケール

— 凝固異常患者 —

表8　事例のICU入室2日目のバイタルサインと主な検査データ

BP 114/58mmHg 平均血圧 76mmHg HR 112回/分 RR 20 SpO$_2$ 97% 体温 39.0℃（膀胱） 尿量 150mL/時	WRC 14,200/μL BAND% 70% SEG% 8% RBC 291万/μL PLT 56,000/μL APTT 66.5秒 PT 17.6秒	INR 1.62 FDP 13.2μg/mL AT-Ⅲ 39.8% D-ダイマー 8.52μg/mL AST 64U/L ALT 62U/L γ-GT 34U/L	T-Bil 9.0mg/dL CRE 0.62mg/dL eGFR 71.7% F$_i$O$_2$ 0.4 pH 7.43 PCO$_2$ 32mmHg PaO$_2$ 130mmHg	Na 145mmol/L Lac 4.0mmol/L HCT 26% HCO$_3^-$ 19.9mmol/L BE-3.8 mmol/L Hb 8.6mg/dL SO$_2$ 98%

表9　血小板・フィブリノゲン・急性期DIC診断基準, SOFAスコア, 凝固時間検査の推移

	2day	3day	4day	5day	6day	7day	8day
PLT (/μL)	56,000	17,000	57,000	35,000	79,000	124,000	206,000
Fib (mg/dL)	387	302	286	254	285	316	330
DIC	6	6	6	6	2	2	2
SOFA	8	10	9	7	9	4	4
APTT (秒)	66.5H	47.2H	35.9	33.0	33.1	39.9H	39.6H
PT (秒)	17.6H	19.4H	18.3H	16.8H	17.4H	19.6H	13.5H

※「H」は基準値より高いことを示す.

2）アセスメントの結果とその評価

①身体面の結果と評価

　表8は，事例のICU入室2日目のバイタルサインのデータと主な採血データです.

　各臓器の評価のためにSOFAスコアを用いた結果，合計8点，各臓器に機能障害がみられます. とくにビリルビン値が9.0mg/dLと高い数値を示しており，肝臓の代謝能の低下が考えられます.

　ICU入室2日目の急性期DIC診断基準は，合計6点でDICが悪化しています. 原因は，発熱と白血球の増加による強い炎症状態が疑われます.

　また，血栓の増加と線溶により，FDPが増加しています. D-ダイマーは8.52μg/mLなので，FDPと比例して増加していることがわかります. FDP/D-ダイマー比は1.5です. 出血傾向が進むときは，FDP/D-ダイマー比が大きくなりますが，前日（FDP 7.50μg/mL，D-ダイマー 4.16μg/mL，比率1.8）と大きく変わりません. 敗血症DICでは，一般的に線溶に強くブレーキがかかるといわれています. そのため，凝固時間が延長し血小板も少ないですが，強い線溶亢進状態ではないと考えられます.

　ICU入室3, 4, 5日目には，急性期DIC診断基準はいずれも6点でした（**表9**）. 6日目から，スコアが2点とDICが陰性となりました. また，血小板を輸血した結果，血小板が増加に転じました. それまでは血小板を補充しても減少してしまいましたが，7日目には減少せず増加に転じたことは，おおむねDIC

表10 ICDSC

1. 意識レベルの変化	
(A)反応がないか，(B)何らかの反応を得るために強い刺激を必要とする場合は評価を妨げる重篤な意識障害を示す．もしほとんどの時間(A)昏睡あるいは(B)混迷状態である場合，ダッシュ(-)を入力し，それ以上評価は行わない． (C)傾眠あるいは，反応までに軽度ないし中等度の刺激が必要な場合は意識レベルの変化を意味し，1点である． (D)覚醒，あるいは容易に覚醒する睡眠状態は正常を意味し，0点である．(E)過覚醒は意識レベルの異常と捉え，1点である．	0, 1
2. 注意力欠如	
会話の理解や指示に従うことが困難．外からの刺激で容易に注意がそらされる．話題を変えることが困難．これらのいずれかがあれば1点．	0, 1
3. 失見当識	
時間，場所，人物の明らかな誤認，これらのうちいずれかがあれば1点．	0, 1
4. 幻覚，妄想，精神障害	
臨床症状として，幻覚あるいは幻覚から引き起こされていると思われる行動(たとえば，空を掴むような動作)が明らかにある，現実検討能力の総合的な悪化，これらのうちいずれかがあれば1点．	0, 1
5. 精神運動的な興奮あるいは遅滞	
患者自身あるいはスタッフへの危険を予測するために追加の鎮静薬あるいは身体抑制が必要となるような過活動(たとえば，静脈ラインを抜く，スタッフをたたく)，活動の低下，あるいは臨床上明らかな精神運動遅滞(遅くなる)，これらのうちいずれかがあれば1点．	0, 1
6. 不適切な会話あるいは情緒	
不適切な，整理されていない，あるいは一貫性のない会話，出来事や状況にそぐわない感情の表出．これらのうちいずれかがあれば1点．	0, 1
7. 睡眠・覚醒サイクルの障害	
4時間以下の睡眠．あるいは頻回な夜間覚醒(医療スタッフや大きな音で起きた場合の覚醒を含まない)，ほとんど1日中眠っている，これらのうちいずれかがあれば1点．	0, 1
8. 症状の変動	
上記の徴候あるいは症状が24時間のなかで変化する(たとえば，その勤務帯から別の勤務帯で異なる)場合は1点．	0, 1
合計点が4点以上であればせん妄と評価する．	

文献14)より引用

が軽快に向かっていることを示しています．

フィブリノゲンも，ICU入室1日目には387mg/dLと増加し，その後，基準値内で減少しつつあります．これが血小板と同じように7日目から増加に転じており，ここからもDICの軽快が予測されます．

②精神面の結果と評価

患者の鎮静レベルは，この段階でRASS−1〜−2に調整するようにしていました．**表5**をみるとわかるように，−1では声かけに開眼して反応できます．

ICU入室3日目は，ベッド上で落ち着かないような状態がみられました．

— 凝固異常患者 —

せん妄スクリーニングツールである，ICDSC（**表10**）を使用したところ，スコアは4点で陽性となり，せん妄の可能性がありました．

せん妄の原因は，敗血症や人工呼吸器の使用，ミダゾラムの投与など，複数あると考えられました．せん妄の原因の1つと考えられる痛みは，NRS陰性であり，痛みのコントロールができていると判断できるため，ここでは除外します．

また，キーパーソンは患者の夫になります．2人の息子もおり，次男は親の家の隣に住んでいます．面会の際にはどちらかの息子が必ず一緒に面会し，夫を支えていることが会話からもわかりました．夫は，妻はがんにより余命があまりないかもしれないことは覚悟している，と話していますが，今回の敗血症で亡くなることは受け入れたくない，とも話しており，引き続き想いを傾聴するなど，サポートが必要です．

ICDSC
intensive care delirium screening checklist

3）その経過をふまえた介入のポイント，この先を見越して検討しておくべきこと

DICが改善に転換するトリガーが見つかっても，感染の再燃などで容易に悪化することがあります．そのため，常に感染徴候の有無の観察が必要です．

また，DICは改善傾向とはいえ，FDP，D-ダイマーが基準値より高いデータで長時間推移することもあります．その際は，皮膚などのトラブルで一度出血すると，止血しにくいことがあるので注意が必要です．

せん妄は，全身状態の改善で軽快することもあります．苦痛を軽減すること，夜間睡眠の工夫，早期の離床などにより，積極的に改善をはかります．

4 | 慢性期・回復期

1）行うべきアセスメントと根拠

①身体面のアセスメント

DICを脱したあとは，急性期DIC診断基準のスコアからSOFAスコアの評価を参考にして，各臓器のアセスメントを続けます．そして問題があれば対処します．

スコアに反映されなくても，検査データを個別にみると，思ったよりもデータが改善していないこともあります．その場合は，原因を考える必要があります．

②精神面のアセスメント

慢性期・回復期ではありますが，患者にとって入院していることに違いはありません．もう一度，部屋の療養環境を見直すことも必要かもしれません．

また，この時期になってもせん妄が続いていることもあります．長期間続くせん妄は，退院後の高次機能障害を引き起こす[9]ともいわれています．ス

48　クリティカルケア看護のワザを身に付ける

ICU Total Assessment

表11　急性期DIC診断基準, SOFAスコア, FDP, D-ダイマー, 凝固時間検査の推移

	9day	10day	11day	12day	13day	14day
DIC	1	1	1	0	1	1
SOFA	4	3	3	2	3	2
FDP（μg/mL）	11.4H	12.5H	16.8H	18.0H	16.8H	15.0H
D-ダイマー（μg/mL）	5.13H	5.36H	7.37H	8.8H	7.6H	6.5H
APTT（秒）	34.2	33.8	36.8	34.1	32.6	39.9H
PT（秒）	12.9H	12.8H	12.3	14.2H	13.3H	13.2H

※「H」は基準値より高いことを示す.

クリーニングはルーチンで行い, 早期に予防と対策を行います.

③社会面のアセスメント

　この時期は, 症例によってはICUから一般病棟への転棟の話も出てきます. 現段階で, 人工呼吸器の使用や腎不全時の持続透析療法など, 一般病棟での管理が困難な機器はないか確認します. 機器の管理については各施設で異なりますが, 一般病棟でも安全に利用できるように引き継ぎを工夫する必要があります.

　病院に治療しにきた患者は, 歩いて退院することが理想です. しかし, ICUを利用するような重症患者の場合は, 現実的にどこまでADLが拡大して社会的に復帰できるかを, 考えなくてはいけないこともあります. それは症例のさまざまな背景によっても異なります. 現実的な治療のゴールを, 医師やPT, ソーシャルワーカー, そして家族とともに考え, ADL拡大を阻害する要因を分析し, 対処する必要も生じます.

2)アセスメントの結果とその評価

①身体面の結果と評価

　ICU入室9日目以降, 経時的に急性期DIC診断基準とSOFAスコアで評価した結果(**表11**), 大きな変動はなく, DICは否定され, SOFAスコアも低く, MODSも軽快もしくは離脱してきています.

　検査データにおけるAPTT, PTはほぼ正常値ですが, FDPとD-ダイマーが下げ止まっています. 原因は, なんらかの感染を合併しており, 身体の炎症反応が持続していること, もしくは臥床しているため血栓ができやすいことも考えられます[7].

　そして11日目に, 患者の口唇から出血がみられたときは, 止血に難渋することがありました.

②精神面の結果と評価

　この時期には, 夜間のみICDSCが3～4点ということがありました.

　また, 出血している口唇の痛みに関しては, 引き続きフェンタニルは継続投与し, NRSでフォローしました.

— 凝固異常患者 —　49

③社会面の結果と評価

　咳嗽が弱く気道クリアランスが維持できないことを理由に，人工呼吸器の使用を余儀なくされています．そのため，病棟に転棟する際は人工呼吸器が必要になります．

3）その経過をふまえた介入のポイント，この先を見越して検討しておくべきこと

　敗血症DICの場合は，基本的に強い線溶は起きにくいといわれています．検査データ上でも明らかな出血傾向を示す値はなく，FDP，D-ダイマーが下げ止まっているのみです．

　しかしながら，実際には出血は起きています．そのため，歯科口腔外科にコンサルテーションし，リドカインによる痛み止めとエピネフリンによる止血を行い，テトラサイクリン塩酸塩軟膏で感染と乾燥を予防しました．

　夜間不眠時は，ハロペリドールを使用して入眠を促しました．PADガイドライン[10]によると，せん妄治療に用いるハロペリドールに強いエビデンスはありません．よって，日中のリハビリテーション，夜間の照明，音の調整，夜間のケアを分散させないことなどのケアを含めてせん妄に対処しました．

　また，一般病棟で慣れない人工呼吸を使用するのはリスクを伴います．安全上重要なポイントを病棟間で情報交換するため，前もって見学や病棟スタッフへの説明を行いました．

　この先，敗血症から離脱したあとでも，がんの進行度など生活の質をどこまで改善させることができるのか，現実的な目標を決める必要があります．そこには看護師の介入が重要であると考えます．

引用・参考文献

1) Dellinger RP, et al.：Surviving sepsis campaign：international guidelines for management of severe sepsis and septic shock：2012. Crit Care Med, 41（2）：580-637, 2013.
2) 丸山征郎：DIC学の現在．救急・集中治療，26（5・6）：593-597，2014.
3) 林朋恵：概念と定義，分類 線溶抑制型DICと線溶亢進型DIC．救急・集中治療，26（5・6）：611-615，2014.
4) 徳永英彦ほか：Severe Sepsis & Septic Shock EGDTの再考 カテコールアミン．INTENSIVIST，6（3）：433-441，2014.
5) Ait-Oufella H, et al.：Capillary refill time exploration during septic shock. Intensive Care Med, 40（7）：958-964, 2014.
6) 森下英理子ほか：DIC診療の進歩 DICの病型分類と問題点．Angiology Frontier，9（3）：228-233，2010.
7) 廣田雅子ほか：凝固・線溶系の異常．救急・集中治療，23（11・12）：1684-1691，2012.
8) 寺町優子ほか編：クリティカルケア看護－理論と臨床への応用．p.4-5，日本看護協会出版会，2007.
9) Gunther ML, et al.：The association between brain volumes, delirium duration, and cognitive outcomes in intensive care unit survivors：the VISIONS cohort magnetic resonance imaging study. Crit Care Med, 40（7）：2022-2032, 2012.
10) Barr J, et al.：Clinical Practice Guidelines for the Management of Pain, Agitation, and Delirium in Adult Patients in the intensive Care Unit. Crit Care Med, 41（1）：263-306, 2013.
11) 丸藤哲ほか：急性期DIC診断基準 －第二次多施設共同前向き試験結果報告．日救急医会誌，18（6）：237-272，2007.
12) 日本呼吸療法医学会 人工呼吸中の鎮静ガイドライン作成委員会：人工呼吸中の鎮静のためのガイドライン．2007.
13) Vincent JL, et al. :The SOFA（Sepsis-related Organ Failure Assessment）score to describe organ dysfunction/failure. On behalf of the Working Group on Sepsis-Related Problems of the European Society of Intensive Care Medicine. Intensive Care Med, 22（7）：707-710, 1996.
14) 日本集中治療医学会 J-PADガイドライン作成委員会：日本版・集中治療室における成人重症患者に対する痛み・不穏・せん妄管理のための臨床ガイドライン．日本集中治療医学会雑誌，21（5）：559，2014.

ARDS患者

半崎隼人｜大阪府済生会中津病院　集中ケア認定看護師

1 ｜ 病態・患者状態の基礎知識

1) ARDSとは

　急性呼吸窮迫症候群（ARDS）は，さまざまな疾患から肺障害を起こし，急激に進行する病態です．そのため，急性期から管理を適切に行う必要があります．

　ARDSの原因には，肺への直接的損傷と間接的損傷があります（**表1**）．直接的損傷は肺へのダメージが直接ある病態や疾患で，肺炎，間質性肺炎，誤嚥などがあります．一方，間接的損傷は，局所の炎症反応が全身に波及する過程で，免疫細胞の単球（マクロファージ）からの炎症性サイトカインの刺激を受けた白血球の1つである好中球が肺血管内膜に接着し，自らが持つタンパク分解酵素であるエラスターゼを放出しながら肺実質まで炎症性の浸潤をすることで起こります．ARDSは，原疾患の悪化からいつでも起こりうる症候群であると考えなければなりません．

ARDS
acute respiratory distress syndrome
急性呼吸窮迫症候群

TRALI
transfusion-related acute lung injury
輸血関連急性肺傷害

2) ARDSの診断基準

　ARDSは，AECCより**表2**のような現在の診断基準が発表されました．しかし，この診断基準には，急性発症の定義やX線での評価など問題点がありました．

AECC
American European Consensus Conference
アメリカ・ヨーロッパ合意会議

表1　ARDSの原因となる病態：肺内・肺外因子

	直接損傷	間接損傷
頻度の多いもの	・肺炎 ・胃内容物の吸引（誤嚥）	・敗血症 ・外傷，高度の熱傷（とくにショックと大量輸血を伴う場合）
頻度の少ないもの	・脂肪塞栓 ・吸引障害（有毒ガスなど） ・再灌流肺傷害（肺移植後など） ・溺水 ・放射線肺傷害 ・肺挫傷	・心肺バイパス術 ・薬物中毒（パラコート中毒など） ・急性膵炎 ・自己免疫疾患 ・輸血関連急性肺傷害（TRALI）

文献11）より引用

— ARDS患者 —　51

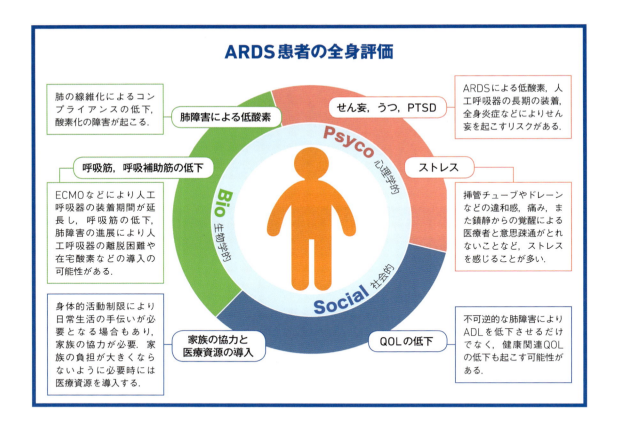

表2 AECCによるALI/ARDS診断基準

- 急性発症
- 胸部X線上両側性の浸潤影
- 酸素化
  ALI：$PaO_2/F_IO_2 \leq 300mmHg$
  ARDS：$PaO_2/F_IO_2 \leq 200mmHg$
- 肺動脈楔入圧(PCWP)$\leq 18mmHg$
  または生理学的に左房圧上昇所見なし

急性はいつからいつまで？
X線評価ではわかりにくい．
ALIは軽症と思われる．
わざわざ肺動脈圧を測る必要はあるのか？
……などの問題点があった

文献1)を元に作成

PCWP
pulmonary capillary wedge pressure
肺動脈楔入圧

PaO₂
arterial oxygen pressure
動脈血酸素分圧

FIO₂
fraction of inspired oxygen
吸入気酸素濃度

PEEP
positive end-expiratory pressure
呼気終末陽圧

CPAP
continuous positive airway pressure
持続的気道陽圧

表3 ARDSの診断基準と重症度分類

重症度分類	Mild 軽症	Moderate 中等症	Sever 重症
PaO_2/F_IO_2 (酸素化能，mmHg)	$200<PaO_2/F_IO_2\leq 300$ (PEEP, CPAP$\geq 5cmH_2O$)	$100<PaO_2/F_IO_2\leq 200$ (PEEP$\geq 5cmH_2O$)	$PaO_2/F_IO_2<100$ (PEEP$\geq 5cmH_2O$)
発症時期	侵襲や呼吸器症状(急性/増悪)から1週間以内		
胸部画像	胸水，肺虚脱(肺葉/肺全体)，結節では全てを説明できない両側性陰影		
胸水腫の原因(心不全，溢水の除外)	心不全，輸液過剰では全て説明できない呼吸不全：危険因子がない場合，静水圧性肺水腫除外のため心エコーなどによる客観的評価が必要		

文献11) p.28より引用

図1 DADの病理

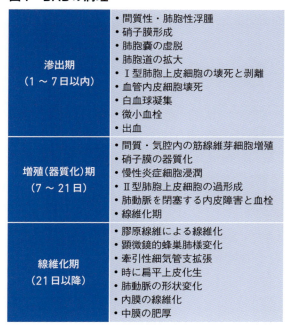

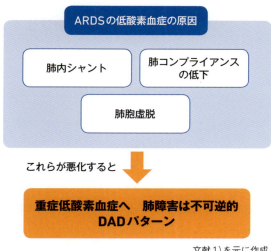

文献1)を元に作成

文献11) p.33 を元に作成

　それらの問題点を改善し，2011年にESICMより新たな診断基準として発表されたのが，ベルリン定義(The Berlin Definition)です．ここではALIの診断基準はなくなり，ARDSは3段階に分けられています．また，ベルリン定義の診断基準では，severe ARDSの重症化につれて死亡率も上昇するといわれています．そして，日本においても2016年に日本呼吸器学会／日本呼吸療法医学会／日本集中治療医学会の3学会合同で，ARDS診療ガイドライン2016[11]が発行されました(**表3**)．この診断基準においても，ベルリン定義がもとになっています．このARDS診療ガイドラインは5年で再度改訂予定であるため，今後の確認も必要です．

　また2016年2月には，米国集中治療医学会において「敗血症および敗血症性ショックの国際コンセンサス定義第3版」が発表され，敗血症の定義が新しくなりました．新たな定義として「感染に対する宿主生体反応の調整不全で，生命を脅かす臓器障害」とされました[12]．敗血症はARDSの原因の1つにもなり，死亡率も高いとされています．そのため，現在日本集中治療医学会でも，日本語版敗血症ガイドライン2016が作成中で，その中の呼吸管理項目には注目する必要があります．

3) 肺水腫と肺コンプライアンスの低下

　ARDSは，炎症性サイトカインによって刺激を受けた好中球から分泌されるエラスターゼによる肺胞領域の非特異的炎症が生じ，透過性亢進型の肺水腫を生じます．これは心不全による肺水腫ではなく，エラスターゼ作用によって血管内皮細胞の障害が生じ，血管透過性が亢進して，肺が水浸しになる状

ESICM
European Society of
Intensive Care Medicine
ヨーロッパ集中治療医学会

ALI
acute lung injury
急性肺損傷

アセスメントにプラスの知識　肺コンプライアンス　　　■■ COLUMN ■■

肺コンプライアンスとは，肺の膨らみやすさのことで，コンプライアンスの低下は肺が膨らみにくくなることを示します．人工呼吸器の設定でみると，同じ圧をかけていても換気量が低下していれば，コンプライアンスが低下している可能性があります．

態です．この肺水腫により，肺内シャントや肺胞の虚脱，換気血流比不均衡が起こり，酸素化の低下が生じます．また，炎症による肺の線維化が起こり，肺胞の弾力がなくなることでコンプライアンスの低下が起こります．そして最終的には，びまん性肺胞障害(DAD)へ移行します(**図1**)．

このような肺の変化は急性期から始まり，慢性期に移行するにつれて悪化します．そのため，肺の構造変化を超急性期から予測し，病態の把握，ケア方針，介入方法などを考える必要があります．

DAD
diffuse alveolar damage
びまん性肺胞障害

2 │ 超急性期

ARDSでは，肺内シャント，肺胞虚脱，コンプライアンスの低下などから低酸素血症が生じるため，人工呼吸管理は必須と考えられます．さらに，severe ARDSの超急性期など重度の肺障害で人工呼吸器と自己の肺だけでは酸素化が維持できなくなれば，体外式膜型人工肺(ECMO)の適応となります(**図2**)．

そのほかにも，生存率の改善のためにさまざまなことが行われています．

ECMO
extracorporeal membrane oxgenation
体外式膜型人工肺

図2　ARDSの治療戦略

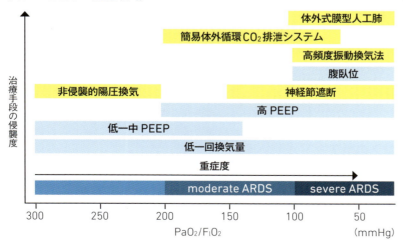

文献13)より引用

図3 ECMO回路のチェック

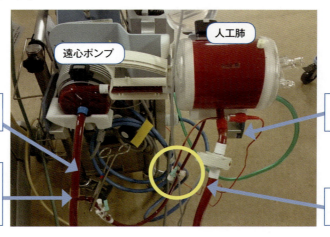

1）酸素化のアセスメント
①本当にコンプライアンスが低下しているか？

　ARDSの経過により肺の線維化が起こることで，コンプライアンスは低下してしまいます．しかしそれ以外にも，ほかの要因で換気量が低下しているかチェックする必要があります．

　換気量の変化があれば，まず胸郭を触って確認します．換気量の変化が痰によるものであれば，触診でゴロゴロした感触が確認できます．また，胸郭を触ることにより，胸郭の硬さなども確認できます．

　人工呼吸器での設定が適切でなければ，人工呼吸器関連肺損傷（VALI）による肺の悪化がみられます．この場合も，コンプライアンスや人工呼吸器のグラフィックを確認する必要があります．

　グラフィック確認時は，まず自分自身で患者と同じような呼吸をしてみます．これにより，吸気・呼気の時間やタイミング，努力呼吸の有無の確認が行えます．努力呼吸が強すぎれば，経肺圧の上昇からVALIを起こしている可能性が考えられます．

　経肺圧は実際に肺胞にかかる圧であり，「気道内圧－胸腔内圧」で測ることができます．実際は，胸腔内圧を食道内圧で代用して計測します．人工呼吸器の機種によって測定できるものもあります．現在では，VALIを予防するためには，プラトー圧だけでなく経肺圧の確認が重要といわれています．

②ECMO使用時のアセスメント

　ECMO導入後の酸素化維持は人工肺で行います．そして，ECMO導入時は高濃度酸素や肺の虚脱を予防するため，lung restの人工呼吸器設定を行います．

　人工肺の酸素化のチェックは，目視でも行います．脱血管からみられる赤黒色の静脈血が，人工肺後の送血側で酸素化された赤い血液に変化している

VALI
ventilator associated lung injury
人工呼吸器関連肺損傷

かをみます（**図3**）．それだけでなく，人工肺の機能が落ちていないかを確認するため，人工肺直後の血液ガスも定期的に採取します．

2）循環のアセスメント

ECMO導入後は，ECMOの回転が維持できる血管内Volumeの維持が必要です．血管内Volumeが維持できているかどうかは，ECMOの回路のしゃくりを確認します．

体外循環を行う血管内Volumeが足りなければ，回路がへしゃげ，しゃくることが多くなります．このときは，輸液や輸血，血液製剤の使用により，循環動態とECMOの回転を維持する必要があります．

また，抗凝固薬の使用による挿入部カテーテルからの出血や，ストレスからの潰瘍などもあるため，各ドレーンからの出血の有無，性状の確認が必要となります．

3）体位管理のアセスメント

①背側無気肺改善のための腹臥位

体位管理は，換気血流比不均衡の改善，体位ドレナージ，可動域の拘縮予防など，さまざまな利点があります．重度の無気肺があれば，腹臥位などの体位管理を行うことで，換気血流比不均衡などの改善から酸素化の改善が期待されます（**図4**）．

全身評価のためにCTなどを撮影したときは，下側肺の状態をチェックします．背側の無気肺があれば，体位管理を行うにあたり重要な情報となります．また，そのときに無気肺がなくても，長時間の臥床時間では背側の無気肺が形成されやすくなります．背側の無気肺予防のためにも，体位管理は重要です．実施前に背側の聴診や左右の体位変換などを行い，肺雑音などが聴取されれば，腹臥位による効果が期待されます．

しかし，腹臥位はマンパワーが必要とされ，ルートの多さなどから管理がむずかしい場合があります．また，カテーテルトラブルや皮膚トラブルにも注意が必要です．重症ARDSにおいて，16時間の腹臥位管理により死亡率を低下させた論文では，腹臥位を行うポイントを動画でみることができます[9]．腹臥位管理がむずかしい場合は，腹臥位には劣りますが，前傾側臥位などを導入することで，換気血流比の改善や無気肺の改善をはかることが可能です（**図5**）．

これらの体位管理で荷重側肺障害などを予防することは重要です．そして，体外循環などがなければ，可能な限りヘッドアップなどを行い，離床の準備をします．早期からのリハビリテーションを行い，離床に向けた準備を行うことも大切です．

②ECMO使用時アセスメント

ECMO導入時は，体位管理により大きく動くと，脱血不良を起こす可能性があります．体位変換時には必ず，脱血回路を触りながら2人以上で実施し

図4　腹臥位の効果

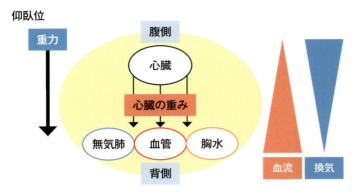

図5　前傾側臥位の効果

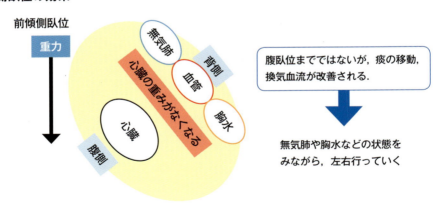

ます．回路を触りながら実施することで，微妙なしゃっくりなども気づくことができます．また，左右の体位変換だけでなく，下肢を曲げずにベッド全体を斜めにすることによるギャッチアップが可能なこともあります．

　これらを行うには，循環動態の維持，回路・ドレーントラブルの回避をみながら，安全に行える場合に実施します．

4）全身の皮膚状態のアセスメント

　重症ARDSのような重症患者は，血管透過性の亢進により，浮腫や皮膚の脆弱性が多くみられます．臥床時間の延長で皮膚トラブルも起こりやすくなります．褥瘡好発部だけでなく，各ドレーンの挿入部，テープによる圧迫なども，皮膚剥離を起こしやすいため注意が必要です．皮膚剥離から滲出液を生じると治りにくいため，予防が重要です．

　予防には，剥離剤などを使用し皮膚刺激を少なくします．また，早期経腸栄養を開始することも多いですが，経腸栄養の開始により下痢を起こすことで皮膚トラブルを起こすこともあります．その場合は，カテーテルやドレーンによる排液を考慮することもあります．

超急性期での ポイント

■■ POINT ■■

| 不必要な酸素消費量の増加を起こさせない | 適切に人工呼吸器を設定し，合併症を予防する | できる限り離床を考えてリハビリテーションを早期から行う |

アセスメントにプラスの知識　ECMO

■■ COLUMN ■■

　ECMOとは，人工肺を用いた機械的呼吸により障害肺組織への負担を軽減し，肺病変の自然治癒の促進をはかる装置です．膜型人工肺と部分体循環から構成されます．

　ECMOの使用による利点は，高濃度酸素吸入を予防でき，VALI（人工呼吸器関連肺損傷）を防げることです．また，酸素化された血液を送りだすことから，冠血流量による酸素供給も増加します．さらに，肺動脈の酸素濃度の上昇から肺血管抵抗が低下し，心負荷の軽減につながります．

　一方，ECMOの使用により，血球の破壊，抗凝固薬使用による出血の合併症，安静度の制限があるため，荷重側肺障害による背側の無気肺を起こしやすくなります．また全身炎症が上昇している場合，体外循環を行うことによりさらに炎症反応を増大します．血管透過性の亢進を起こす可能性もあり，微小循環障害の悪化から臓器虚血を引き起こす可能性もあります．

3 | 脱超急性期

　ECMOを離脱し，超急性期から急性期を脱するときは，人工呼吸管理の離脱や体位管理だけでなく，可能な限りの離床が重要となります．そして，人工呼吸器は装着時から離脱を考慮して管理する必要があります．

1) 人工呼吸管理の離脱のアセスメント

① 人工呼吸器の離脱は？

　人工呼吸器からの離脱が可能であるかは，まずは原疾患が改善されているか確認します．

　呼吸不全の原因はARDSによる肺障害であっても，ARDSは肺以外の間接的因子によっても起こりえます．そのため，肺の状態が改善しても原疾患が改善されなければ，再度呼吸状態が悪化する可能性もあります．原疾患と肺が改善されていれば，人工呼吸器のウィーニングを行い，気管チューブの抜去へと進みます．

　また，人工呼吸器の目的は，酸素化の改善，呼吸仕事量の軽減などがあるので，離脱時はこれらが改善しているかをチェックします．さらに，意識状態の確認が必要となります．

② 酸素化の改善はできているか？

　重症のARDSでは，肺胞の線維化，肺胞のコンプライアンス低下，透過性亢進型の肺水腫により，酸素化や換気が行われにくくなっているため，人工呼吸管理による高濃度の酸素吸入とPEEPによる全身の酸素化が行われています．そのため，人工呼吸器を離脱するには，離脱したときに酸素化が維持できるか確認する必要があります．

　酸素化の改善の確認には，人工呼吸器の設定で酸素濃度を下げても血液ガスが悪化しないか，頻呼吸にならないかなどをチェックします．酸素濃度を低下させればPaO_2はもちろん低下しますが，このときにP/F比を確認することが重要です．

アセスメントにプラスの知識　P/F比（酸素化指数）　　　　■■ COLUMN ■■

　P/F比は，PaO_2/FiO_2で計算できます．酸素濃度を下げてもP/F比が低下していなければ，肺の酸素化は低下していないと予測できる指標です．

　たとえば，FiO_2が0.6でPaO_2が200Torrであるとき，FiO_2を0.4にしたときにPaO_2が100Torrであった場合．設定変更前のP/F比は333，設定変更後のP/F比は250と低下しています．なぜ低下したか，原因を検索する必要があるでしょう．

　しかし，P/F比はPEEPの変化が加味されないため，PEEPを同時に変えた場合は計算通りにはならず，注意が必要です．

— ARDS患者 —

図6　呼吸補助筋の確認

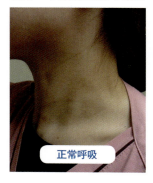
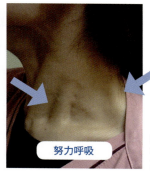

正常呼吸　　努力呼吸

努力呼吸では頸部の呼吸補助筋が使用されている．呼吸補助筋の使用が続けば疲労につながるため，人工呼吸器設定変更時は注意！！

③呼吸仕事量が増大しても大丈夫か？

　換気補助がなくなれば，自力で呼吸をすることになります．安静時呼吸だけで維持できなければ，呼吸補助筋を使用することになります．呼吸補助筋の使用が多くなれば酸素消費量は上昇し，頻呼吸になれば有効換気量が低下します．そのため，呼吸回数，換気量の変化，努力呼吸の有無を確認します．

　頻呼吸や努力呼吸の有無は，肺だけの問題ではないこともあります．腹部臓器の圧迫による横隔膜運動の低下，体位による変化，鎮痛が充分でないことも原因かもしれません．また，精神的な問題がある可能性もあります．

　呼吸補助筋の使用が多くなると患者は疲労します．呼吸筋の疲労は，頸部の胸鎖乳突筋，外肋間筋，内肋間筋，腹直筋などを触診して確認します（図6）．肋間筋の触診では，肋骨に沿って指をあてて確認します．また，呼気時には腹直筋に力が入っていないかをみるようにします．

　SBT（自発呼吸トライアル）失敗時，サポート圧を低下させて疲労がみられた場合は，呼吸筋を休息させる必要があります．休息には，現在の人工呼吸器の設定がCPAPであればCPAP前の設定へ，それでも疲労がみられる場合は，圧サポートを上昇させます．呼吸筋の疲労はすぐには改善しないため，翌日まで休息を与えます．また，その間にSBTに失敗した原因を検索する必要があります．

SBT
spontaneous breathing trial
自発呼吸トライアル

④換気補助がなくなっても大丈夫か？

　人工呼吸からの離脱時，換気補助の圧力を下げると，換気量の低下により$PaCO_2$が上昇する可能性があります．そのため，換気量の変化時は$PaCO_2$を確認します．

　血液ガス以外では，カプノメータによるE_TCO_2を指標にすることも可能です．カプノメータの値は経時的に変化しているかを確認することが重要です．しかし，サイドストリームのカプノメータであれば，換気量が低下するとE_TCO_2が正確に測れないときもあります．そのため，適宜血液ガスデータで$PaCO_2$の確認と，カプノメータの値との解離があるかをチェックします．

　換気量の低下は，コンプライアンスの低下だけでなく，痰や胸水などにより無気肺の可能性も示唆しています．そのため，X線画像や呼吸音などを

E_TCO_2
end tidal carbon dioxide
呼気終末二酸化炭素濃度

ICU Total Assessment

チェックし，肺病変の悪化だけでなく無気肺の有無も確認します．また努力呼吸が増加しているときは，呼吸介助の実施で脈拍や血圧が安定するか確認します．安定すれば，疲労がありまだ換気補助が必要であると予測できます．

2）脱超急性期の体位管理と離床

　自発呼吸を行いやすい体位管理と離床を行います．人工呼吸器の装着は臥床の理由にはなりません．ヘッドアップから坐位，車椅子，立位から歩行までを徐々に行います．

　ベッド上のヘッドアップは，腹腔臓器による横隔膜の圧迫が軽減され，横隔膜運動の改善，換気血流比の改善などが期待できます．しかし，下肢を下げられないため腹圧がかかり，呼吸がしにくくなる可能性もあります．

　車椅子へ移乗すると，姿勢保持や下肢の屈曲もできるため，呼吸が行いやすくなります．しかし，血圧の低下や姿勢保持による疲労もあるため，車椅子への移乗は最初は短い時間で徐々に延長させるようにします．そして，離床から歩行訓練を行います．

3）人工呼吸管理中の鎮静管理

　気管チューブ挿管中は，チューブやカテーテルの自己抜去の不安から，鎮静薬の量が多くなることがあります．しかし，過剰鎮静は自発呼吸の抑制や咳反射の低下などだけでなく，せん妄のリスクファクターとなります．そのため，挿管中は患者の体動，覚醒状況をRASSなどでスコア化し，できる限りそのときに合った鎮静コントロールをします．

　人工呼吸器装着期間が長くなれば，せん妄や認知機能の低下が起こりやすくなります．そのため，鎮静コントロールを医師などと相談し，SAT（鎮静覚醒トライアル）を行い，原疾患の改善があればSBTを行うようにします．このことが，医原性リスクを低下させることにもつながります．

　SATにより意思疎通ができれば，家族とのコミュニケーションをとることもできます．これは家族の不安の軽減につながる可能性もあります．しかし，原疾患のコントロールがうまくいっていない場合は，すぐに頻呼吸になってしまい呼吸疲労を起こす可能性もあります．そのときは，頻呼吸になる原因を検索しながら呼吸疲労を確認します．とくに鎮痛が重要で，まずいちばんに鎮痛を考えます．

RASS
Richmond agitation-sedation scale
リッチモンド興奮・鎮静スケール

SAT
spontaneous awakening trial
鎮静覚醒トライアル

■■ POINT ■■

脱超急性期での ポイント

自発呼吸を行うため，人工呼吸器の設定や鎮静薬を調節する

自発呼吸を行いやすい体位管理を行う

離床の準備を行い，ベッドから離床する

— ARDS患者 —

4 | 慢性期・回復期

1）筋力の維持・回復のための栄養管理

　人工呼吸器を完全に離脱し，集中治療部門から一般病棟へ移動する頃には，在宅管理に向けての準備が必要となります。

①筋力の低下と酸素化

　ARDSでは，人工呼吸器の使用期間も長期化するため，筋力が著明に低下している場合があります。筋力の維持・回復のために，リハビリや食事などが重要となります。

　また，ARDSの肺障害は肺胞が線維化するため，換気障害を合併しやすくなります。骨格の触診でも可動しにくくなり，低酸素による呼吸困難の原因にもなります。このようなときは，呼吸補助筋が常に使われ予備力がない状態です。そのため，リハビリでは筋力の維持だけでなく，リラクゼーションなども取り入れると効果的です。とくに肩関節が拘縮すると，深呼吸しにくく，換気量の低下につながります。呼吸をしにくい体位にならないような管理を行います。

　ARDSの肺障害では，DADパターンからの低酸素血症により，酸素吸入などが必要となる可能性があります。原疾患によっては，在宅酸素療法だけでなくNPPVの導入が必要になることもあります。

　これらをふまえて，今後のADL，QOLを落とさないよう介入します。

DAD
diffuse alveolar damage
びまん性肺胞障害

NPPV
non-invasive positive
pressure ventilation
非侵襲的陽圧換気

②食べる楽しみの維持

　ARDSでは，認知機能の低下やうつ状態にも移行しやすくなります。そのため，現状でできることと，やりたいことの目標を確認することが重要です。

　食べる楽しみの維持には，気管チューブの抜去後，言語聴覚士とともに嚥下評価を行い，経口摂取による栄養管理を考慮します。そのために，頸部の筋力や舌の運動を確認し，口腔の清潔を維持することも必要です。まずは経口摂取を練習しその後の自立を目標にすると，リハビリの意欲にもつながります。

　慢性期や回復期では，リハビリチームと協働して患者ケアを行うことが重要です。

2）患者の精神的ケア

　人工呼吸期間が長いと，身体機能の低下だけでなく認知機能の低下やPTSD（心的外傷後ストレス障害）などの弊害が出現します。また，うつ症状がみられることも多く，これらによるQOLの低下があります。

　気管チューブ抜去後やICU退室後に気分のムラなどがみられた場合，できるだけ早く精神科などへの相談を行うようにします。また，人工呼吸器装着中から介入できれば継続した変化も確認できるので，早めに相談することも1つの方法です。

PTSD
post-traumatic stress
disorder
心的外傷後ストレス障害

■■ ICU Total Assessment ■■

家族は，患者の「いつもと違う」によく気づきます．そのため，家族とのコミュニケーションも，患者の精神的変化などの情報となることも多くあります．また，日内変動や夜間の行動などにも注意しましょう．

3）家族への指導と相談

患者だけでなく家族への指導も重要です．感染予防，薬剤指導を行い，再入院を予防します．

患者は，長期人工呼吸器の使用により気管切開を行うこともあります．その場合は，家族に対して気管カニューラの管理や，吸引などの指導も必要です．また，QOLを上げるため，気管切開を行いながら，経口摂取の練習やカニューラの選択により発声の練習を行うことも可能です．全身状態が改善すれば気管孔を閉鎖できることも説明し，不安を軽減することも重要です．

家族は患者にとって大きな存在です．家族の精神的不安などがあれば，できる限り取り除き，家族とともに患者にかかわることも必要です．

ARDS患者は，退院後も拘束性障害や拡散障害により呼吸機能障害が残るため，身体的活動が制限されることがあります．以前のように就労できないこともあり，経済的不安が出現することもあります．そのため，医療ソーシャルワーカーなどにも相談し，退院後の生活を早めに考えることが重要です．

4）超急性期・急性期から目標を見据えて継続したケアを

これらのことを，慢性期・回復期から始めるのでは，時間がかかりすぎてしまいます．超急性期・急性期から，慢性期・回復期の目標を見据えて，短期・長期の目標を考えた患者ケアを行うことが，継続したケアにつながります．そして，重症患者であればあるほど，各職種とともにカンファレンスを行い，ケア方針，他職種間の目標のズレをなくし，継続したケアを行うことが重要となります．

現在，ARDSの治療は急性期治療が発展しています．しかし長期予後の維持，改善はいまだ不十分であり，今後の課題となります．

そのために，SF-36®などの健康関連QOL（HRQOL）が注目されています．HRQOLは，疾患や治療により影響を受ける個人の生活に関連する快適さと満足レベルなどの指標です．今後さまざまなHRQOLのスコアから，患者の満足度を改善することが目標となるでしょう．

今後は生存率の上昇だけでなく，HRQOLを上昇できるようなケアを行う必要があります．

HRQOL
hearth-related quality of life
健康関連QOL

慢性期・回復期のポイント

■■ POINT ■■

リハビリによるADLの上昇だけでなく，QOLの改善を行う

在宅への必要な医療資源の導入を管理する

患者，家族への指導と精神的ケアを行う

— ARDS患者 —

アセスメントにプラスの知識　ARDSにおける輸液管理と循環管理　■■COLUMN■■

ARDS患者の輸液療法はどうする？

　ARDSは，何らかの基礎疾患による非特異的炎症反応から続発する，炎症性・毛細血管透過性型非心原性肺水腫です．したがって，毛細血管透過性による肺水腫の程度によって，循環血液量に大きく影響を与えかねません．また，それによって循環動態の変動をもたらすこともあります．

　しかし，ARDSに対する体液調節や循環調節の管理に関する統一した見解はなく，いまだ一定の療法は確立していません．輸液療法については，wet vs dryいずれが適切かといいますと，どちらでもありません．現在の知見からの見解は，入れるべき時期には入れて，入れなくてもよくなったら入れないということだと思います．つまり，ARDS発症初期には，循環動態の早期回復も見据えて急速に輸液を行いますが，その後，炎症反応による血管透過性亢進が落ち着いてきたら輸液量を減らし（絞り），循環動態が安定してきたら利尿をはかるという方法です．

　一方，輸液の質は，初期輸液のコロイド液かクリスタロイド液かの選択に関する結論も得られていません．また，カテコールアミンなどの循環作動薬の選択についても結論はありません．

　しかし，初期のショック状態から離脱する目的においても，必要最低限の使用にとどめながら，原則は安易な使用を避けるべきというのが一般的見解です．

循環のアセスメント項目

　このような背景から，体液・循環動態のアセスメントには，炎症による毛細血管透過性亢進による血管内細胞外液のサードスペースへの移動期（ショック期），リフィリング期（利尿期），安定期とそれぞれに相応した治療が提供されるので，肺水腫の程度，その増幅因子となる血管内静水圧とCOP（膠質浸透圧）の値と変化を確認することが重要です．実際には，胸部X線とP/F比はもちろんのこと，まずは血圧（脈圧・平均血圧）と尿量，末梢循環（CRT）は不可欠で，COPは可能なら重要となります．これらの確認とアセスメント，治療は，各時期の想定される幅値に合わせて確認しながら行います．

　参考として，CVP，PAOP，CO（CI）が，あるいは，臨床で徐々に用いられはじめているGEDV（全拡張末期容量），ITBV（胸腔内血液容量），EVLW（肺血管外水分量），EVLW/ITBV（高値→ARDS疑い），PVPI（肺血管透過性係数：高値→ARDS疑い）も利用される場合があります．

（道又元裕）

CRT
capillary refilling time
毛細血管再充満時間

COP
colloid osmotic pressure
膠質浸透圧（タンパク質などの高分子溶質による浸透圧．毛細血管領域における濾過・再吸収，血漿と間質液間の平衡に重要な意味を持つ）

CVP
central venous pressure
中心静脈圧

PAOP
pulmonary artery occlusion pressure
肺動脈閉塞圧

CO
cardiac output
心拍出量

CI
cardiac index
心係数

GEDV
global end-diastolic volume
全拡張末期容量（前負荷の指標）

ITBV
intrathoracic blood volume
胸腔内血液容量

EVLW
extravascular lung water
肺血管外水分量（肺水腫の状態を表す指標）

PVPI
pulmonary vascular permeability index
肺血管透過性係数

■■ I C U Total Assessment **■■**

引用・参考文献

1) 日本呼吸器学会ARDSガイドライン作成委員会編：ALI/ARDS診療のためのガイドライン 第2版. p.1-26, 50-70, 学研メディカル秀潤社, 2010.
2) ARDS Definition Task Force, et al. : Acute Respiratory Distress Syndrome : The Berlin Definition. JAMA, 307 (23) : 2526-2533, 2012.
3) 林田敬ほか：呼吸・酸素代謝・呼吸器疾患　ARDSの診断・治療指標. 救急医学, 36(10) : 1134-1135, 2012.
4) 武政聡浩ほか：ALI/ARDS治療の新展開　ALI/ARDSの病態と治療. 呼吸と循環, 58(6) : 555-564, 2010.
5) 山口大介：Severe Sepsis&Septic Shock 敗血症診療ガイドライン2012のポイント. INTENSIVIST, 6(3) : 365-381, 2014.
6) 久木田一朗ほか：ARDSの定義と治療戦略エビデンスーup to dateーECMOー真のパラダイムシフトか？ー. ICUとCCU, 38 (4) : 263-268, 2014.
7) 大塚将秀：ARDSの定義と治療戦略エビデンスーup to dateー肺保護戦略的人工呼吸管理. ICUとCCU, 38(4) : 229-234, 2014.
8) 七戸康夫：ARDSの定義と治療戦略エビデンスーup to dateー腹臥位人工呼吸. ICUとCCU, 38(4) : 249-254, 2014.
9) Guérin C, et al. : Prone Positioning in Severe Acute Respiratory Distress Syndrome. N Engl J Med, 368(23) : 2159-2168, 2013.
10) 日本集中治療医学会, ICU機能評価委員会：人工呼吸関連肺炎予防バンドル 2010改訂版 (略：VAPバンドル). http://www.jsicm.org/pdf/2010VAP.pdf (2015年5月閲覧)
11) 3学会合同ARDS診療ガイドライン2016作成委員会編：ARDS診療ガイドライン2016【PART2】ーGRADEシステムを用いたシステマティックレビューと推奨ー. 総合医学社, 2016.
http://www.jsicm.org/ARDSGL/ARDSGL2016.pdf (2016年10月閲覧)
12) Singer M, et al. : The Third International Consensus Definitions for Sepsis and Septic Shock (Sepsis-3). JAMA, 315(8) : 801-810, 2016.
13) Ferguson ND, Fan E, Camporota L, et al.: The Berlin definition of ARDS: an expanded rationale, justification, and supplementary material. Intensive Care Med, 38 : 1731-1732, 2012.

大血管術後患者

有田 孝 | 一般財団法人平成紫川会 小倉記念病院
日本看護協会看護研修学校 認定看護師教育課程 集中ケア学科専任教員 集中ケア認定看護師

　心臓外科における大血管手術では，人工心肺を用いて一時的に心臓を停止させる必要があります．手術に伴う侵襲に加えて，人工心肺の使用は呼吸・循環など全身に大きな影響を与えます．

　また，動脈瘤や動脈解離の場合，人工血管と置換する大動脈弓は，腕頭動脈，左総頸動脈，左鎖骨下動脈に分かれ，それぞれ脳への血流を担っています．そのため，手術後に中枢神経系の合併症の危険性があります．近年は技術の進歩により数は減少していますが，動脈瘤や動脈解離では，他の心臓大血管手術より中枢神経系合併症の危険度が高いです．

　本稿では，大血管手術後の患者の全身評価を行い，患者の異常を早期に発見し，回復に向けたケアを行うためのアセスメント方法について解説します．

1 ｜ 病態・患者状態の基礎知識

1）大血管手術の適応となる疾患

①大動脈瘤

　大動脈瘤は，動脈壁が弱くなったことにより大動脈の一部が拡張した状態をさします．

　通常は，動脈瘤が周囲の組織や臓器を圧迫しなければとくに症状はみられません．しかし，瘤が拡大すると動脈壁にかかる張力がさらに大きくなるため，脆弱化した動脈壁は圧力に耐えきれず，ついには瘤が破裂します．瘤が破裂すると大出血を引き起こすため，緊急で処置や手術が必要となります．

　また，動脈瘤による臓器の圧迫や血栓の形成により，血栓が他臓器の血流を阻害する可能性もあります．大動脈瘤の部位による分類や形態を**図1**に示します．

②大動脈解離

　大動脈解離は，大動脈の内膜に亀裂が生じ，血液が中膜に流入し血管壁を連続的に解離することで偽腔を形成する病態です．亀裂から真腔と偽腔へ血流が二分化されます．

　解離した動脈瘤は，解離先端部で再び亀裂を生じ，偽腔から真腔へと血液が流れます．血管壁の亀裂によって生じた偽腔の外側は，膜が薄くなってい

クリティカルケア看護のワザを身に付ける

ICU Total Assessment

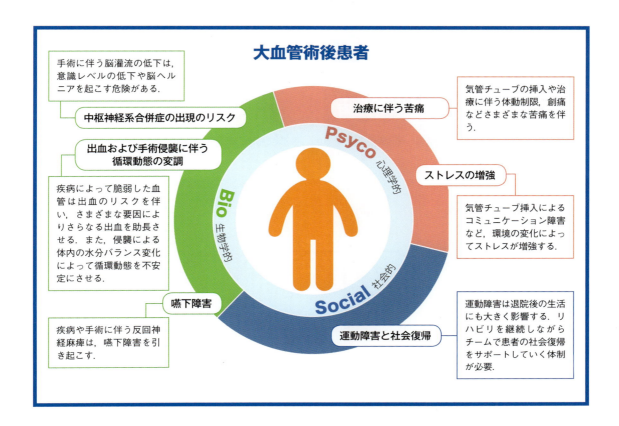

るため破裂しやすくなっています．解離している血管であれば，どの部位でも破裂の危険性は高く，破裂すると大出血を引き起こします．

症状は，突然の胸痛や背部痛という形で現れ，意識消失を引き起こすこともあります．また，解離に伴う各臓器への血流の低下から，さまざまな障害を引き起こすこともあります．

大動脈解離の分類は，解離病変の部位によって分類されるStanford分類があります．上行大動脈に解離病変がある例をA型，上行大動脈に解離病変がない場合をB型としています．また，偽腔の血流の有無によっても分類され，外科的治療および内科的治療の選択を行っています（**図2**）．

2）大血管手術の方法

①大動脈人工血管置換術

大動脈瘤および急性大動脈解離における手術の多くは，病変のある大動脈を切除し，切除した血管の代わりに人工血管を置換します．これにより，血管の破裂に伴う循環動態の破綻を予防し，心臓から拍出された血液が正常に各臓器に分布することができるようになります．

手術時には，人工心肺を用いた体外循環が必要となりますが，これは大血管手術で重大な合併症の1つである中枢神経系の問題を引き起こす可能性があります．そのため，手術時は脳保護の目的で超低体温循環停止[*1]や脳分離

＊1：超低体温循環停止
通常の体外循環開始後に超低体温にして，脳を含む臓器の代謝を低下させ循環を停止する方法．

図1 大動脈瘤の部位と形態

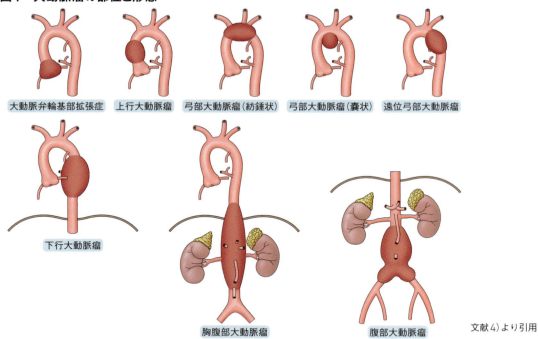

文献4)より引用

図2 大動脈解離の分類

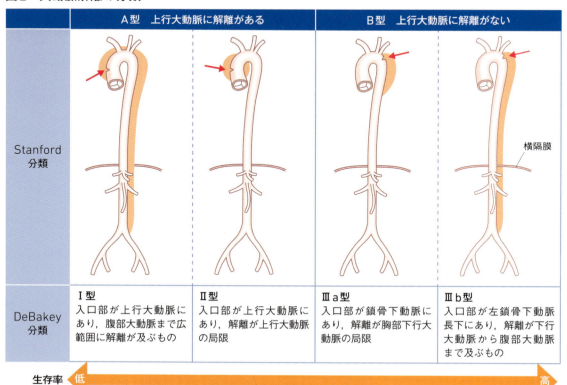

ICU Total Assessment

体外循環[*2]などの補助手段が用いられます.

②ステントグラフト内挿術

人工血管置換術は,人工心肺の使用や大動脈の遮断などにより,中枢神経系を含めた各臓器障害のリスクが伴います.そのため,現在は人工血管置換術に加えてステントグラフト治療が胸部大動脈瘤において行われるようになってきました.

ステントグラフト治療は,動脈瘤を血管内から治療する方法です.大腿動脈からアプローチし,大動脈瘤を覆うようにステントグラフトを挿入します.大腿からのアプローチなので,創部も小さく,手術に伴う侵襲も少ないのが特徴です.また,人工心肺を使用せず,大動脈も遮断しないため,従来の大血管手術においてリスクの高かった合併症も回避することもできます.

手術を行うにはリスクの高い症例では,病態に応じてステントグラフト治療が選択されます.

---

2 | 超急性期～脱急性期

1) 身体面のアセスメント

術後生体は,手術,人工心肺の使用,循環の停止により大きく侵襲を受け,さまざまな合併症の危険性も高くなっています.

急性大動脈解離は,大動脈の内膜に亀裂が生じて起こるため,血管にダメージが加わっている状態です.血管の亀裂に伴い炎症性サイトカインが誘導され,好中球の活性化が起こっています.そのため,急性大動脈解離では,術前の状態から全身性炎症反応症候群(SIRS)の状態となっている場合も多くあります.また,解離に伴う各臓器への血流の低下から,すでに臓器障害を起こしている可能性もあります.

術前からの臓器障害,SIRSのリスクに加えて,手術や人工心肺による侵襲が重なり,術後の全身状態が非常に不安定になるケースもあります.侵襲に伴う各臓器への反応を理解し,障害を最小限にするよう全身状態のアセスメントを行いアプローチしていくことが重要です.

①出血に伴う循環動態の変化

大血管手術では,さまざまな要因により出血リスクが高く,循環動態が不安定になります.出血による循環動態の変調は術前から生じていることがあります.さらに手術中は輸液や輸血などによる対応を行いますが,術後も不安定な循環動態が続くことが予想されます.破裂を伴わなくても出血のリスクは高く,術中から出血の量や性状を観察する必要があります.

出血は,手術手技によるもの,播種性血管内凝固症候群(DIC)によるもの,低体温によるものなどがあります.

＊2：脳分離体外循環
通常の体外循環とは別に脳への血流を確保することで,脳障害を予防する方法.選択的順行性脳灌流法や逆行性脳灌流法がある.

SIRS
systemic inflammatory response syndrome
全身性炎症反応症候群

DIC
disseminated intravascular coagulation
播種性血管内凝固症候群

— 大血管術後患者 —　69

i) 手術手技による出血のリスク

手術では，上行大動脈から，弓部もしくは遠位大動脈までの場所に，人工血管を置換します．術後の血圧管理によっては，縫合部からの出血が持続するおそれがあります．

また，大動脈瘤や動脈解離の患者は高血圧症例が多く，高血圧や動脈硬化などによって，病変部位だけでなくても血管が脆弱化していることが多いです．術後は出血を助長させないためにも，至適な血圧コントロールが要求されます．

手術による人工心肺の使用も出血のリスクとなります．人工心肺による体外循環では，凝血予防のために抗凝固薬を使用します．抗凝固薬の使用は，その後の出血のリスクとなります．さらに，人工心肺を使用し血液が異物と接触すると，全身の炎症反応を引き起こします．炎症が血液凝固機能にも影響を及ぼすと，出血を助長させる可能性があります．

そのほか，人工心肺時間が長くなると，心肺回路により血小板の消耗が進行するなどの障害があります．そのため，人工心肺の使用時間を把握しておきます．

ii) DICによる出血のリスク

人工心肺の使用や急性大動脈解離による全身の炎症反応は，出血のリスクを助長させます．全身の炎症反応が波及し，血液凝固系が障害されると，DICを引き起こすことがあります．DICでは血液の凝固機能が低下するので，出血のリスクを高める原因となります．

iii) 低体温による出血のリスク

手術中の低体温も，術後の出血のリスクとなります．低体温の持続は，血小板凝集機能の低下などを生じます．そのため，すみやかに復温を行い体内の血液凝固機能を活性化する必要があります．

このように，大血管手術ではさまざまな原因によって術後出血のリスクが高い状態となっています．術後のドレーンからの排液量が持続するときは，排液の性状も含めてよく観察し，出血量の増加は悪化のサインの1つとしてとらえ，場合によっては再開胸による止血術も考慮します（**表1**）．

②侵襲に伴う循環動態の変化

手術や人工心肺使用による侵襲は，全身の炎症反応を引き起こします．炎症によって，全身の血管で血管壁の透過性亢進が起こり，血管内の水分が血管外に移動しやすくなっているため，血管内の循環血液量は減少します．また，手術中の輸液などによって血液が希釈された状態は，血漿浸透圧を低下させ，血管内の水分をより間質へと移動しやすくします．

このように，術後は出血のみならず，侵襲による影響によっても循環血液量が低下している状態となります．

③心機能低下症例での循環管理の注意点

大血管手術において，循環動態に大きく影響しているのは循環血液量の低下です．そのため，心機能に大きな問題がなければ，循環血液量を補うこと

表1　再開胸の目安

再開胸になる基準は各施設によって異なる．
一般的な再開胸のガイドラインは，以下のように規定されている．

1.
400mL/時以上が1時間
（>200mL/m²）

2.
300mL/時以上が2～3時間
（>150mL/m²/時で2～3時間）

3.
200mL/時以上が4時間
（>100mL/m²/時で4時間）

文献5）p.259より引用，一部改変

ICU Total Assessment

表2 心拍出量を規定する因子

規定する因子	概要
前負荷	心室拡張末期容量を示し，心室内の血液量で変化するため，循環血液量を表す． 循環血液量が増加すると，心拍出量は増加する．
後負荷	心臓が血液を駆出するときに，心臓に対してかかる抵抗． 血管収縮が起こると，後負荷は増加し，心拍出量は低下する．
心筋収縮力	心筋が本来持つ収縮する能力． 収縮量が増加すると，心拍出量は増加する．

表3 肺動脈カテーテルによるモニタリング項目

- 中心静脈圧（CVP）
- 肺動脈圧（PAP）
- 肺動脈楔入圧（PCWP）
- 心拍出量（CO）
- 混合静脈血酸素飽和度（S$\bar{\text{v}}$O$_2$）

CVP
central venous pressure，中心静脈圧

PAP
pulmonary arterial pressure
肺動脈圧

PCWP
pulmonary capillary wedge pressure
肺動脈楔入圧

CO
cardiac output
心拍出量

S$\bar{\text{v}}$O$_2$
mixed venous oxygen saturation
混合静脈血酸素飽和度

RBC
red blood cell
赤血球

FFP
fresh frozen plasma
新鮮凍結血漿

で循環動態の改善がみられることが多いです．

　しかし，高齢者では虚血性心疾患などの合併により心機能が低下している場合もあります．また，急性大動脈解離では緊急での手術がほとんどであるため，術前の心機能の評価が十分できず，循環管理が難渋するケースもあります．

　手術時の循環停止時間が長くなると，術後の心機能が低下する場合もあります．心機能低下症例では，過剰な輸液は心臓への負荷となるため，強心薬などのサポートが必要となります．

④急性期の循環管理

i) 循環血液量の確保

　術後の循環動態は，出血や侵襲に伴う血管透過性の亢進によって，循環血液量の低下が起こっている状態です．そのため，輸液によって循環血液量を保持する必要があります．また，貧血や出血量が多い場合では，赤血球（RBC）液や新鮮凍結血漿（FFP）などによる輸血も行います．しかし，心機能低下症例や過剰輸液は心負荷や呼吸状態の悪化につながるので，総合的に循環動態を把握する必要があります．

ii) 心拍出量の評価

　循環管理において最も重要なことは，心拍出量（CO）が十分に保たれているかをきちんと評価することです．COは規定する因子によって変動します．そのため，COが十分かどうか，またその変化にどの部分が影響しているかを評価します（**表2**）．

　モニタリングでは，肺動脈カテーテルを使用し，**表3**を連続的に測定します．肺動脈カテーテルは，COにかかわる因子のどの部分が低下しているかの評価に有効です．また，最近ではPiCCOやAPCOなど，より低侵襲でCOをモニタリングできる機器も増えています．

　CO低下の際には，モニタリングや出血量，患者の状態などから，輸液などにより循環血液量を保持する必要があるのか，また強心薬などのサポート

PiCCO
pulse contour cardiac output

APCO
arterial pressure-based cardiac output

— 大血管術後患者 —

が必要かなどを評価し，治療に結びつけます．

iii) 血圧のコントロール

術後の出血のリスクや大動脈解離の状態では，残存解離腔破裂の危険性があるため，血圧は低めにコントロールします．しかし，血圧はCOの変化に影響するため，血圧降圧によってCO低下をまねく危険性があります．

また，術前から臓器障害がみられる状態では，低血圧は臓器への低灌流により障害を助長させることがあります．そのため，至適血圧はCOをみながら狭い範囲で綿密にコントロールする必要があります．

iv) 尿量の減少と増加

尿量も循環の指標として重要です．手術中から術後にかけて大量の輸液が投与されますが，術後早期では，血管透過性の亢進により水分は血管外へ移動しています．そのため，循環血液量は低下し，腎臓への血流も低下しているため，尿量は減少し，水分出納はプラスの状態となります．

この時期に利尿薬を投与して水分出納をマイナスにしようとしても，尿量の増加は見込めず，循環動態を不安定にさせることにつながります．循環血液量のさらなる低下は，全身の各臓器にも障害を引き起こします．

血管外に漏出していた水分が血管内に戻ってくるrefilling（リフィリング）期に入ると，循環血液量は増加します．その際に血圧は増加し，各臓器への血流は増加します．そのため，尿量の増加は侵襲を受けた生体が回復に向かっている1つのサインとなります．

⑤急性期の呼吸状態の変化

手術に伴う侵襲や全身の炎症反応は，術後の呼吸にも影響します．術後は全身の血管透過性の亢進により，間質へ水分の漏出が起こりますが，肺も同様です．肺胞内は炎症性サイトカインによる肺胞上皮の透過性亢進により，滲出液の貯留が起こっています．

また，SIRSの状態では，活性化した好中球が血流の多い肺に集積し，肺胞を傷害し酸素化の障害が起こっています．術後の低酸素血症は各臓器の低酸素を引き起こし臓器障害をまねくため，酸素化を維持する必要があります．

術後は人工呼吸器による呼吸管理が行われます．SpO_2は90％以上を保つようにしながら，定期的に血液ガス採取をし，酸素化を評価します．酸素化が保てない場合は，酸素濃度やPEEPを上げて対応します．しかし，高濃度の酸素投与は酸素による組織の傷害の危険があり，活性酸素の発生や肺の線維化などによる障害を引き起こします．

PEEPは機能的残気量（FRC）の増加や肺水腫の軽減には有効ですが，循環系へのデメリットもあります．PEEPによる気道・胸腔内圧の上昇は，心臓や周囲の血管を圧迫して静脈還流を減少させます．静脈還流の減少は，血圧やCOの低下につながるため注意が必要です．また，全身麻酔や気管チューブの挿入によって気道分泌物が増加したり，換気量の減少などもみられます．

術後の疼痛は，気道分泌物の喀出や深呼吸の妨げにもなるため，疼痛管理も行います．人工呼吸管理期間が長くなると，疾患や手術に伴う呼吸状態の

PEEP
positive end-expiratory pressure
呼気終末陽圧

FRC
functional residual capacity
機能的残気量

ICU Total Assessment

変化に加えて，人工呼吸器装着に伴う呼吸器合併症などのリスクも高まります．

⑥呼吸と循環との関係

肺で血液が酸素化されていても，循環系によって各臓器に供給されなければ，組織では低酸素となります．呼吸と循環は密接な関係があるため，両者の管理が必要です．

i) SpO₂のモニタリング

経皮的動脈血酸素飽和度（SpO₂）は，パルスオキシメータを使用して連続的に測定します．酸素飽和度（SO₂）と酸素分圧（PO₂）には相関関係があり，一般には低酸素血症の基準となるPaO₂が60mmHgのときにはSaO₂は90％に相当するため，SpO₂は90％以下にならないように管理します．

酸素飽和度はヘモグロビンに結合した酸素の割合を表すもので，酸化ヘモグロビンと還元ヘモグロビンが指標となります．貧血などによって血液中のヘモグロビンが低下している状態では，SpO₂は高値を示しても酸素と結合するヘモグロビンの量が低下しているので，血液中の酸素の量は少なくなることに注意しましょう．

ii) 出血と酸素含量・酸素供給量の関係

大血管手術後では，循環管理に影響する要因として出血があります．出血によって循環血液量の低下のみならず，ヘモグロビンの低下により酸素の量が低下します．したがって，出血は循環だけでなく呼吸にも影響するので注意しましょう．

呼吸のモニタリングでは，PaO₂やSpO₂だけでなく，酸素含量（CaO₂）も重要です（**図3**）．出血などによって貧血があった場合，CaO₂は酸素飽和度や酸素分圧が正常であっても減少しています．そのため，出血や貧血のリスクがある大血管手術後の患者では，CaO₂も把握する必要があります．

また，各臓器への酸素供給を示す値として，酸素供給量（DO₂）があります（**図3**）．DO₂は，CaO₂（呼吸）とCO（循環）が指標となっています．このことからも，呼吸と循環は関連づけて評価する必要性があることがわかります．

iii) refilling期には適切な利尿を

侵襲に伴う血管透過性亢進時期を過ぎrefilling期になると，今まで間質などにたまっていた水分が血管内に戻ることで，酸素化も維持できるようになります．尿量の増加は，循環のみならず呼吸状態の回復サインの1つとしてとらえることができます．

この時期に腎機能障害があったり，適切な利尿が行われない場合は，循環血液量の増加によって心不全や肺水腫などを起こし，かえって呼吸状態が悪化する危険があります．そのため，refilling期には，適切な利尿ができているかを確認します．

このように，術後の急性期から回復期に向かう過程で，呼吸および循環にどのような変化がみられるのかを理解しておくことが重要です．そして，その時期に合わせた適切な管理を行い，呼吸および循環の変化を最小限にします．

CaO₂
arterial oxygen concentration
動脈血酸素含量

DO₂
oxygen delivery
酸素供給量

図3　酸素含量および酸素供給量

酸素含量（CaO₂）

$$= 1.34 \times Hb \times SaO_2 (\%/100) + 0.0031 \times PaO_2$$

酸素供給量（DO₂）

$$= 酸素含量（CaO_2） \times 心拍出量（CO） \times 10$$

— 大血管術後患者 —

⑦脳神経系のアセスメント

大血管手術において重要な合併症に，中枢神経系の障害があります．そのため，術後の麻酔から覚醒するまで，意識レベルや瞳孔所見，麻痺の有無を注意しながら観察する必要があります．もしも，中枢神経系の障害が疑われるような症状が出た場合は，頭部CTの撮影を行い，障害の部位・程度について評価します．術直後であれば，侵襲を避けて出血などのリスクを回避するために，保存的に経過をみる場合もあります．

脳腫脹の増強により脳ヘルニアなどの症状がみられたときは，緊急で減圧術などの手術が必要となります．意識レベルや瞳孔所見は常に観察し，状態が悪化していれば脳ヘルニアの可能性も考え，ただちに検査を行い治療します．

弓部から下行大動脈における手術では，術後の脊髄障害予防に肋間動脈の再建が大きく寄与すると考えられています．これは，アダムキュービッツ動脈の障害による前脊髄動脈の血流障害が，肋間動脈の再建により解消されるためです．しかし，再建した肋間動脈にアダムキュービッツ動脈が出ているとも限らないので，再建を行っても，対麻痺，膀胱直腸障害などの脊髄障害に伴う症状が出現する場合があります．

対麻痺予防には，術前の画像診断でアダムキュービッツ動脈を同定することが重要となります．緊急手術などで術前に評価できなかった場合は，脊髄障害による症状の有無に注意して観察する必要があります．

⑧感染からの回避

術後は侵襲に伴う内分泌系の反応によって一過性に発熱を伴いますが，時として発熱は感染の徴候のこともありえます．

人工心肺の使用により免疫力が低下し易感染状態となることや，人工呼吸器やドレーン，ライン類の挿入は，さまざまな感染を引き起こす要因にもなります．

術後，高熱が続く場合や，発熱が再燃した場合は，何らかの感染の可能性があると考えます．ひとたび感染が起こると，セカンドアタックとしてサイトカインの再誘導が起こり，全身の臓器障害を引き起こすおそれがあります．そのため，創部の状態や尿の性状，痰の性状などを観察し，異常の有無を確認します．もし発熱や創部・排液などの異常がみられた場合は，培養を行い原因となる部位や菌を同定し，治療を進めます．

2)心理面のアセスメント

①気管挿管やライン類挿入による苦痛

手術後の麻酔覚醒時の身体変化や環境変化は，患者にとって，これまでの日常生活からは想像もできないことです．人工呼吸器や多くの点滴，ドレーンなどのライン類が挿入されている状態は，患者に死への恐怖や緊張など，さまざまな不安を抱かせます．

覚醒後の人工呼吸管理は，気管チューブ挿入による咽頭の痛みや異物感など，さまざまな苦痛を伴います．気管吸引は，痰の貯留による気道閉塞を防

ICU Total Assessment

ぐうえで必要なケアですが，患者の苦痛を助長させます．経口挿管では，患者が常に開口した状態であり，経口摂取ができないことで唾液分泌量が減少し，口腔乾燥や口渇が強くなります．また，胸骨正中切開による創部の痛みもあります．

②コミュニケーションや行為の制限による苦痛

それらの苦痛に対して患者は声を出して訴えることができず，なかなか理解してもらえないと感じていることもあります．自分の意思を言葉で伝えられない，言語的コミュニケーションが障害されている状態は，患者のストレスを増強させます．

さらに，家族との面会や食事，排泄など行動が制限されていることが多く，非日常的な生活を強いられています．医療工学機器の作動音やアラーム音などの音や光といった生活環境の変化も，睡眠パターンなどの変調をきたします．

そのほか，中枢神経系の合併症によって半身の麻痺などが出現すれば，今後の日常生活動作や社会復帰へ大きな不安を残すことにもなります．このような大血管手術後の患者は，身体面だけでなく精神的な苦痛を受けていることを理解し，精神面のケアも積極的に行うことが重要です．

3) 社会面のアセスメント

患者の手術によって，家族の社会面にも大きな影響を与えます．患者が一家の生活を支えている状況では，患者の役割を補うように家族にも変化が強いられます．また，手術や集中治療室に伴う医療費などについても不安が大きいと思われます．

身体面での変化も，社会的に大きな不安を与えます．手術によって退院後の生活が通常通りに行えるようになるのかという不安，合併症や障害が残った場合の不安，日常生活動作はもちろん，その後の社会復帰についても大きな不安があるでしょう．

そのような状況のなかで，少しでも入院前の生活状況に戻れるように援助します．ソーシャルワーカーなどの専門職を含めたチームでのかかわりで，患者・家族の生活を支えていくことが重要です．

---

3 ┃ 回復期

1) 身体面のアセスメント

急性期から回復期に向かい，循環動態が落ち着けば，リハビリを拡大していきます．しかし，術前から術後にかけてみられる障害は，回復期でも引き続き注意が必要となります．

①嚥下評価

術前からの臓器の圧迫による左反回神経麻痺は，術後の嚥下障害を引き起

— 大血管術後患者 —

表4　ブルンストローム・ステージ

上肢
stage I	弛緩性麻痺
stage II	上肢のわずかな随意運動
stage III	坐位で肩・肘の同時屈曲，同時伸展
stage IV	腰の後方へ手をつける．肘を伸展させて上肢を前方方向へ挙上．肘を90°屈曲位での前腕回内・回外
stage V	肘を伸展させて上肢を横水平へ挙上，また前方頭上へ挙上，肘伸展位での前腕回内・回外
stage VI	各関節の分離運動

手指
stage I	弛緩性麻痺
stage II	自動的手指屈曲わずかに可能
stage III	全指同時握り，鉤形握り（握りだけ）伸展は反射だけで，随意的な手指伸展不能
stage IV	横つまみ（母指は離せない），少ない範囲での半随意的手指伸展
stage V	対向つまみ，筒握り，球握り，随意的な手指伸展（範囲は一定せず）
stage VI	全種類の握り，全可動域の手指伸展．すべての指の分離運動

下肢
stage I	弛緩性麻痺
stage II	下肢のわずかな随意運動
stage III	坐位，立位での股・膝・足の同時屈曲
stage IV	坐位で足を床の後方へすべらせて膝を90°屈曲．踵を床から離さずに随意的に足関節背屈
stage V	立位で股伸展位，またはそれに近い肢位，免荷した状態で膝屈曲分離運動．立位，膝伸展位で，足を少し前に踏みだして足関節背屈分離運動
stage VI	立位で，骨盤の挙上による範囲を超えた股外転．坐位で，内・外側ハムストリングスの相反的活動と，結果として足内反と外反を伴う膝を中心とした下腿の内・外旋

表5　徒手筋力テスト

5. 強い抵抗を加えても，完全に運動できる．
4. 重力以上の抵抗を加えても肘関節あるいは膝関節の運動を起こすことができる．
3. 重力に拮抗して肘関節あるいは膝関節の運動を起こせる．
2. 重力を除外すれば，可動域で運動できる．
1. 筋収縮はみられるが，肘関節あるいは膝関節の動きがみられない．
0. 筋収縮はみられない．

図4　反回神経と大動脈弓

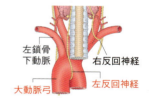

左反回神経は大動脈弓を巻き込むような形で走行している．動脈瘤に伴う反回神経の圧迫や，手術操作によって反回神経が傷つけられると障害を引き起こすことがある．
左反回神経の障害が術後の嚥下障害を引き起こし，経口摂取後の誤嚥につながるので注意が必要．

こします（図4）．経口摂取で誤嚥がないか注意して嚥下評価を行います．
　嚥下障害を認める症例では，間接的な嚥下訓練を行いながら，言語聴覚士（ST），摂食・嚥下障害看護認定看護師などの専門職種とかかわりながら訓練を進めます．

②麻痺・運動機能評価
　術後の運動障害は，リハビリを進めながら麻痺の程度を評価する必要があります．評価は測定者間の誤差をなくすために，客観的な表現ができるスケールを使用します．また，運動機能についても客観的な評価ツールを使用しながら，どの程度回復しているか評価します．

ST
speech therapists
言語聴覚士

ブルンストローム・ステージは，麻痺の回復過程をステージ化した評価法で，上肢，手指，下肢を6つのステージで評価しています（**表4**）．徒手筋力テスト（MMT）も四肢の運動機能を客観的に評価するツールとして使用されています（**表5**）．

MMT
manual muscle testing
徒手筋力テスト

③意識障害の評価

意識障害については，脳のどの部位が障害されているか把握します．

意識障害には「清明度の低下」と「意識内容」の変化の2つの側面から考えることができます．清明度の低下は，主に脳幹網様体が意識水準を覚醒状態に保つことに関係しています．意識内容は，大脳皮質の動きに関係があると考えられています[1,2]．

大脳皮質および脳幹網様体に明らかな障害がなければ，刺激を与えることが重要です．背面開放坐位は，姿勢を保つための神経系および足底からの感覚刺激を脳に与えることができる，と報告されています[3]．

2）心理面・社会面のアセスメント

患者は，回復期において障害を抱えた状態で，今後の日常生活動作および社会復帰について大きな不安を抱えています．患者の思いを理解し，十分なコミュニケーションをとりながら不安の軽減に向けて介入することが重要です．

また，理学療法士やMSWなど，患者にかかわるそれぞれの専門職との連携をとりながら，チームとして患者のケアを行います．いちばん近くで患者をみている看護師がチーム医療のパイプ役となり，円滑なチーム医療を提供できるよう支援していきます．

MSW
medical social worker
医療ソーシャルワーカー

引用・参考文献

1) 田中裕二：高次脳機能障害ケアのエビデンス．臨床看護，29(13)：1961-1973，2003．
2) 紙屋克子：生活援助技術の開発－研究成果と実践への活用．日本看護研究学会雑誌，26(2)：101-113，2003．
3) 川島みどり，菱沼典子：看護技術を科学する 意識レベルを高める技術－②科学的分析．Nursing Today，9(11)：8-11，1994．
4) 坂本美賀子：大血管術後．ICUディジーズ クリティカルケアにおける看護実践．改訂第2版（道又元裕編），p.27-41，学研メディカル秀潤社，2015．
5) Robert Bojar原著，天野篤監訳：縦隔出血．心臓手術の周術期管理．p.243-270，メディカル・サイエンス・インターナショナル，2008．
6) 堤寛監：脈管系の疾患．新クイックマスター 病理学．p.151-164，医学芸術社，2006．
7) 有田孝：クリティカルケア領域の最新知見とベストプラクティス－心臓・大血管術後．重症集中ケア，11(1)：35-39，2012．
8) 山本裕之，坂田隆造：急性大動脈解離手術．ハートナーシング，19(2)：208-214，2006．
9) 日本循環器学会ほか：循環器病の診断と治療に関するガイドライン（2010年度合同研究班報告）【ダイジェスト版】大動脈瘤・大動脈解離診療ガイドライン（2011年改定版）．2011．
http://www.j-circ.or.jp/guideline/pdf/JCS2011_takamoto_d.pdf.（2015年2月15日閲覧）
10) 古賀麻衣子：人工気道・人工呼吸管理．全科対応 重症患者ケアパーフェクトブックQ&A（清村紀子編）．p.92-94，学研メディカル秀潤社，2013．
11) 有田孝：術後の呼吸・循環モニタリングの「基礎」．呼吸器ケア，11(12)：1241-1247，2013．
12) 小林洋和：脳機能の評価（診察）．重症集中ケア，9(2)：28-34，2010．

ACSショック
―PCPS・IABP装着患者―

政岡祐輝 | 国立循環器病研究センター 手術室 副看護師長　集中ケア認定看護師

1 | 病態・患者状態の基礎知識

1) ACSとは

ACSとは，急性冠症候群のことです．心筋に酸素と栄養を供給している冠動脈にできた動脈硬化性の粥腫（プラーク）の突然の破裂により血栓が形成され，冠動脈の血流が減少あるいは途絶することを起因とし，急性心筋虚血を起こす疾患群の総称です．

労作狭心症とは臨床的には同じ冠動脈疾患でも，治療戦略が異なり区別されます．ACSは，臨床的には不安定狭心症，急性心筋梗塞などをさします．

2) ACS＋心原性ショックに対する治療

ACSは，薬物療法および再灌流療法の進歩により予後も改善していますが，心原性ショックをきたした症例の予後は不良です．

ショックに陥り血行動態が不安定な症例に対しては，経皮的循環補助デバイスとしてIABPが用いられます（**図1**）．また，カテコールアミン，急速補液に反応しない症例や心肺蘇生を要する症例では，IABPでは血行動態の維持が困難であるため，PCPSが用いられます．PCPSによる脱血で前負荷は軽減しますが，逆行性送血により左室に対する後負荷は増大するため，IABP併用となります．

3) ACS＋心原性ショック発症後の急性期ケアのポイント

冠血流が減少し虚血が起こると，その後，拡張機能障害，収縮機能障害，心電図変化，呼吸困難，胸痛といった順に症状が進行します．そして心機能の障害が進むと，心原性ショックを引き起こします．

虚血の心筋障害は時間に依存するといわれており，時間との戦いになります．心原性ショック状態を引き起こしている超急性期において看護師は，ショックに対する治療の介助を行いつつ，ACSやショックの診断に必要となる身体所見や心電図の変化などの情報を迅速かつ的確に収集し医師に伝えます．さらに，実施される治療処置を予測し介助することが求められます．

再灌流療法および外科的治療後は，ACSによる心筋ダメージや残存病変な

ACS
acute coronary syndrome
急性冠症候群

IABP
intra-aortic balloon pumping
大動脈内バルンパンピング法

PCPS
percutaneous cardiopulmonary support
経皮的心肺補助

ICU Total Assessment

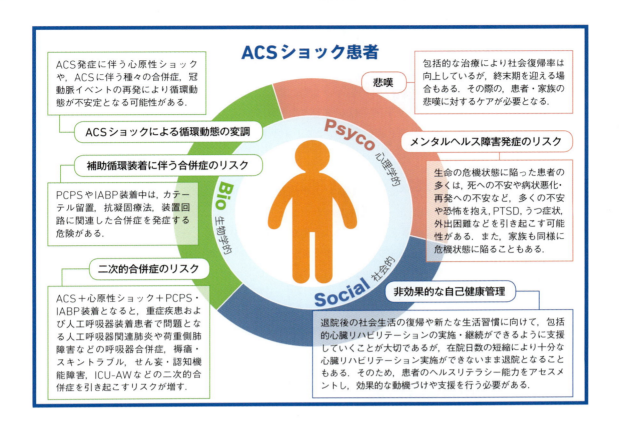

図1 ACS＋心原性ショック合併ACSへの治療戦略

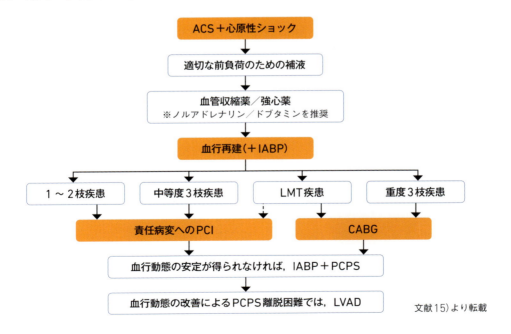

文献15) より転載

LMT：left main trunk, 左冠動脈主幹部　　LVAD：left ventricular assist device, 左心補助装置

― ACSショック ―　79

どにより，すぐにPCPS・IABPの離脱となるわけではありません．心機能の回復状態をみながら，徐々にウィーニングが進められます．PCPSやIABP装着中は，これらの装置の適切な駆動管理を行いつつ，ACSによる合併症や冠動脈イベント再発の早期発見・予防のケアを行います．また，補助循環装置装着に伴い発症する合併症の予防や早期発見が重要となります．そして，重症患者が発症しうる二次的合併症の予防を意識したケアが求められます．

4）回復期のケアのポイント

回復期には，退院後の社会生活への復帰や新しい生活習慣に向け，医学的評価・運動処方・冠危険因子の是正・教育およびカウンセリングからなる包括的な心臓リハビリテーション（以下，心リハ）の実施が重要となります．そして，退院後にも継続できるよう短い入院期間の中で，確実かつ効果的に心リハを実施できるような工夫が必要となります．

2 | 超急性期（ACS発症，心原性ショックから PCPS・IABP装着）

1）ACS初期症状を見逃さない

院外からの搬送症例では，救急隊との連携や心電図のモニタリングが救命や搬送後の迅速な対応につながり予後に大きな影響を及ぼします．そのため，日頃から救急隊との連携を深めておく必要があります．

院内発症では，いかにACSの初期症状に気づくかが重要となります．新たに出現した胸痛や軽労作での胸痛，安静時の胸痛は不安定狭心症のサインとなります．30分以上持続する症状は，急性心筋梗塞を念頭に置き，医師への報告，心電図，採血・静脈路の確保，心エコーなどの検査の準備を行います．

胸痛はACSの典型的な症状ですが，高齢者・糖尿病患者の15〜30％は無痛性であるといわれており，全身倦怠感，食欲不振，元気がないなど非典型的な症状で発症することもあります[1]．

2）ショックの判断と対応

①ショックの症状があるかの観察

ショックは，左室収縮障害だけをさすのではなく，組織灌流の低下により，酸素とエネルギー基質の需要・供給バランスが崩れ，細胞機能障害が生じている病態です（**図2**）．そのため，収縮期血圧90mmHgに加え，頻脈・徐脈，毛細血管再充満時間（CRT）の遅延・四肢冷感，意識障害，乏尿・無尿などの症状があるかの観察が重要となります．ただし，急性心筋梗塞によるショックは，必ずしも末梢血管収縮を引き起こさないとの報告[2]もあり，CRT延長や四肢冷感を認めない場合もあります．

CRT
capillary refilling time
毛細血管再充満時間

図2　ACS発症から心原性ショックへの機序

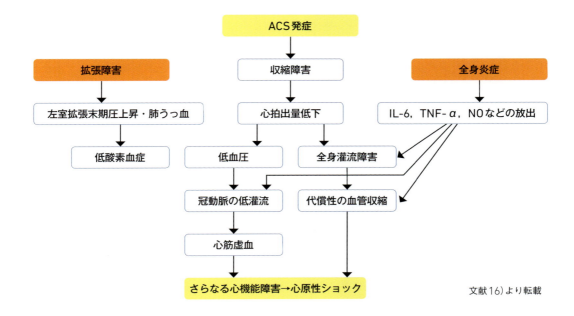

文献16)より転載

②心原性ショックの場合の対応

　心原性ショックが起こった際には，循環動態を安定化させるために急速補液やカテコールアミンが投与されます．また，ショックを伴わないときと同様に，抗血栓療法や酸素療法が施行されます．

　ACS発症時の一般的な治療として選択される硝酸薬やβ遮断薬，モルヒネ塩酸塩などの薬剤は，血圧低下を助長させるため適応となりません．またショック状態の際は，挿管処置も必要となるため，すみやかな挿管介助が必要となります．

　ACSから心原性ショックに至った患者の約12％は，心破裂や急性僧帽弁逆流症，心室中隔穿孔などの機械的合併症を発症したとの報告もあります．機械的合併症が認められれば，外科的治療が必要となりますので，頸動脈怒張，奇脈，収縮期雑音などの有無の観察も欠かさず行う必要があります．

3) 他の疾患との鑑別

　ショックを呈する疾患は，急性大動脈解離，急性肺血栓塞栓症の可能性も考えられるため，鑑別診断が重要となります．鑑別診断は検査データで行われますが，両上肢の血圧測定や脈拍触知の差は，急性大動脈解離を示唆する所見となり，看護師でも発見しうる所見となります．

IL
interleukin
インターロイキン

TNF
tumor necrosis factor
腫瘍壊死因子

NO
nitric oxide
一酸化窒素

4）出棟に向けた準備と家族ケア

　ACS＋心原性ショックに対する治療処置の介助とともに，出棟に向け，除毛，膀胱留置カテーテル挿入，カテーテル検査実施後の評価のための両足背動脈・後脛骨動脈の触知，移送のためのストレッチャー・移動用モニタの準備も同時に行わなければなりません．

　また，患者本人の意識がない場合には，アレルギーや既往歴・内服薬などは家族から聴取する必要があります．また，家族に対する医師からの説明時間調整や，説明に対する理解度の把握やフォローに加え，患者の容態急変で家族も危機状態に陥っているため心理的・精神的ケアも重要となります．

3 ｜ 脱超急性期（再灌流療法施行後～）

1）合併症や再発予防のための経時的モニタリング

　再灌流療法および外科的治療施行後における全身管理のなかでいちばん重要となるのが，冠動脈イベント再発（**表1**）の早期発見と予防です．残存病変やPCI・CABGに関連した心筋梗塞が起こるので，心電図波形はモニタリングももちろん重要です．そのほか，心筋の酸素需給バランスの破綻により心筋梗塞が発症することもあります．

　そのため，動脈圧のモニタリング，Swan-Ganzカテーテルで得られる肺動脈楔入圧（PCWP），心係数（CI），混合静脈血酸素飽和度（S$\bar{\mathrm{v}}$O$_2$）のモニタリングは重要です．PCPSとIABPを併用しているときの目標血圧は，IABP Augmentation圧90mmHg以上，平均血圧が60mmHg以上，この2つを満たしている必要があります[3]．

　Swan-Ganzカテーテルが抜去されたあとは，RPP（収縮期血圧と心拍数の積）の相対的上昇がないかの評価が有用となります．心拍数単独でも虚血予防の有用なパラメータとなるといわれています．

PCI
percutaneous coronary intervention
経皮的冠動脈インターベンション

CABG
coronary artery bypass grafting
冠動脈バイパス術

PCWP
pulmonary capillary wedge pressure
肺動脈楔入圧

CI
cardiac index
心係数

S$\bar{\mathrm{v}}$O$_2$
mixed venous oxygen saturation
混合静脈血酸素飽和度

RPP
rate pressure product
収縮期血圧と心拍数の積

MI
myocardial infarction
心筋梗塞

表1　心筋梗塞の発症機序別による分類

MI type1	冠動脈のアテローム性プラークの破裂，びらん，解離などに関連する一次的な冠動脈病変による心筋梗塞
MI type2	心筋の酸素供給バランス破綻による二次的な心筋梗塞
MI type3	心筋梗塞による心臓死
MI type4	4a：PCIによる心筋梗塞 4b：ステント内血栓による心筋梗塞 4c：再狭窄による心筋梗塞
MI type5	CABGに関連した心筋梗塞

文献17）を参考に作成

図3　STEMIの経時的心電図変化

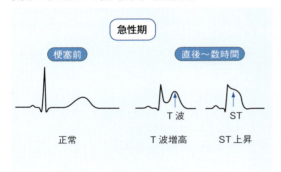
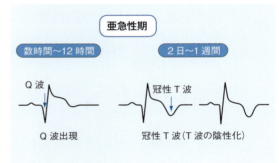

2) 補助循環装置の適切な駆動管理と緊急事態への対応

　PCPS・IABP装着中は，基本原理や効果，装置の構成をしっかりと理解したうえで，適切な駆動管理を行うことが重要です．脱血不良やウェットラング・血漿リークによる人工肺機能不全は臨床でよく遭遇する事象なので，観察や未然に予防するためのケアが必要です．

　PCPS・IABPが機械である限り，突然停止する可能性はあります．緊急事態が発生した際の連絡先，対処，代替機の位置等は把握しておかなければなりません．また，PCPS・IABP装着中はカテーテル留置や抗凝固療法などに伴う合併症を発症する可能性があります．それをいかに早期に発見し，予防するかも重要なケアです．

3) 心機能回復状態のアセスメント

　心機能の回復は，CK・CK－MB・GOTなど心筋酵素の推移，心エコーによる大動脈弁開放時間・左室拡張末期径などのほか，さまざまなパラメータから評価されます．

　STEMIでは，経時的心電図変化が心筋治癒過程の判断・再灌流後の冠微小循環の評価ともなります（図3）．不整脈などの合併症の有無，パルスオキシメータや動脈血酸素分圧で推測されるPCPSのミキシングゾーンの位置の変化も回復過程の判断指標となります．

　心筋酵素がピークアウトするまでは，基本的には絶対安静となります．

4) 循環動態が安定し安静度を拡大するときこそ注意

　心機能の回復がみられると，PCPS・IABPそして人工呼吸器のウィーニング・離脱がはかられます．PCPS・IABPを離脱するということは，それまでの循環補助がなくなり，心負荷がかかりやすい状態になるということでもあります．そのため，離脱後もしっかりとした状態観察とアセスメントが求められます．

　安静度拡大は心筋過負荷状態のリスクがあります．心筋酸素消費量を最小限にできるよう，日常生活の援助を行う必要があります．そして，現状の受容・

CK
creatine kinase
クレアチンキナーゼ

GOT
glutamic oxalo-acetic transaminase
グルタミン酸オキサロ酢酸トランスアミナーゼ

STEMI
ST-elevation acute myocardial infarction
ST上昇型急性心筋梗塞

PCPS
percutaneous cardiopulmonary support
経皮的心肺補助

表2　心室中隔穿孔，左室自由壁破裂，乳頭筋断裂の特徴

特徴	心室中隔穿孔	左室自由壁破裂	僧帽弁乳頭筋断裂
頻度	• 再灌流療法なし　1～3% • 線溶療法あり　0.2～0.34% • 心原性ショック患者　3.9%	• 0.8～6.2% • 線溶療法はリスクを低下させない • primary PCIはリスクを低下させる可能性あり	• 約1% • 後乳頭筋＞前乳頭筋
発症時期	• 2つのピーク： 24時間以内と3～5日 • 期間：1～14日	• 2つのピーク： 24時間以内と3～5日 • 期間：1～14日	• 2つのピーク： 24時間以内と3～5日 • 期間：1～14日
臨床症状	• 胸痛，呼吸困難，低血圧	• 胸痛，失神，低血圧，不整脈，嘔気，不穏，突然死	• 突然の呼吸困難と肺水腫，低血圧
身体所見	• 粗い汎収縮期雑音，thrill（＋），Ⅲ音，肺水腫，両室不全，心原性ショック	• 頸静脈怒張（29%），奇脈（47%） • electromechanical dissociation • 心原性ショック	• 柔らかい心雑音，thrill（－） • 重症肺水腫，心原性ショック
心エコー所見	• 心室中隔穿孔，左－右シャント，右室負荷所見	• 心膜液貯留．心嚢内の高エコー輝度（血腫），心筋の亀裂，心タンポナーデの所見	• 左室の過剰収縮，乳頭筋ないし腱索の断裂，弁尖の過剰な動き，重症僧帽弁逆流
右心カテーテル	• 右房から右室での酸素飽和度の上昇	• 心室造影では確認困難，心タンポナーデの典型的所見は常には現れず	• 右房－右室間の酸素飽和度上昇なし，v波増大，肺動脈楔入圧上昇

文献18）より引用，一部改変

表3　国立循環器病研究センター　ラプチャーケア

【基本的考え方】
心破裂予防のためには血圧を低く維持することが必要であり，そのためにベッド上の安静期間を通常の心リハビリコースより長く設定する．ただし，安静を強いるとかえって不利を考えられる症例（特に高齢者）では，心破裂の発生率と安静度維持を相対的に考えあわせ，適宜安静度を進行させることもある．

【適応基準】
①下記4項目のうち，2つ以上に該当する場合
• ST上昇が持続（ただし，再灌流療法施行例は再灌流前のSTレベルの2分の1以上が持続），またはSTの最上昇例
• 来院時血圧高値持続［収縮期血圧（SBP）150mmHg以上が60分以上持続した場合］
• 再灌流療法未施行例，再灌流不成功例
• 80歳以上＋女性＋BMI＜20
②上記に該当しなくても担当医orカンファレンスで必要と判断された場合

【除外基準】
担当医が本パスの使用を不要，不適と判断した場合

文献19）より引用

不安の緩和に努め，治療・処置を受け入れ協力できる状態に援助することも大切です．興奮やせん妄により協力が得られない場合は，鎮静も考慮しなければなりません．また，循環動態が安定していても，機械的合併症はSTEMI発症後1～14日に発生するといわれており，油断は禁物です（**表2**）．

　国立循環器病研究センターでは，再灌流療法時代でのエビデンスに基づき，心破裂予防に対しラプチャーケアというクリニカルパスで，基準として，ハイリスク患者を提示しています（**表3**）．

SBP
systolic blood pressure
収縮期血圧

BMI
body mass index
体格指数

STEMI
ST-elevation acute
myocardial infarction
ST上昇型急性心筋梗塞

クリティカルケア看護のワザを身に付ける

5）急性期から回復促進のために最善のケアを考える

重症疾患および人工呼吸器装着患者で問題となる人工呼吸器関連肺炎（VAP）・人工呼吸器関連肺損傷（VILI）・荷重側肺障害といった呼吸器合併症，褥瘡・スキントラブル，せん妄・認知機能障害，消化管出血，ICU-AWなどの二次的合併症発症のリスクは，ACS＋心原性ショックとなり，PCPS・IABP装着となっている患者では当然高くなります．

PCPS・IABP装着中の適切な駆動状態を保つことや，心負荷を避けるために安静を保つことは重要です．駆動トラブルを起こしたり，不必要な刺激となるケアは避けなければなりません．しかし，安静を保つために"何もしない"のもよくありませんし，PCPS・IABPが装着されているからといって何もできないわけではありません．

超急性期の段階からその後に起こりうる二次的合併症の予防も意識し，医師や他のコメディカルとも連携し，患者にとって最善のケアが実施されるよう働きかけることが重要です．そして，床上理学療法や心負荷軽減を考慮したセルフケア行動の獲得支援など，包括的な心リハを急性期から続けることが重要です．

VAP
ventilator associated pneumonia
人工呼吸器関連肺炎

VILI
ventilator induced lung injury
人工呼吸器関連肺損傷

6）患者・家族へのメンタルサポート

生命の危機状態に陥った患者の多くは，死への不安，病状や再発への不安など，多くの不安や恐怖を抱えています．そして，家族も同様に危機状態に陥ることがあります．

これらの不安はPTSD，うつ発症，外出困難などQOLに影響するため，生命の危機に直面した患者・家族のメンタルサポートは重要なケアとなります．

PTSD
post-traumatic stress disorder
心的外傷後ストレス障害

4 ｜ 回復期

1）包括的心臓リハビリテーションの実施と継続

回復期には，退院後の社会生活への復帰や新しい生活習慣に向け，医学的評価・運動処方・冠危険因子の是正・教育およびカウンセリングからなる包括的心リハの実施と継続が重要となります．

心リハは，QOL向上，再発予防に向けて実施されるプログラムであり，医師や理学療法士，作業療法士，薬剤師，栄養士など多職種連携が重要となります．看護師として心リハの内容と必要性を理解し，心リハが円滑かつ効果的に行われるよう患者をアセスメントし，的確な情報共有を行います．

心リハの具体的内容はガイドライン[5]が提示されています．

2）患者への効果的な動機づけや指導

現在は，再灌流療法による梗塞巣の縮小，合併症の低減により在院日数が

— ACSショック — 85

短縮化されています．在院日数短縮は喜ばしいことですが，反面その短い期間に十分な心リハが実施できないまま退院となってしまう問題が生じてしまいます．このような現状の中で，効果的な心リハを実施し，退院後にも継続できるように支援する必要があります．

患者教育では，「健康を高め，維持するために必要な情報にアクセスし，理解し，利用していくための，個人の意欲や能力を決定する認知・社会的なスキル」と定義されているヘルスリテラシー[4]という概念が注目されています．患者のヘルスリテラシー能力をアセスメントし，個々の患者が適切に理解・評価できる情報量を考え提供し，患者が活用できるように支援することが，患者への効果的な動機づけや教育につながります．

3）終末期へと移行するケース

ACSは，PCPS・IABP導入，PCI，低体温療法といった包括的な治療により，心停止患者であっても社会復帰率は向上しています．しかしながら，経過の中で不可逆的脳障害や不可逆的心不全に至り終末期のケアが必要になる場合もあります．患者に苦痛を与えず苦痛を取り除く緩和的ケアを行いつつ，患者・家族の悲嘆に対するケアが必要となります．

また，終末期では治療方針について倫理的問題が生じる場合もあります．看護師は倫理的感受性を高める必要性があり，患者や家族を含めた多職種での合意形成とそのプロセスを大切にし，患者にとっての最善の治療が選択できるようサポートしていきます．

引用・参考文献

1) Webb JG, et al.：Percutaneous coronary intervention for cardiogenic shock in the SHOCK Trial Registry. Am Heart J, 141(6)：964-970, 2001.
2) Hochman JS.：Cardiogenic shock complicating acute myocardial infarction：expanding the paradigm. Circulation, 107(24)：2998-3002, 2003.
3) 佐々木勝教, 森村尚登：ECMO VA ECMO 施行中の管理方法. INTENSIVIST, 5(2)：383-390, 2013.
4) Nutbeam D.：Health promotion glossary. Health Promotion International, 13(4)：349-364, 1998.
5) 日本循環器学会ほか：心血管疾患におけるリハビリテーションに関するガイドライン（2012年改訂版）. http://www.j-circ.or.jp/guideline/pdf/JCS2012_nohara_h.pdf
6) Scheidt S, et al.：Intra-Aortic Balloon Counterpulsation in Cardiogenic Shock. Report of a Co-operative Clinical Trial. N Engl J Med, 288(19)：979-984, 1973.
7) Kosuge M, et al.：Differences between men and women in terms of clinical features of ST-segment elevation acute myocardial infarction. Circ J, 70(3)：222-226, 2006.
8) Patel H, et al.：Symptoms in acute coronary syndromes：does sex make a difference?. Am Heart J, 148(1)：27-33, 2004.
9) Maynard C, et al.：Gender differences in the treatment and outcome of acute myocardial infarction. Results from the Myocardial Infarction Triage and Intervention Registry. Arch Intern Med, 152(5)：972-976, 1992.
10) Weaver WD, et al.：Effect of age on use of thrombolytic therapy and mortality in acute myocardial infarction. The MITI Project Group. J Am Coll Cardiol, 18(3)：657-662, 1991.
11) 日本循環器学会ほか：ST上昇型急性心筋梗塞の診療に関するガイドライン（2013年改訂版）. http://www.j-circ.or.jp/guideline/pdf/JCS2013_kimura_h.pdf
12) 日本循環器学会ほか：非ST上昇型急性冠症候群の診療に関するガイドライン（2012年改訂版）. http://www.j-circ.or.jp/guideline/pdf/JCS2012_kimura_h.pdf
13) Wu JR, et al.：Low literacy is associated with increased risk of hospitalization and death among individuals with heart failure. J Gen Intern Med, 28(9)：1174-1180, 2013.
14) Macabasco-O,Connell A, DeWalt DA.：Relationship between literacy, knowledge, self-care behaviors, and heart failure-related quality of life among patients with heart failure. J Gen Intern Med, 26(9)：979-986, 2011.
15) 阿古潤哉, 村木浩司：急性冠症候群 ACSの急性期合併症3 ショック. INTENSIVIST, 5(1)：157, 2013.
16) 阿古潤哉, 村木浩司：急性冠症候群 ACSの急性期合併症3 ショック. INTENSIVIST, 5(1)：154, 2013.
17) Thygesen K, et al.：Third universal definition of myocardial infarction. Journal of the American College of Cardiology, 60(16)：1581-1598, 2012.
18) Antman EM, et al.：ACC/AHA guidelines for the management of patients with ST-elevation myocardial infarction；A report of the American College of Cardiology/American Heart Association Task Force on Practice Guidelines. J Am Coll Cardiol, 44(3)：E1-E211, 2004.
19) 安田聡総監, 国立循環器病研究センター看護部編著：新版 CCU看護マニュアル. p.101, メディカ出版, 2013.

重症感染症患者

柴 優子 ｜ 筑波大学附属病院 ICU　集中ケア認定看護師

1 ｜ 病態・患者状態の基礎知識

1）感染症から敗血症へ

　感染症とは，病原性微生物が体内に侵入して引き起こされる疾患です．病原体が体内に侵入，定着して感染が起こり，その結果生体防御機構が活性化されて炎症反応が惹起されます．炎症反応により，局所では発赤，腫脹，疼痛，熱感，機能障害がみられます．この反応によって局所を犠牲にして感染が全身に広がることを防御します．

　しかし，病原体が局所から周囲へ波及したり，生体防御機構のバランスが崩れると，炎症は局所にとどまらずに全身反応を引き起こします．このように，感染によって全身性の炎症反応が引き起こされた状態が全身性炎症反応症候群（SIRS）であり，以前はこの状態が敗血症とされていました．しかし，2016年に米国集中治療医学会（SCCM）によって新たな定義が発表され，「感染症に対する制御できない反応に起因した生命を脅かす臓器障害」が敗血症と定義されました．つまり，全身性の反応によって臓器障害を呈している状態が敗血症であり，さらに循環・細胞・代謝障害が進行した状態が敗血症性ショックです．

SIRS
systemic inflammatory response syndrome
全身性炎症反応症候群

SCCM
Society of Critical Care Medicine
米国集中治療医学会

2）SIRS と CARS

　生体にある作用が働くと，同時に反作用が働き，両者がバランスをとることで生体恒常性が保たれます．つまり，炎症性サイトカインが誘導されれば，抗炎症性サイトカインも誘導されます．抗炎症性サイトカインの誘導が強いと，免疫抑制状態となります．炎症性サイトカイン優位の状態を SIRS，抗炎症性サイトカイン優位の状態を代償性抗炎症反応症候群（CARS）とよび，両者が混在する状態には MARS という概念があります（**図1**）．

　このように，敗血症における反応は，SIRS という過剰な炎症だけでなく，CARS という免疫抑制が生じるなど，非常に複雑で多様な変化が起こっていると考えられています．しかし以前の敗血症定義では，過度に炎症に焦点を当てており，かつ SIRS 基準の感度特異度の問題もあったことから，臓器障害へと焦点化されることになりました．

CARS
compensatory anti-inflammatory response syndrome
代償性抗炎症反応症候群

MARS
mixed antagonistic response syndrome，
SIRS と CARS が混在する状態

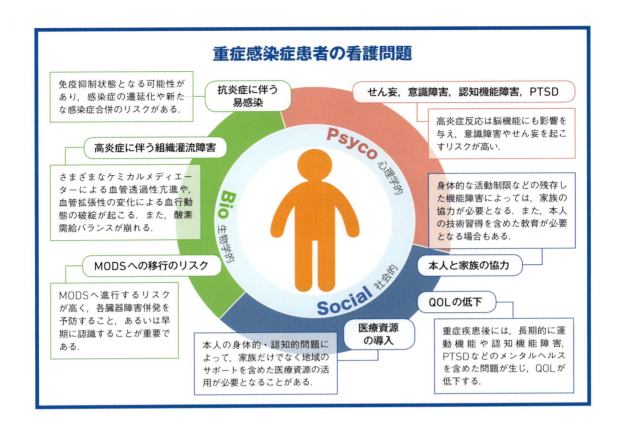

図1 SIRSとCARS

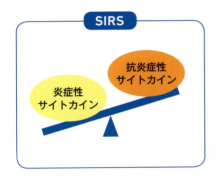
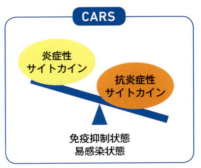

炎症性サイトカイン優位の状態をSIRS（左），抗炎症性サイトカイン優位の状態をCARSとよび，両者が混在する状態をMARSとよぶ．CARSでは，免疫抑制状態となる．

3）敗血症／敗血症性ショックの病態

　炎症性サイトカインなどのケミカルメディエーターによって，NOなどの血管拡張物質が産生され，末梢血管が拡張し血液分布異常性ショックとなります．同時に，血管透過性亢進による血漿成分の血管外漏出により，循環血液量減少も伴います．

　また，β_1受容体を介した陽性変力作用が阻害され，心収縮力が低下します．しかし末梢血管拡張に伴う後負荷減少と，末梢組織の酸素需要増加によって

NO
nitric oxide
一酸化窒素

MODS
multiple organ dysfunction syndrome
多臓器障害

表1　敗血症と敗血症性ショック

敗血症	感染症に対する制御できない反応に起因した生命を脅かす臓器障害
敗血症性ショック	実質的に死亡率を上昇させる重篤な循環・細胞・代謝の異常を呈するもの

文献10)より引用

表2　quickSOFA

呼吸数≧22回/分
意識の変化(GCS＜15)
収縮期血圧≦100mmHg

高心拍出量状態(hyperdynamic state)となります．このとき，四肢末梢は温暖であり，この状態はwarm shockとよばれます．

　注意すべきなのは，血圧低下がなくても，血管内皮細胞障害に伴う酸素利用障害や組織灌流障害が生じている場合があることです．これらがさらに進行すると，血管内皮細胞障害が進行し血管拡張性が障害され，血管が収縮します．そのため，後負荷が増大して心収縮力低下が具現化し，四肢末梢が冷たくなりcold shockとなります．

　敗血症，敗血症性ショックでは，過剰な炎症・抗炎症の結果，組織低灌流や，細胞レベルでの酸素利用障害が起こっています(**表1**)．

4)敗血症／敗血症性ショックの診断基準

　新たに提唱された敗血症の診断基準は，ICU患者とそれ以外の患者で区別されています．

　ICU患者は，感染症が疑われSOFAスコアが2点以上増加した場合に敗血症と診断されます．しかしSOFAスコアの変化がどの程度の時間で変化した場合に判断すべきかは明示されていません．また，ICU以外の患者ではquickSOFAスコア(**表2**)が2点以上で敗血症を疑い，精査でSOFAスコア2点以上の場合に敗血症と診断されます．

　さらに敗血症性ショックは，適切な輸液負荷でも平均血圧65mmHg以上を維持するための循環作動薬を必要としており，かつ血清乳酸値2mmol/L以上である状態が診断基準となります．敗血症の診断を考えると，まず感染症を見逃さないことが重要といえます．

クリティカルケア看護のワザを身に付ける

■■ ICU Total Assessment ■■

2 │ 超急性期

　重症敗血症は，容易に重症化し救命困難となるため，早期の治療開始が重要です．そのため，最も患者に身近な看護師による敗血症の早期認識が重要視されており，海外では看護師がスクリーニングツールを使用して敗血症を早期発見し，治療へつなげる取り組みがされているようです．

　とくに初期治療介入で重要なのが，組織低灌流是正のための血行動態安定化，そして根本的治療である感染症治療の開始です．そのため，ここでは上記の2つに焦点を絞り説明します．

1）血行動態のアセスメント

　これまでの敗血症初期治療の中心は，EGDTでした．EGDTは，中心静脈圧（CVP）8〜12mmHg，平均血圧（MAP）＞65mmHg，尿量≧0.5mL/kg/h，中心静脈血酸素飽和度（$Sc\bar{v}O_2$）≧70％が6時間以内に達成されるように，大量輸液と血管作動薬投与を中心とした治療が実施されることです．

　2016年版の日本版ガイドラインでは，その推奨度は低くなっています．しかし，適切な循環管理により血行動態を安定化することが治療戦略であることは不変であり，血管内容量の評価のうえで30mL/kg以上の初期輸液投与が推奨されています．

　初期治療での目標は，組織への酸素供給量の改善や酸素需給バランスの維持であり，乳酸値や$Sc\bar{v}O_2$の改善はその指標となります．

①前負荷，後負荷，心収縮力の視点と組織灌流の視点

　近年では，モニタリングとしてFloTrac，PreSep CV Oxymetory Catheter（Edwards Lifesciences Corporation）が使用されています．これらのデバイスにより，心拍出量（CO），心係数（CI），一回拍出量（SV），一回拍出量変化率（SVV），体血管抵抗係数（SVRI），$Sc\bar{v}O_2$が測定可能です（**表3**）．基本的なバイタルサインやモニタリング数値をもとに，前負荷，後負荷，心収縮力の視点から循環動態を評価し，その結果として末梢組織灌流が適正か評価します．

　敗血症は，循環血液量減少を伴う血液分布異常性ショックです．そのため，前負荷の指標であるSVV，CVPを参考に大量輸液が行われます．

　CVPは，腹腔内圧や陽圧換気などの影響を受け，必ずしも血管内容量を反映しません．近年は，SVVなどの動的指標が注目されていますが，SVVも自発呼吸や心房細動などの不整脈などにより数値の信頼性が下がるため注意を要します．それぞれの特徴を加味して，さまざまな要素を複合的に評価する必要があります．

　また，warm shockでは血管拡張に伴い後負荷が減少しているため，SVRIは低下します．そのため，ノルアドレナリン（0.05μg/kg/分）が使用され，反応性が悪い場合はバソプレシン（0.03単位/分）が併用されます．

　MAP＞65mmHgを指標の1つとして，前負荷，後負荷へのアプローチが微

EGDT
early goal directed therapy
早期目標指向型治療

CVP
central venous pressure
中心静脈圧

MAP
mean arterial pressure
平均血圧

$Sc\bar{v}O_2$
central venous oxygen saturation
中心静脈血酸素飽和度

CO
cardiac output
心拍出量

CI
cardiac index
心係数

SV
stroke volume
一回拍出量

SVV
stroke volume variation
一回拍出量変化率

SVRI
systemic vascular resistance index
体血管抵抗係数

— 重症感染症患者 —

表3　モニタリング数値の基準値

			基準値
CO	心拍出量	cardiac output	4.0〜8.0L/分
CI	心係数	cardiac index	2.5〜4.9L/分/m²
SV	一回拍出量	stroke volume	60〜100mL/回
SVV	一回拍出量変化率	stroke volume variation	10〜15%以上で輸液反応性あり
SVRI	体血管抵抗係数	systemic vascular resistance index	1,970〜2,390dynes/秒/m²
ScⱱO₂	中心静脈血酸素飽和度	central venous oxygen saturation	65〜75%　70%以上

表4　超急性期での主な観察・評価指標

EGDTの目標達成値	・CVP：8〜12mmHg　（SVV＜13%） ・MAP＞65mmHg ・尿量＞0.5mL/kg/時 ・ScⱱO₂＞70%
組織低灌流の所見	・乳酸値上昇 ・代謝性アシドーシス ・意識レベルの変動 ・皮膚冷感 ・毛細血管再充満時間（CRT）の延長（＞2秒） ・尿量減少

調整されるため，それぞれの治療反応を含めて評価します．血圧は収縮期血圧だけに注目しがちですが，臓器灌流指標としてMAPが重要であることを忘れてはいけません．

　加えて，意識レベル低下，チアノーゼ，皮膚冷感，毛細血管再充満時間（CRT）延長，尿量減少などは，組織低灌流を示唆する重要な所見です．数値で得られる指標と観察をもとに，組織灌流が適切であるかを評価します（**表4**）.

CRT
capillary refilling time
毛細血管再充満時間

②組織の酸素需給バランスの視点

　ScⱱO₂は，酸素需給バランスを表す指標です．重症敗血症初期では，hyperdynamicのためにScⱱO₂が高値となります．病態が進行すると，組織の酸素消費が供給を上回るためScⱱO₂は低下します．

　しかし，重症化してもScⱱO₂が正常や高値を示すことがあります．この場合，酸素利用障害が生じていることに留意し，乳酸値と一緒に評価します．酸素利用障害が生じている場合，嫌気性代謝により乳酸値が上昇し，代謝性アシドーシスとなります．ScⱱO₂が正常値以上でも安易にとらえず，代謝性アシドーシスや乳酸値が改善しなければ，状態は不変あるいは悪化していると考える必要があります．

図2 酸素需給バランスの各要素／$Sc\bar{v}O_2$の規定因子

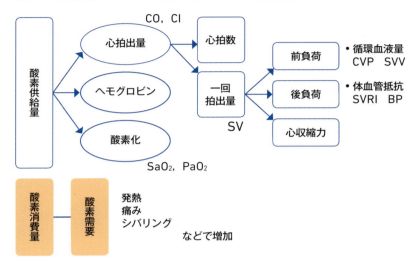

　血行動態評価で重要なのは，組織への酸素供給の各要素の適正化と，結果として酸素需給バランスが崩れていないかを考えることです（**図2**）．

2）感染源はどこか

　重症感染症に伴う敗血症の原因はなんらかの感染であり，この感染症治療が奏効しない限り，状況はよくなりません．とくに抗菌薬投与のタイミングは予後に影響する重要な因子であり，診断1時間以内に投与されることが望まれます．

　さらに，感染臓器・微生物の推定と確定診断，感染原因への対処（デバイス抜去，ドレナージ，デブリードマンなど）も重要です．具体的にどの臓器の感染症で，どの原因微生物を想定しているのか医師と共有し，その後の観察の注意点とします．

　感染臓器により，症状はさまざまです．呼吸器系なら呼吸器症状，消化器系なら消化器症状の変化に注意します．たとえば肺炎なら，痰の性状，呼吸音，ガス交換能の悪化があれば，肺炎の悪化を考慮します．あるいは術後創に関連した感染では，ドレーンの性状や創部痛の増強は悪化のサインととらえる必要があります．

表5 酸素消費量増加率

看護ケアなどの活動	酸素消費量増加率(%)
包帯交換	10
心電図	16
診察	20
面会	22
清拭	23
胸部X線撮影	25
気管吸引	27
体位変換	31
呼吸理学療法	35
体重測定	36

状況・薬剤	酸素消費量増加率(%)
発熱（1℃毎）	10
骨折	10
不穏	16
呼吸仕事量増加	40
シバリング	100
敗血症	50〜100
ノルエピネフリン	10〜21
ドパミン（5μg/kg/分）	6
ドパミン（10μg/kg/分）	15
ドブタミン	19

図3 超急性期におけるケアと目標

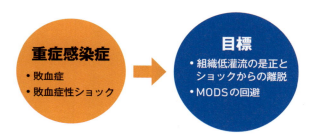

アセスメントのポイント
- 血行動態評価 ・組織灌流 ・酸素需給
- 感染／炎症状態
- その他全身状態

看護方針：生体回復を邪魔しない
- 安楽
- ストレス回避 ・鎮痛 ・精神的ケア
- 酸素消費に留意したケアの見極めと方法の工夫

超急性期での介入のポイント　　　■■ POINT ■■

　多くの看護ケアは，酸素消費量増大にかかわります．気管吸引などの侵襲度の高いケアだけでなく，日常のケアも必要性を見極め必要最小限とします．また，できるだけ酸素消費を抑えるよう工夫し，可能な限りストレスを回避することが大切です．

　治療に伴う苦痛や感染源に伴う痛み，精神的ストレスは交感神経緊張の原因となり，代謝亢進や酸素消費の増大をもたらすだけでなく，炎症反応を増強させます．早期リハビリテーションは重要ですが，酸素需給バランスが崩れている状況では，状態悪化をまねきます．この段階ではポジショニングにとどめ，患者の安楽を優先します．とくに代謝性アシドーシスでは，代償反応として頻呼吸となっているため，呼吸仕事量が増大しないよう注意します．

　この時期の看護ケアの主眼は，患者の安楽とストレス軽減が最優先であり，患者の生体回復を邪魔しないことといえます（**表5，図3**）．

ICU Total Assessment

3 | 脱急性期

この時期は，ショックから離脱していますが，依然不安定な状態です．

1）血行動態のアセスメント

超急性期の大量輸液は必要ですが，その後の経過に少なからず影響します．また，過剰輸液は死亡率増加の一要因であり，肺水腫，腸管浮腫によるイレウスの要因となります．そのため，不必要な輸液負荷が継続されていないかに注意します．

一方で，輸液制限や利尿薬を使用し，dry side で管理されることがあります．しかし，過剰な輸液制限は血行動態変動や腎前性腎障害などの要因となり，利尿薬は電解質異常の引き金ともなり，注意が必要です．

また，利尿期には体液が血管内に移行しますが，急性腎傷害（AKI）を伴っている場合，利尿が得られず溢水となり，肺うっ血や心不全の要因となります．そのため，超急性期と同様に，体液変動に伴った血行動態のアセスメントを継続していきます．

AKI
acute kidney injury
急性腎傷害

さらに，血行動態の維持は主要臓器機能の維持に不可欠です．そのため，SOFAスコアなどを用いて，各臓器の機能，障害重症度を経時的に評価します（**表6**）．

SOFA
Sepsis-related organ failure assessment

2）呼吸状態のアセスメント

組織の酸素化維持には，肺での酸素化も必要不可欠です．初期治療の大量輸液はその後の呼吸状態に影響します．そのため，呼吸音や痰の性状などから，肺水腫の徴候がないか注意します．

この場合，前負荷過剰による原因だけでなく，臓器障害であるARDSの可能性も考慮する必要があります．ARDSを併発した場合，状態はさらに悪化していると考えます．

ARDS
acute respiratory distress syndrome
急性呼吸窮迫症候群

3）炎症のアセスメント

血液検査上で白血球数やCRPがピークアウトして，高炎症状態を脱しつつあることが予測できても，抗炎症状態の可能性を忘れてはいけません．つまり，免疫抑制状態で易感染状態かもしれないということです．

CRP
C-reactive protein
C反応性タンパク

2011年に，世界クリティカルケア看護師連盟（WFCCN）から，看護版敗血症管理ガイドラインが公表されました．そのなかで，感染予防に関する教育や部位別感染予防策など，一般的な感染予防策が徹底して述べられています（**表7**）．感染予防を励行しつつ，新たな感染症が発症していないか注意し，不必要なデバイスは医師と相談して抜去を検討します．新たな感染は，炎症状態を遷延化し，さらに状態悪化をまねく重大な要因です．

WFCCN
World Federation of Critical Care Nurses
世界クリティカルケア看護師連盟

— 重症感染症患者 —

表6　SOFAスコア

	0	1	2	3	4
呼吸器系 PaO_2/F_iO_2 (mmHg)	x＞400	400≧x＞300	300≧x＞200	200≧x＞100 呼吸補助下	100≧x 呼吸補助下
凝固系 血小板数 ($×10^3/mm^2$)	x＞150	150≧x＞100	100≧x＞50	50≧x＞20	20≧x
肝機能 ビリルビン値 (mg/dL)	＜1.2	1.2～1.9	2.0～5.9	6.0～11.9	＞12.0
循環系 血圧低下	血圧低下 なし	平均動脈圧 ＜70mmHg	ドパミン≦5γあるいは ドブタミン投与 (投与量を問わない) (少なくとも1時間以上 の投与)	ドパミン＞5γあるいは アドレナリン≦0.1γあるいは ノルアドレナリン≦0.1γ	ドパミン＞15γあるいは アドレナリン≦0.1γあるいは ノルアドレナリン＞0.1γ
中枢神経系 Glasgow Coma Scale	15	13～14	10～12	6～9	6未満
腎機能 クレアチニン値 (mg/dL)	1.2未満	1.2～1.9	2.0～3.4	3.5～4.9あるいは尿量が 500mL/日未満	＞5.0あるいは尿量が 200mL/日未満

文献12) p.54より引用

表7　看護版敗血症管理ガイドライン項目

Ⅰ.感染予防
教育や手指衛生，サーベイランス，部位別感染予防(VAP予防，カテーテル関連血流感染予防，創部感染予防，尿路感染予防)
Ⅱ.感染管理
感染源制御，標準予防策と感染経路別予防策
Ⅲ.初期蘇生
敗血症の早期認識，早期治療開始
Ⅳ.血行動態サポート
組織の酸素化，体循環改善
Ⅴ.その他の援助
栄養療法，眼球ケア，褥瘡予防

文献8)より引用

図4 PICS

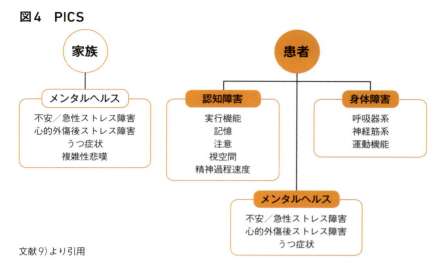

文献9)より引用

ICDSC
intensive care delirium screening checklist
せん妄の集中治療のスクリーニングチェックリスト

CAM-ICU
confusion assessment method for the ICU
ICUのためのせん妄評価法

PICS
post intensive care syndrome
集中治療後症候群

PTSD
post traumatic stress disorder
心的外傷後ストレス障害

PAD
pain, agitation and delirium
痛み・不穏・せん妄

4) 意識・精神状態のアセスメント

　感染による炎症反応は，脳にも影響を及ぼします．炎症による血管内細胞障害，血液脳関門の破綻，微小循環障害は，敗血症性脳症をもたらし，興奮，せん妄，見当識障害や昏睡などさまざまな症状を呈します．

　敗血症性脳症は，敗血症そのものの治療が重要ですが，ICDSCやCAM-ICUによるせん妄の早期発見，鎮静薬や低酸素などのほかの要因を排除できるよう努めることも重要です．

脱超急性期での介入のポイント　■■POINT■■

　敗血症のような重症疾患後の長期的なアウトカムに着目し，長期的に起こる合併症や症状をまとめたものとして，PICSがあります．重症疾患後に，運動機能などの身体的障害，認知機能障害，PTSDなどのメンタルヘルスの問題など，さまざまなものが関連してQOLが低下すると考えられています．これら長期的な問題を早期から予測し介入することは，非常に重要です．

　現在，私たちにできることは，PADガイドラインなどに沿った鎮痛や鎮静，せん妄のマネジメントや早期リハビリテーションなどです．過剰負荷とならないよう，患者の反応を評価しながら段階的にアプローチします．

　離床にこだわらず，日常生活に近づけるよう支援すること，生活者としての患者の主体性を回復させることが大切です．重症患者は，治療などに伴い自己コントロール感を失いやすい状況にあります．しかし，患者の自動運動を促し，主体性を回復させることは，リハビリテーションになると同時に自己コントロール感を再獲得することでもあると思います（図4）．

4 | 慢性期・回復期

　この時期は，侵襲の大きさや急性期での治療経過，急性期離脱に要した期間の結果として，患者によりさまざまな状態を呈しています．炎症の増悪と寛解を繰り返したり，新たな感染症を併発したり，不十分な栄養管理による筋タンパクの喪失が著明で，非常に脆弱性の高い状態かもしれません．あるいは，併発した臓器障害により慢性的な臓器障害が残存しているかもしれません．

1）栄養状態の評価とリハビリテーション

　超急性期・急性期では，強い炎症反応に伴い筋タンパクの異化が起こり，内因性エネルギーの消費が多く，治療に伴う安静も相まって体力が低下している患者がほとんどです．

　回復期では，外因性エネルギーによって身体を修復する時期であり，エネルギー消費量も減少する時期です．ダメージを受けた組織の修復やタンパク質の合成が進みます．

　もちろん急性期にも栄養管理は重要ですが，回復期では十分な栄養補給，とくに異化で失われたタンパク質の補給と，低下した体力を回復するためのリハビリテーションが重要です．NSTなどの専門家に力を借りたり，リハビリテーション部と連携を取り，栄養と活動のバランスを評価し，介入します．

NST
nutrition support team
栄養サポートチーム

2）感染症の再発を防げるか

　原因となった感染症は，看護師の介入によって再発が防げるものもあるかもしれません．

　たとえば，誤嚥性肺炎が原因なら，誤嚥予防のために必要な看護介入があるはずです．また，褥瘡では，創処置の方法や体位管理について，家族や本人に教育が必要かもしれません．

　防ぎうることで実施可能なことはないか，注意して評価し，介入することは大切です．

3）具体的なゴールを考える

　現在の患者状態から，実現可能なゴールはどこかを現実的に考える必要があります．そのためには，呼吸・循環にとどまらず，ADLなどの身体機能や認知機能などを含めた全身状態を評価する必要があります．そのうえで，問題点を抽出し介入するポイントを導きます．

　なかには，人工呼吸器の離脱が困難で在宅呼吸器を考えざるをえない患者もいるでしょう．その場合，家族や地域のサポートを含めた社会的なアセスメントが不可欠となります．

　患者のゴールに合わせて，さまざまな部署・専門家と連携を取り介入することが重要です．

ICU Total Assessment

引用・参考文献

1) 日本集中治療医学会Sepsis Registry委員会：日本版敗血症診療ガイドライン．日本集中治療医学会雑誌，20(1)：124-173，2013.
2) 道又元裕編著：過大侵襲をうけた患者の生体反応の基本的理解．重症患者の全身管理．第1版，p.6-31，日総研出版，2009.
3) 小川道雄編著：知っておきたい新侵襲キーワード．メジカルセンス，2003.
4) 小川道雄ほか編：臨床侵襲学―臨床に生かす侵襲学のすべて．第1版，へるす出版，1998.
5) 志馬伸朗ほか：特集・Severe Sepsis & Septic Shock．INTENSIVIST，6(3)：347-509，2014.
6) 橋本悟ほか：特集・モニター．INTENSIVIST，3(2)：171-326，2011.
7) Mansjoer A, et al.：Pathophysiology of critical ill patients: focus on critical oxygen delivery. Acta Med Indones, 40(3)：161-170, 2008.
8) Aitken LM, et al.：Nursing considerations to complement the Surviving Sepsis Campaign guidelines. Crit Care Med, 39(7)：1800-1818, 2011.
9) Needham DM, et al.：Improving long-term outcomes after discharge from intensive care unit：report from a stakeholders, conference. Crit Care Med, 40(2)：502-509, 2012.
10) Singer M, Deutschman Cs, et al.：The Third International Consensus Definitions for Sepsis and Septic Shock (Sepsis-3). JAMA, 315(8)：801-810, 2016.
11) 日本集中治療医学会・日本救急医学会合同日本版敗血症診療ガイドライン2016作成特別委員会：日本版敗血症診療ガイドライン2016.
12) 尾野敏明：多臓器障害の理解と看護 多臓器障害における重症度評価．重症集中ケア，11(5)：52-55，2012.

— 重症感染症患者 —

重症不整脈を有する患者

小泉雅子｜東京女子医科大学大学院 看護学研究科 准教授　急性・重症患者看護専門看護師

1 ｜ 病態・患者状態の基礎知識

1）重症不整脈とは？

　重症不整脈とは，ただちに生命の危機に陥る致死性不整脈や，次第に循環動態が破綻し治療に難渋するような不整脈です．重症不整脈には，心不全やショックなど重篤な状態を起こしうる頻脈性不整脈と，めまい・一過性の意識消失・失神発作などの脳虚血症状（Adams-Stokes Syndrome）を起こす徐脈性不整脈が含まれます．アダムス-ストークス症候群とは，重篤な徐脈性不整脈などにより，心臓から脳への血流が急激に減少して起こる発作です．

　クリティカルケア領域で遭遇する重症不整脈および一般的な自覚・他覚症状を，**表1**に示します．重症不整脈を有する患者の看護では「心電図をみる前に患者をみること」が重要であるため，自覚・他覚症状を的確に把握する必要があります．

Adams-Stokes Syndrome
アダムス-ストークス症候群

2）重症不整脈はなぜ危険なのか？

　重症不整脈は，ひとたび心停止に至ると生命の危機に直面します（**図1**）[1]．重症不整脈に遭遇した場合は「心停止に陥る危険性があること」を十分に認識し，その回避に努めることがきわめて重要となります．そのため，重症不整脈の心電図波形と判読ポイント（**図2**）を理解し，早期発見・対応に努める姿勢が求められます．

　また，心停止の原因は病院内・外では異なります．院外における心停止の原因は，虚血性心疾患が65～70％を占めますが[2, 3]，院内では①呼吸不全（33％），②低血圧（18％），③虚血性心疾患（14％），④心臓性不整脈（9％）と違いがあります[4]．

　さらに，心停止を含む不整脈の根治療法は原因により異なるため，対症療法と同時進行で原因を検索することが必須です．心筋梗塞や虚血性心疾患などに起因する二次的な不整脈の発生には，リモデリング（p.102 COLUMN）が関与していることが明らかとなっています．

　本稿では，一次救命処置（BLS）や二次救命処置（ACLS）の詳細については割愛し，心停止に陥る前に必要な重症不整脈に対する治療やケアについて解説します．

BLS
basic life support
一次救命処置

ACLS
advanced cardiovascular life support
二次救命処置

クリティカルケア看護のワザを身に付ける

ICU Total Assessment

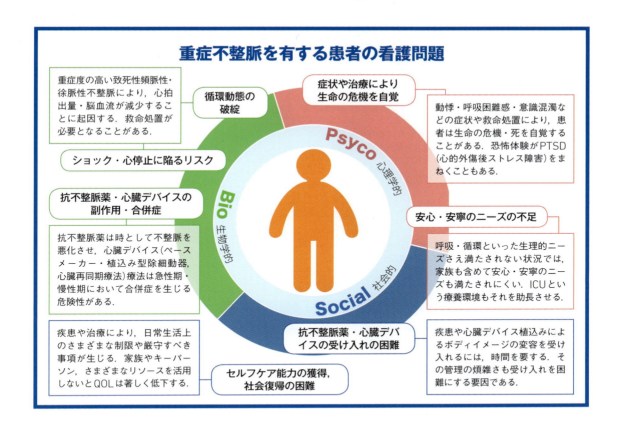

表1 クリティカルケア領域で遭遇する重症不整脈および一般的な自覚・他覚症状

分類	頻脈性不整脈		徐脈性不整脈
定義	心拍数 >100回/分		心拍数 <60回/分
発生機序	異常な電気的興奮・伝導回路の発生，自動能亢進		正常な電気的興奮の発生・伝導障害
種類	心室性	心房（上室）性	ブロック
	無脈性心室頻拍(Pulseless VT)[1] 多形性心室頻拍(Tdp)[2] 心室細動(Vf) 無脈性電気活動(PEA)心停止(心静止)[3]	心房細動(Af)[4] 心房粗動(AFL)[5] 発作性上室性頻拍(PSVT)[6]	モビッツ(Mobitz)II型房室ブロック III度(完全)房室ブロック 高度房室ブロック[7] 洞(機能)不全症候群(SSS)[8]
一般的な自覚・他覚症状	動悸，息切れ，胸痛，顔面蒼白， 呼吸困難感，脈拍触知困難・不能， 末梢冷感・冷汗，血圧低下，意識混濁・消失		めまい，眼前暗黒感，意識混濁・消失， 失神，脈拍触知困難・不能，顔面蒼白， 末梢冷感・冷汗，全身けいれん，尿失禁，徐脈
	※重篤な病態では，頻脈・徐脈にかかわらず同様のショック症状が出現する		

[1] 心室の自動能亢進で起こるSlow VT（心拍数70〜120回/分）は，循環動態が維持されるため意識清明であることが多い（区別される）
[2] トルサード・ド・ポアンツ(Torsades de pointes)ともいう．無脈性心室頻拍や心室細動に移行しやすいきわめて危険な不整脈である
[3] アルゴリズムでは除細動の対象外である．心肺蘇生(CPR)と薬物療法（アドレナリン，バソプレシン，硫酸アトロピン）で対応する
[4] 発作性・頻脈性は症状を有し，心拍数の調整（レートコントロール）や調律の調整（リズムコントロール）を要する．
　　 Af：Atrial fibrillation
[5] 異常伝導比が1：1（心拍数300回/分）あるいは1：2（心拍数150回/分）の頻脈性は症状を有する．　AFL：Atrial Flutter
[6] PSVT：Paroxysmal Supraventricular Tachycardia
[7] 高度房室ブロック：3つ以上のP波に対して，1つ以上のQRS波しか出現しないもの
[8] ルーベンスタイン(Rubenstein)分類により，II型：洞停止，洞房ブロック，III型：頻脈徐脈症候群に該当するもの

VT：ventricular tachycardia，心室頻拍　　Vf：ventricular fibrillation，心室細動

― 重症不整脈を有する患者 ―

図1 除細動までに要した時間と生存率の関係

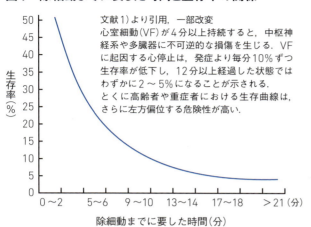

文献1)より引用，一部改変
心室細動(VF)が4分以上持続すると，中枢神経系や多臓器に不可逆的な損傷を生じる．VFに起因する心停止は，発症より毎分10％ずつ生存率が低下し，12分以上経過した状態ではわずかに2～5％になることが示される．
とくに高齢者や重症者における生存曲線は，さらに左方偏位する危険性が高い．

アセスメントにプラスの知識
心筋のリモデリング ■■ COLUMN ■■

心筋梗塞や虚血性心疾患により壊死した心筋に対し，残存する正常な心筋は，機能低下を代償するために進行性に肥大します．これは，壊死により脱落した心筋細胞の隙間を埋めるために，線維芽細胞が増殖することに起因しますが，結果としてさらなる心機能の低下をまねきます．心不全の発症や進行の要因であると考えられています．

図2 覚えておきたい！クリティカルケア領域で遭遇する重症不整脈(心電図波形と判読ポイント)

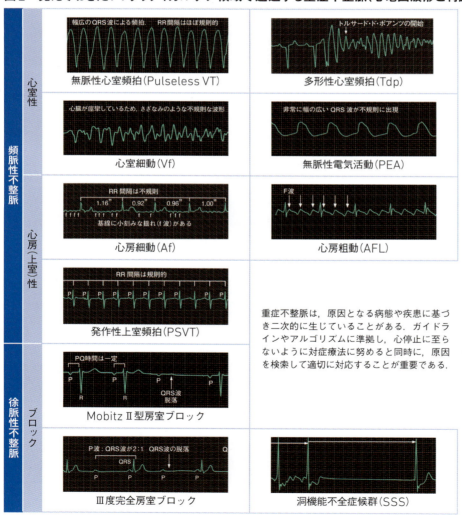

重症不整脈は，原因となる病態や疾患に基づき二次的に生じていることがある．ガイドラインやアルゴリズムに準拠し，心停止に至らないように対症療法に努めると同時に，原因を検索して適切に対応することが重要である．

■■ I C U Total Assessment ■■

表2　各病期における重症不整脈の管理目標および治療の概要

	超急性期	脱超急性期	慢性期・回復期
管理目標	生命の危機(心停止)の回避 バイタルサインの改善 原因究明と適切な治療 苦痛症状の緩和 患者・家族の動揺・不安の軽減 安全・安楽な環境の調整・提供	バイタルサインの安定化 抗不整脈薬の適切な調整・再発防止 心原性脳梗塞の予防 デバイス治療の意思決定 病状に応じたADLの拡大 患者・家族の受容の促進	セルフケア能力の再獲得 ・薬物・食事療法・日常生活 ・合併症予防 ・デバイスの管理 ・環境調整(リソースの活用) ・セルフモニタリング ・メンタルヘルスケア
治療	一次救命処置(BLS)[*1] 二次救命処置(ACLS)[*2] 抗不整脈薬の投与(静注) 強心薬・昇圧薬の投与(静注) 電気的除細動(非同期下)[*3] カルディオバージョン(同期下)[*4] 経皮・経静脈ペーシング(一時的)	強心薬・昇圧薬の減量・中止 二次救命処置(ACLS)の離脱・中止 経口抗不整脈薬への移行 抗凝固療法の導入・維持(静注・経口) 永久的(恒久的)ペースメーカーの植込み 心臓カテーテルアブレーション[*5]	植込み型除細動機(ICD)[*6] 心臓再同期療法(CRT)[*7] 　除細動機能付加(CRT-D) 　ペーシング機能のみ(CRT-P) 着用型自動除細動器(WCD)[*8] 遠隔モニタリングシステム

[*1] BLS：C)循環(胸骨圧迫)　A)気道　B)呼吸　D)除細動
[*2] ACLS：A)気管挿管　B)換気・酸素化　C)静脈確保と輸液・薬剤投与　D)鑑別診断
[*3] ディフィブリレーション(Defibrillation)：心停止，心室細動，無脈性心室頻拍が適応であり，心肺蘇生(CPR)と一緒に施行される除細動
[*4] カルディオバージョン(Cardioversion)：心房細動・粗動，心室頻拍などが適応であり，洞調律に回復する目的で施行される．除細動との違いは，心室頻拍や心室細動の誘発を防止するため，心電図のR波に「同期」させることである(放電から通電に時間差がある)
[*5] 高周波心筋焼灼術のことであり，心筋の電気の異常な発生源や回路を高周波のカテーテル先で焼灼する，頻脈性不整脈の治療法である
[*6] ICD (Implantable Cardioverter Defibrillator)
[*7] CRT (Cardiac Resynchronization Therapy)：除細動付き(-Defibrillator)とペーシング機能付き(-Pacemaker)がある
[*8] WCD (Wearable Cardioverter Defibrillator)：植込み型除細動器(ICD)の適応判定までのつなぎ(ブリッジ)で，保険適用は3か月間である

表3　標準12誘導心電図による心筋梗塞部位の推定

梗塞部位	梗塞波形の出現部位												おもな閉塞枝
	I	II	III	aVR	aVL	aVF	V1	V2	V3	V4	V5	V6	
前壁中隔							●	●	●	●			左前下行枝
広範囲前壁	●				●		●	●	●	●	●	○	左前下行枝
側壁	●				●						●	●	左回旋枝
高位側壁	●				●								右冠動脈
下壁		●	●			●							右冠動脈
後壁							◎	◎					左回旋枝 右冠動脈

● ：主にSTが上昇する　　○：STが上昇することがある　　◎：R波増高
STの上昇は，心筋梗塞により心筋が障害された部位に出現する．時間的な経過に伴い，冠性T波(虚血部の左右対称な陰性T波)，異常Q波(壊死部の深いQ波)が現れる．
発症後は時間的な経過で定期的に心電図を確認し，相対的かつ特徴的な心電図変化の推移を判読することが重要である．これにより，心筋梗塞の重症度や範囲，回復・増悪の徴候に気づき，異常の早期発見・対応につながる可能性がある．
右冠動脈は房室結節の栄養血管枝が含まれ，下壁には副交感神経が豊富に分布する．そのため，その部位に梗塞が発症した際は，ブロックによる徐脈や迷走神経反射(Bezold-Jarisch反射)の出現に注意する．

3)重症不整脈の管理や治療に関するロードマップを描く

　各病時期における重症不整脈の管理目標や治療の概要を**表2**に示します．これらの管理目標や治療は，重症不整脈や原疾患の重症度により異なり，しばしば時期が前後したり，行きつ戻りつつ経過することもあります．したがって，経過の流れを全体的に理解したうえで現在の病時期を見極め，未来の目

— 重症不整脈を有する患者 —

標やゴールを見据えた包括的なアプローチが重要となります.

　また，不整脈の観察には欠かせないモニター心電図は，刻々と変化する心臓の様子を経時的に観察できるため，異常の発見や予測に最適です．一方，標準12誘導心電図は，いろいろな角度から心臓の全体像をとらえるため，重症不整脈を惹起する原疾患の推測に役立ちます（**表3**）．それぞれの特徴を理解し，患者の病状に応じて組み合わせて活用することが重要です.

2 ｜ 超急性期

1）循環動態への影響をアセスメント「心電図をみる前に患者をみる」

　超急性期における重症不整脈の患者は，一見状態が安定して見えても，突然急変して心肺蘇生が必要になることも珍しくありません．常に急変の危険性を認識し，**表2**の超急性期の管理目標と治療の概要に沿って，複数の医療スタッフ・チームで対応することが重要です.

　重症不整脈では，交感神経の緊張を伴うショックの5徴候（**表4**）の出現に注意します．徴候の有無により，その先の対応・ケアが大きく異なります．末梢の冷感は，手先や足先よりも骨が突出している関節部（膝・肘・肩など）や脂肪組織が多い部位（上腕など）で初期に現れやすいため，ていねいに観察することが重要です．また，冷汗は表在動脈の走行部位で現れやすいので，解剖生理を理解したうえで観察します.

　さらに，5徴候と併せて末梢循環不全の有用な指標である「毛細血管再充満時間（CRT）」も確認しましょう．爪床を2～3秒間圧迫し，圧迫を解除した後2秒以内に血流（爪の赤み）が回復すれば正常ですが，3秒以上を要するのであれば遅延と判断します．なお，高齢者では4～5秒未満で正常とするという報告もあり[5]，年齢に応じたアセスメントも重要です.

2）さまざまな角度から重症不整脈の原因を検索

　循環動態が破綻する場合は，すみやかに緊急時の対応（BLS/ACLS）に移行します．一方，そこまでの緊急性がない場合は，不整脈の原因となる病態の検索と対応も同時に進めます．その際，重症不整脈の原因検索には心停止の原因リスト「6H6T」が役立ちます（**表5**）.

　また，6H6Tの検索に活用される一般検査を**表6**に挙げます．これらの検査は，何の判断のために実施するかという必要性の認識が重要です．標準12誘導心電図で得られる所見（たとえば急性冠症候群：ST-T上昇・低下，肺血栓塞栓症：右軸偏位，胸部誘導における陰性T波，右脚ブロックなど）は，循環器科にコンサルトする際に有用です．正常値からの逸脱もさることながら，経時的かつ相対的な微小な変化をキャッチすることがより重要となります.

表4　ショックの5徴候を見逃さない

蒼白	Pallor
冷汗	Perspiration
虚脱	Prostration
脈拍触知不能	Pulselessness
呼吸不全	Pulmonary insufficiency

「虚脱」とは，循環不全により末梢血管が虚脱（へこむ）し，極度の脱力，無気力・無関心・意識障害に陥ることを意味する．意識状態は脳血流を反映する重要な指標であるため，バイタルサイン（血圧，脈拍，呼吸数，体温，SpO₂）と併せて観察する.

CRT
capillary refilling time
毛細血管再充満時間

クリティカルケア看護のワザを身に付ける

ICU Total Assessment

表5　心停止（重症不整脈）の主な原因

6H	6T
Hypovolemia（循環血液量減少）	Thrombosis：Coronary（急性冠症候群）
Hypoxia（低酸素血症）	Thrombosis：Pulmonary（肺塞栓症）
Hydrogen ion（水素イオン：アシドーシス）	Tension Pneumothorax（緊張性気胸）
Hypo/Hyperkalemia（高／低カリウム血症）	Trauma（外傷）
Hypo/Hyperglycemia（高／低血糖）	Tamponade：Cardiac（心タンポナーデ）
Hypothermia（低体温）	Toxins（毒物）

文献6）より引用，一部改変

心停止の主な原因であるが，同時に重症不整脈（頻脈・徐脈）の主な原因としての活用も可能である．6H6Tの各項目を把握し，対症療法と並行して原因の検索や鑑別診断を進め，根治療法につなげることが重要である．頸静脈の怒張の有無も，いくつかの原因を特定する判断材料となる．

表6　心停止（重症不整脈）に対する一般検査および鑑別を要する原因

一般検査	鑑別を要する原因
動脈血液ガス分析	低酸素血症 アシドーシス 高／低カリウム血症 高／低血糖
胸部X線写真	緊張性気胸
心臓エコー	心タンポナーデ 循環血液量減少
標準12誘導心電図	急性冠症候群

これらの簡易的な一般検査により，心停止あるいは重症不整脈の主な原因である「6H6T」の12項目のうち，「低体温」「肺塞栓症」「外傷」「毒物」の4項目を除く，8項目の鑑別が可能である．また，該当しない4項目についても，SpO_2を含むバイタルサインの観察やフィジカルアセスメントを駆使することにより，鑑別が可能となる．

表7　焦点化した病歴聴取（SAMPLE）

Signs & Symptom　サイン＆症状	意識：意識障害，気が遠くなる，失神，めまい，ふらつき，吐気 呼吸：呼吸困難感，頻呼吸，呼吸音，呼吸パターン 循環：末梢冷感・冷汗，血圧低下，CRT延長 発熱：出血など，脈拍や循環血液量に影響を及ぼす症状
Allergies　アレルギー	薬剤性，食物性など
Medication　薬剤	内服薬（最後に使用した薬物の量・時間など）
Past medical history　既往歴	手術歴・危険因子など
Last meal　最後の食事	最後に摂取した飲食物・時間など
Event　イベント	発症様式（急性，緩徐，持続性，間歇性） 時期（いつから，時間帯） 随伴症状の有無など

徐脈・頻脈を含む不整脈では，薬剤の投与歴が重要である．とくに抗不整脈薬は催不整脈作用を有するため，高齢者や腎機能障害を有する患者では，血中濃度の上昇から不整脈を惹起する危険性がある．不整脈が重症化して患者本人からの病歴聴取が困難な場合は，家族や同伴者からの聴取を試みる．

文献6）より引用，一部改変

　さらに，病状・状況が落ち着いていれば，患者・家族からの病歴の聴取や，医療スタッフやカルテより得られる情報も，重症不整脈の原因検索のための有用な情報源となります（**表7**）[6]．不安定な病状の場合は，通常の診療で実施するようなていねいな身体診査や，煩雑な検査に時間を要することは適切ではありません．

— 重症不整脈を有する患者 —

3）急変を見据えた万全な準備
「備えあれば憂いなし」

　重症不整脈の初期対応のカギは，常に「いつ急変してもおかしくない」という認識に基づき，備えることが大切です．必要に応じて，厳重な生体モニタリングを開始し，ACLSに準じて，Ⓐ 気管挿管・気管吸引に必要な物品準備，Ⓑ バッグバルブマスク（BVM）や酸素療法物品の準備，Ⓒ 静脈ルートの確保と輸液・救急医薬品や抗不整脈薬投与の確認・準備，Ⓒ BLSに準じた胸骨圧迫板のスタンバイやベッド柵（頭側）の除去，Ⓓ 直流除細動（DC）と関連物品を準備します．

　そして，いざ急変となった際は緊急事態を宣言（コードブルーを発動）し，即興のチーム・ビルディングやリーダーの選定，ACLSの開始と各チーム員が協働しながら役割を発揮することが求められます．

4）JRC蘇生ガイドライン2010に準じた適切な対応
①頻脈アルゴリズム（図3）[7]

　頻脈の中には，電気的嵐（ES）とよばれる重篤な不整脈もあります．重症不整脈は，医療者がその判定に迷っている間に循環動態が破綻し，ショック状態に陥ることがあります．したがって，急変する前に状況を見極め，「迷ったら除細動」という決断をすることもあります．

　頻脈に対する除細動では，ジェルパッド電極かパドル電極を使用します．ジェルパッド電極はゲル状の電極で密着性が高いため，除細動効率が高く，モニタリング機能も有することから推奨されます．ただし，パドル電極と比べると装着までに少々手間を要するため，事前の準備が肝心です．

　一方パドル電極は，電極と皮膚をしっかり密着させる必要があります．密着させないと通電時に皮膚表面でエネルギーが大きく消費され，心臓に流れる電流（除細動効果）が減少します．また，皮膚の熱傷を生じる危険性があるため，十分に留意します．

②徐脈アルゴリズム（図4）[7]

　徐脈に対する一時的ペーシングには，経皮ペーシングと経静脈ペーシングがあります．経皮ペーシングは，モニター付き除細動器のジェルパッド電極を用いて刺激する方法です．経静脈ペーシングを準備する間の"つなぎ"として使用することが多いようです．

　一方経静脈ペーシングは，電極を経静脈的に心内に留置し，直接的に心筋を刺激する手法です．自身が所属する施設で使用する機器のペーシング機能の有無，操作方法・手順を確認し，日頃からトレーニングを積むことが重要です．

BVM
bag valve mask
バッグバルブマスク

DC
direct current
直流除細動

JRC
Japan resuscitation council
日本蘇生協議会

ES
electrical storm
電気的嵐

■■ COLUMN ■■
アセスメントにプラスの知識

電気的嵐（ES）

　心室頻拍（VT）あるいは心室細動（Vf）などの致死性不整脈を24時間以内に3回以上繰り返すことです．DCを繰り返し要する状態や，植込み型除細動器が頻繁に作動するような状態も含まれます．

図3 JRC頻脈アルゴリズム

二相性と単相性の違いは，2枚のパッド感に流れる電流が一方向か，両方向（往復する）かということである．二相性は，単相性に比べて低いエネルギーで除細動するため，エネルギーが少ない分心筋へのダメージも少ないが，有効性は高い．

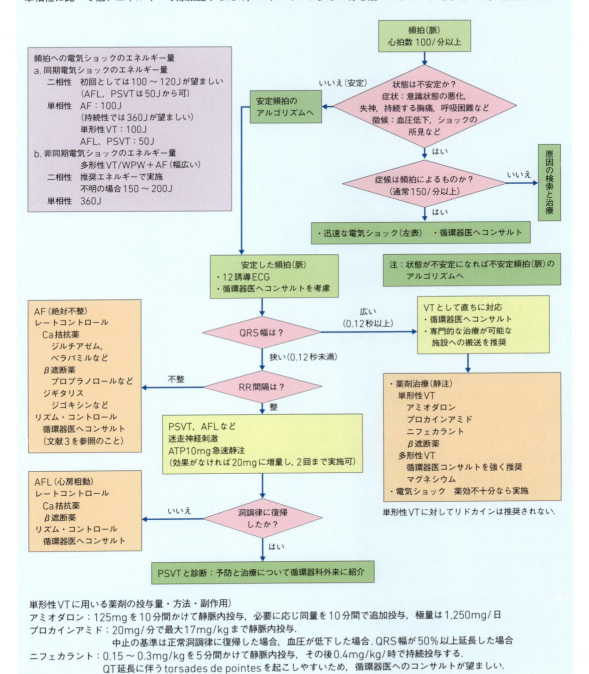

文献7）より転載，一部改変

PSVT：Paroxysmal supraventricular tachycardia，発作性上室性頻拍　　**AF**：Atrial fibrillation，心房細動
AFL：Atrial flutter，心房粗動　　**VT**：Ventricular tachycardia，心室性頻拍
WPW：Wolf-Parkinson-White syndrome，ウォルフ・パーキンソン・ホワイト症候群

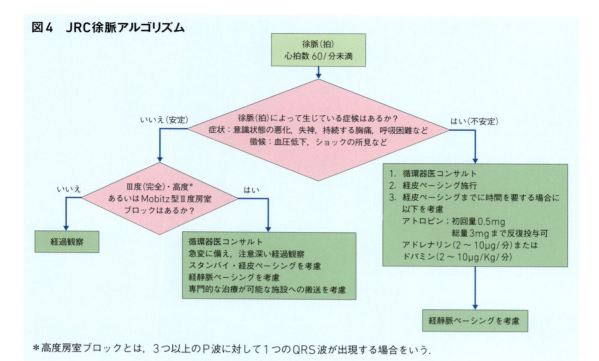

図4 JRC徐脈アルゴリズム

*高度房室ブロックとは，3つ以上のP波に対して1つのQRS波が出現する場合をいう．

文献7)より転載

5) 抗不整脈薬等は不整脈を増悪させる

①副作用や禁忌なども理解しておく

　抗不整脈薬は，除細動の効果を上げたり，再発防止を目的として投与されます．一方，抗不整脈薬の副作用に警鐘を鳴らしたCAST研究では，抗不整脈薬（Ic群）を使用した群の死亡率が高かったことが明らかとなりました[8]．そこで，表8に各アルゴリズムで推奨されている注射薬の特徴および注意すべき副作用について示します．主な作用のみでなく副作用や禁忌なども理解し，投与後の効果判定や副作用の出現などに予測をもって対応することが大切です．

　ニフェカラント（シンビット®）の副作用であるQT延長は，動的指標であるモニター心電図でもある程度の判定は可能です．モニター上でQT時間がRR間隔の半分以上になる，またはT波の波型が変わる所見が認められた際は，該当する薬剤の中止を検討します．

②ショックには炭酸水素ナトリウム？

　ショックや循環動態が破綻すると，極端なアシデミア（アシドーシス）に陥ります．その際，炭酸水素ナトリウム（メイロン®）を投与し補正することがしばしばあります．しかし，AHA2015のガイドラインでは，炭酸水素ナトリウムの初期投与は推奨していません．過剰投与に対しても警告しています[9]．

　その理由は，蘇生率や除細動率を改善するエビデンスはなく，①末梢血管抵抗や冠灌流量が低下，②酸素解離曲線の左方偏位（ヘモグロビンの酸素放出を阻害），③二酸化炭素分圧の上昇からアシドーシスを助長，④高ナトリウム血症・高浸透圧血症，⑤（同時投与で）エピネフリンの不活化などさまざまな

ICU Total Assessment

表8　頻脈・徐脈アルゴリズムで推奨されている注射薬の特徴および注意すべき副作用

	薬剤名（商品名）	特徴および副作用など
頻脈	アミオダロン（アンカロン®）	・心疾患を有する重症な心室性不整脈（心室細動，心室頻拍）の第一選択薬として推奨 　陰性変力作用[*1]が弱い，除細動効果を上げる ・心房細動の再発予防効果もあるが，経口薬の保険適用は心不全や心筋症に伴う心房細動のみ 　心房細動のレートコントロール目的は保険適用外 ・脂肪へ蓄積するため半減期は長い（14〜107日） ・経口薬と注射薬で作用が異なる，肝代謝のため，高齢者や慢性腎臓病の患者にも適応可能 ・急性作用：血圧低下・徐脈，QT延長は少ない ・慢性作用：間質性肺炎，肺線維症，甲状腺機能障害（不整脈悪化の原因にもなるが，一過性で予後は良好）
	ニフェカラント（シンビット®）	・純粋なK⁺チャネル遮断薬（心筋抑制が少ない），除細動効果を上げる ・日本で開発されたため，世界的なエビデンスが少ない ・半減期は短い（1.5時間） ・QT時間の延長，致死性不整脈である多形性心室頻拍（Tdp）を惹起
	リドカイン（キシロカイン®リドクイック®）	・アミオダロン・ニフェカラントが投与できない（あるいは無効な）心室性不整脈では，適応を考慮 ・急性心筋梗塞に伴う心室頻拍には適応あり
	β遮断薬（ランジオロール：オノアクト®）	・心機能低下の頻脈性不整脈（心房細動・粗動）に対する適応が拡大（周術期も含む） ・交感神経の緊張緩和，徐脈化 ・短時間作用型（半減期4分），薬価が高い（安易には使用できない） ・心筋の酸素消費量の減少・心保護効果 ・末梢血管拡張・陰性変力作用による血圧低下 ・心不全の患者には慎重を期する
	硫酸マグネシウム（マグネゾール®）	・多形性心室頻拍（Tdp）に有効（保険適用外）
	アデノシン三リン酸（アデホスL®）	・強力な房室伝導抑制作用による発作性上室性頻拍（PSVT）の停止効果（保険適用外） ・心房粗動との鑑別診断に有用（房室ブロック作用により，F波が認められやすくなる） ・血圧低下，徐脈（ただし，作用時間は10秒間） ・禁忌：気管支喘息，房室ブロック
	Ca拮抗薬	・陰性変力作用・末梢血管拡張作用による血圧低下 ・高度徐脈や房室ブロックを起こす危険性がある ・心不全の患者には慎重投与
	ジギタリス製剤（ジゴシン®）	・心収縮力の増強作用を有する（陰性変力作用が弱いため，心不全の第一選択薬） ・効果の発現には時間を要する（即効性に欠けるため，急性期治療にはやや不向き）
徐脈	硫酸アトロピン	・一時的に脈拍を増加させるが半減期が短い（効果は持続しない） ・迷走神経遮断作用により無脈性電気活動（PEA）に適応あり ・完全房室ブロックには無効（悪化の危険性） ・洞結節からの刺激を増やすことで不応期の刺激が入りやすくなる（心室性不整脈の誘発） ・急性心筋梗塞では虚血の増強，禁忌：緑内障，前立腺肥大
	アドレナリン	・持続的に脈拍を増加させる ・循環動態に反映されない場合，拘束性障害（心タンポナーデ，緊張性気胸） ・副腎機能不全など重篤な病態も考慮
	ドパミン	・持続的に脈拍を増加させる ・循環動態に反映されない場合，拘束性障害（心タンポナーデ，緊張性気胸） ・副腎機能不全など重篤な病態も考慮

＊1　陰性変力作用：心収縮力を低下させる作用

弊害があるからです．「アシデミア（アシドーシス）≒カテコールアミンが効かない≒補正」という認識を，少々変える必要があるかもしれません．

— 重症不整脈を有する患者 —

6)超急性期における患者・家族への看護

①生命の危機を自覚する症状を緩和する

表1で挙げた重症不整脈による各症状は、ほとんどが呼吸や循環といった生理的ニーズに対応するものです。それが満たされていない、脅かされている状態の患者は、おそらく生命の危機を自覚することでしょう。

体位を整え、冷汗を拭き、酸素を投与するなどのケアや処置により、身体的な苦痛の緩和をはかることはいうまでもありません。同時に「このまま死んでしまうかもしれない」「この先自分はどうなってしまうのだろう」というような、精神的・社会的・霊的苦痛(スピリチュアルペイン)に対する全人的なアプローチが重要です。

②安全・安心・安寧のニーズを満たす

生命の危機を感じている患者・家族に安心を促す目的で、治療や処置、その必要性などを懸命に何度も説明しても、まったく効果がなかったという経験はないでしょうか。生理的なニーズが満たされていない患者・家族の安全・安心・安寧のニーズを満たすには、理論的な説明で対応するのではなく、揺れ動く相手の感情に寄り添う必要があります。シンプルな言葉で相手を気遣い、タッチングなどを交えながら相手の動揺や不安を共有します。

③可能な限り落ち着ける環境を調整・提供する

重症不整脈の超急性期は、おそらく処置室や集中治療室のような環境で過ごすことが想定されます。交感神経の緊張状態にある患者・家族の心身の苦痛が可能な限り緩和されるように、療養環境を整えることも看護師の重要な役割です。

また、家族は心配しながらも、いざ実際の状況を目の当たりにすると恐怖心が増大して動揺することがあるため、面会の際も細やかに配慮します。患者・家族の心の動きは、表情、雰囲気、ため息など非言語的なコミュニケーションとして発信されるため、それをキャッチすることに専心します。

3 | 脱超急性期

1)ペースメーカー装着患者のアセスメント

この時期は、**表2**にあるように全身状態が安定して、徐々に制限も解除され、次の不整脈治療が検討されます。選択肢の1つであるペースメーカーには、一時的に留置するタイプと恒久的な植込みタイプがあります。一時的なタイプは、経皮・経静脈ペーシング以外にも、開心術の際に心窩部の皮膚を貫通させて、直接的に心筋リードを装着するものもあります。

ペースメーカーの設定モードは規定された記号で表現されるため(**表9**)、それを理解したうえで異常の予防や早期発見に努めます。**図5**にペースメーカーの波形の特徴と危険な波形を示します。ただちに対応しないと医原性に重篤な状態に陥ることもあるため、厳重なモニタリングと、体外式ペースメー

表9 ペースメーカーの設定モード，記号にはルールと意味がある

1文字目	2文字目	3文字目	4文字目
ペーシング（刺激）部位	センシング（感知）部位	センシング（感知）様式	その他の機能
A：心房 V：心室 D：両方 O：設定なし	A：心房 V：心室 D：両方 O：設定なし	T：同期 I：抑制 D：両方 O：設定なし	R：心拍数応答 O：設定なし

A：Atrium（心房）　V：Ventricle（心室）　D：Double（両方）
O：None（なし）　T：Triggers（同期）　I：Inhibits（抑制）
R：Rate responsive（心拍数応答）

2文字目と3文字目のセンシング（感知）は，それぞれ「自己脈を感知する部位」「自己脈を感知した後の対応」．4文字目の心拍数対応機能は，生体の酸素需要の変化に応じて心拍数が設定内で増減する，より生理的な機能である．たとえば，就寝時は心拍数が減少し，運動時は増加するなど，活動的な日常生活を送る患者に適しており，QOLも向上する．「DDD-R 70～130/分」という設定であれば，刺激部位は「心房・心室の両方」，感知部位・様式も同様で，心拍数は70～130回/分の範囲で，生活動作に合わせて変動するということになる．
これらの設定に関する情報はペースメーカー手帳に記載されているため，必ず確認してから対応することが望ましい．

図5 ペースメーカーの設定の違いによる代表的な波形の特徴および危険な波形

AAIペーシング
P波の直前にペーシングのスパイクが入り，心房を刺激する．それに続くQRS波は自然に出現するため，洞調律と同じ波形（幅）である．

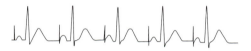

DDDペーシング
AAIペーシング波形とVVIペーシング波形が融合した波形．自己脈を感知する機能や同期・抑制する機能もあるため，必ずしもペーシングするとは限らない．

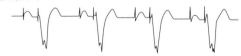

VVIペーシング
QRS波の直前にペーシングのスパイクが入り，直接的に心室を刺激する．そのため，QRS波は幅広い波形になる．

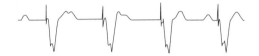

❶ペーシング不全
ペーシング不全（フェラーともいう）：ペーシングに心臓が反応しない（波形が出ない）．

❷センシング不全
センシング不全：自己脈を感知せず不適切に刺激する（アンダーセンシング）．筋電図やノイズを自己脈と誤認し，必要な刺激を出さないこともある（オーバーセンシング）．刺激域値や感度の調節，電池交換などで対応．

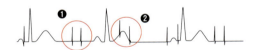

- ペースメーカーには，自己心拍との競合を避けるための「デマンド機能」がついている．
- デマンド機能とは，自己心拍が感知されると刺激は中止し，自己心拍がないときはそれを感知して刺激するというしくみ．この機能が障害されると，ペーシング不全・センシング不全に陥る．
- ペーシング不全・センシング不全などの危険な波形が出現した際は，ただちに医師へ報告して対応する．
- とくにアンダーセンシングでは，R on T（自己脈のT波の上に刺激が入ること）から，心室頻拍や心室細動など致死性不整脈に移行する危険性が高く，より迅速な対応が求められる．

カーであれば作動状況の観察を徹底します．

2）症状を伴う頻脈性心房細動は治療を要する

頻脈性心房細動の治療戦略は，①心拍数の調節（レート・コントロール），②洞調律の維持（リズム・コントロール），③血栓形成・血栓塞栓症の予防です．

急性心不全による症状や狭心痛を伴い，血行動態の著しい悪化がある頻脈性心房細動は，基礎疾患の有無にかかわらず，緊急で直流除細動（DC）の適応となります．ただし，発症後48時間を超えた場合は，経食道心エコーにより左房内血栓の有無を確認した後，ワルファリン（ワーファリン®）による抗凝固療法を最低3週間以上行い除細動を施行します．

頻脈性心房細動は，心拍数130回/分以上が1～2週間持続すると心不全に陥る危険性があります．したがって，すでに心不全症状がある場合は少なくとも数週間は経過していると推測できます．なお，除細動の直前のジギタリス投与は，危険な心室性不整脈を誘発することがあるため，避ける必要があります．

最近，欧米では心房細動に合併する血栓に対して，左心耳閉鎖術という新たな心臓カテーテル治療が発展しています．これは，左房内血栓のほとんどが左心耳に存在するためです．

3）心原性脳梗塞は予後が悪い

心原性の脳梗塞はきわめて予後が不良で，1年生存率は50％であることが示されています[10]．

除細動に成功した心房は，すぐに収縮が再開するわけではありません．スタニング（Stunning，気絶）とよばれる一過性の機能低下は，左房と左心耳に生じ，数週間以上も持続します．そのため，48時間以内で血栓が存在しない場合でも，除細動後には塞栓症が生じる危険性がある認識を持つ必要があります．

4）脳梗塞のリスク予測と適切な抗凝固療法

頻脈性心房細動による脳梗塞は，是が非でも回避する必要がある合併症です．たとえ不整脈が改善しても，心原性脳梗塞の発症により生命予後が短縮したり，ADLやQOLが低下してしまうことがあります．そこで，**図6**のCHADS$_2$スコア[11]を活用し，客観的に塞栓症のリスクを予測します．CHADS$_2$スコアと脳梗塞の発生率の関係（**図6**）[11]も併せて参考にします．

また，ガイドラインのフローに準拠した抗血栓療法（**図7**）[14]を適切に実施することで，脳梗塞を回避します．2011年より保険適用となった新規抗凝固薬（NOAC）は，ワルファリンと比較して出血性合併症のリスクが低く，容量調節が不要という利点があります．ただし，NOACは腎排泄のため，腎機能障害を有する高齢者に用いる際には留意が必要です．また，半減期は半日と短いため，1回でも飲み忘れると薬効が切れ，血栓塞栓症を起こす危険性があります．さらに，新薬で薬価が高いため，使用に制限が生じる可能性もあります．したがって，患者のコンプライアンスや経済的状況に応じて，慎重に導入を検討する必要があります．

看護師はこれらNOACの利点と欠点を理解し，ていねいな説明と同意や意思決定への支援をすることにより，個々の患者に合わせた抗凝固薬が選択さ

■■■ COLUMN ■■■
アセスメントにプラスの知識
左心耳閉鎖術

心房中隔穿刺により左房にシースを挿入し，シースから左心耳を造影して閉鎖用デバイスを留置します．留置されたデバイスは，カテーテル治療後は数か月で内皮化するため，抗凝固療法は不要となります．ただし，わが国では未承認です．

CHADS$_2$
C: congestive heart failure,
H: hypertension,
A: Age,
D: diabetes mellitus,
S$_2$: stroke

NOAC
Novel Oral Anticoagulants
新規経口抗凝固薬

図6 CHADS₂(塞栓症リスク)スコアと脳梗塞の発症率

	危険因子		点数
C	Congestive heart failure LV dysfunction	心不全 左室機能不全	1
H	Hypertension	高血圧	1
A	Age ≧ 75y	75歳以上	1
D	Diabetes mellitus	糖尿病	1
S₂	Stroke TIA	脳卒中 一過性脳虚血発作の既往	2
	合計		0～6

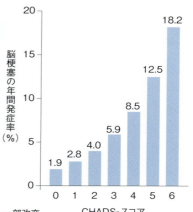

文献11)より引用，一部改変

CHADS₂スコアの得点が高いほど脳梗塞の発生率も高くなる．ただし，0点でも塞栓症は1.9％で発症する．この問題点を克服するために考案されたのが「CHA₂DS₂-VASスコア」であり，V(血管病変：陳旧性心筋梗塞，末梢動脈疾患，大動脈プラーク)，A(65～74歳)，Sc(性別：女性)を加味したものである[12]．ただし，日本では女性であることは，血栓塞栓症のリスクにならないことが示されている[13]．後者はより厳密なリスク評価につながるが，やや煩雑であることなどにより，わが国のガイドライン上の図7においては，前者のCHADS₂スコアが採用されている[14]．

図7 心房細動における抗血栓療法

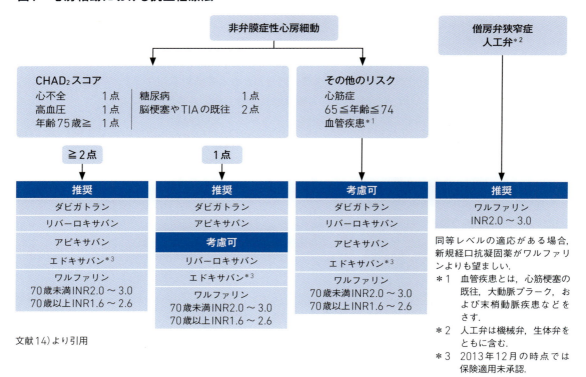

文献14)より引用

れるように努めます．また，抗凝固療法の弊害である易出血状態も併せて観察し，必要に応じて対処します．

4 | 回復期・慢性期

1）植込み型デバイス治療の理解と合併症の回避

　この時期は，ペースメーカー以外の植込み型デバイスの適応が検討されることがあります．**表10**にペースメーカー，植込み型除細動器（ICD），心臓再同期療法（CRT）の概要を示します．CRTは，心室の同期不全などが適応です．

　治療の選択や意思決定の支援には，看護師もそれぞれの治療の適応やはたらきをよく理解したうえで，患者・家族と向かい合う姿勢が大切となります．

　また，デバイス治療にはさまざまな弊害もあり，**表11**に心臓デバイス植込み後の合併症を示します．植込み後の急性期は，医療者が主体となり合併症の予防や早期発見に努めますが，徐々に患者・家族が主体となり取り組めるように調整します．

ICD
implantable cardioverter defibrillator
植込み型除細動器

CRT
cardiac resynchronization therapy
心臓再同期療法

2）在宅療法を見据えたセルフケア能力の獲得

　重症不整脈を有する患者・家族への指導内容を**表12**に示します．個々の患者・家族のライフスタイル・価値観・信条に合わせ，日常生活行動の調整に努めます．

　デバイスに関する自己管理の一環として，各種デバイス手帳の携帯は必須であることを，患者・家族に指導します．その際，生命にかかわるきわめて重要な情報が記載されていること，突発的な事故に遭遇した際，適切かつ迅速な対応を受けることが可能であることなどを動機づけることも重要です．

　また，就学や社会復帰に向けた生活者を支える視点も欠かせません．職場への支援の要請や独居者に対する社会資源の活用など，シームレスな継続看護につなげます．メンタルヘルスの不調の原因は，ICDの作動に対する恐怖，電磁波の干渉に対する不安，就労や就学・社会復帰に関する心配などが挙げられます．ここでは，多職種連携アプローチや地域連携などリソースの活用を検討します．

　ICDの自動車運転の禁止・制限はときに深刻な問題で，移動手段や職務の一部として利用している患者にとっては，大きな支障をきたすことも留意します．代替案を一緒に検討・調整することが求められます．

アセスメントにプラスの知識　心室同期不全（dyssynchrony）　　■■ COLUMN ■■

　正常な心臓では，一瞬で効率よく心臓が収縮するように電気信号が伝わります．一方重症心不全では，電気信号が早く伝わる心筋と遅く伝わる心筋が混在するため，左右の心室に刺激が伝わる時間に差異が生じます．すると，左右不対称な収縮となるため，いびつで効率の悪い動きになります．これを心室の同期不全といいます．

　心不全のすべての症例が心室同期不全に陥るわけではありませんが，心不全や不整脈による死亡率が上昇することが知られています．

I C U Total Assessment

表10 さまざまな植込み型心臓デバイス治療を理解する

	ペースメーカー (Pacemaker)	植込み型除細動器 (ICD：Implantable Cardioverter Defibrillator)	心臓再同期療法 (CRT：Cardiac Resynchronization Therapy)
心臓デバイス			
適応	徐脈性不整脈	致死性頻脈性不整脈に対する突然死予防	心室内伝導障害を伴う慢性心不全，同期不全
	モビッツ(Mobitz)Ⅱ型房室ブロック，完全房室ブロック，洞機能不全症候群(SSS)，洞停止，洞房ブロックなど	冠動脈疾患，心筋症，ブルガダ症候群，QT延長症候群などによる心室頻拍(VT)，心室細動(VF)，発作性上室性頻拍(PSVT)	左室駆出率(EF)＜35%，QRS幅＞120msec心筋梗塞・虚血性心疾患，弁膜症，心筋症などにより収縮力の低下が認められるもの
保険償還	1974年	1996年	2004年(CRT-Dは2006年)
しくみ	• 本体とリードから構成 • 本体は前胸部の皮下を切開し，筋膜の間にポケットを形成して植込む • リードは心房リードと心筋リードがあり，本体から静脈を経由して心臓内に挿入し，先端を心筋内部に固定する	(基本的なしくみはペースメーカーに準ずる) • 本体は，治療に要する高エネルギーの電池が必要となるため，ペースメーカーと比較すると大容量である • 頻脈治療(通電)のために，右心室内と上大静脈内に除細動電極用コイルが設置される • リードの先端には，心臓の動きを監視する電極が装着されている	(基本的なしくみはペースメーカー・ICDに準ずる) • 通常の右心系の2本のペーシングリードのほかに，冠静脈洞より逆行性に左室側壁の静脈内に外側から左心室リードを留置 • 本体は，高エネルギーの電池が必要となるため，ICDと比較すると大容量である
はたらき	• 自己脈の有無をリードで感知し，その状況に応じて，電気刺激を送る(脈を作る) • 自己脈がある時はペーシングを抑制する機能もある • 日常生活動作に合わせて，心拍数の設定が変動するより生理的な機能を有する機能などもある	• 抗頻脈ペーシング：自己の頻拍よりも少し早いタイミングでペーシング • カルディオバージョン：心室の動きに合わせた(同期)，安全なタイミングでの弱い刺激の電気ショック • 電気的除細動：最終的な治療であり，高出力の電気ショック(ショック後の心停止にも対応：ペーシング機能) • 監視と履歴の記録，頻脈治療	• 両心室を同時にペーシングすることにより，同期不全を改善する効果がある • ペーシング機能付き：CRT-P • 除細動機能付き：CRT-D (ICDのはたらきに準ずる)

写真提供：日本メドトロニック株式会社

SSS：sick sinus syndrome，洞機能不全症候群
PSVT：paroxysmal supraventricular tachycardia，発作性上室性頻拍　　**VT**：ventricular tachycardia，心室頻拍
VF：ventricular fibrillation，心室細動　　**EF**：ejection fraction，左室駆出率

— 重症不整脈を有する患者 —

表11 心臓デバイス植込み後の合併症

- 出血・血腫
- 鎖骨下静脈穿刺による気胸・血胸
- リード穿孔による心タンポナーデ
- 感染（創部・心内膜炎）
- 胸部の静脈損傷
- リードの脱落・移動
- 横隔膜・横隔神経刺激（吃逆）
- ペーシング・センシング不全
- 作動不全（ICD/CRTに限る）
- 皮膚の圧迫壊死　など

図8　着用型自動除細動器（WCD）の構造

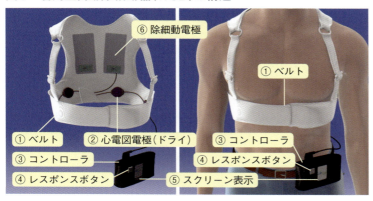

Figure. LifeVest Wearable Cardioverter Defibrillator (WCD). Adopted from Zoll homepage (http://lifevest.zoll.com/)

①ベルト：軽量で入浴・シャワー時以外は睡眠中も着用でき，洗濯も可能．
②心電図電極（ドライ）：患者の心電図波形を連続監視．
③コントローラ：ホルスターに収められ，腰回りに装着．データが集約されると，医師へ送信される．
④レスポンスボタン：患者に意識がある場合は，ボタンを押すことで不必要な除細動を延期することが可能．
⑤スクリーン表示：致死性不整脈を検出すると，バイブレーション・サイレンアラーム，音声，スクリーン表示で警告．
⑥除細動電極：除細動が作動する直前に，電極から導電性ジェルが自動的に放出されるしくみ．
　原則3か月の期限（一時的な保険適用）があり，その間にICDの必要性を判断する．ちなみに，心筋梗塞後の致死性不整脈による死亡は，1か月前後がピークである．3か月を超えて使用する場合は，保険適用外となることに留意．

図9　遠隔モニタリングシステム：自宅にいながら安心が得られる

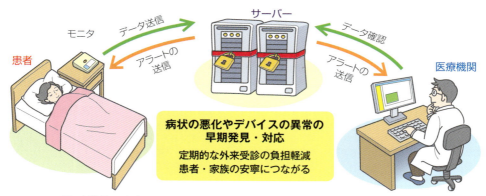

データ送信　：自宅に設置した専用のモニタからの情報が電話回線を通じて中央サーバーへ届く
データ確認　：医療機関はインターネット経由でサーバーにアクセスする
アラート設定：重大イベントが発生した際は即座に通知される

ICU Total Assessment

表12　重症不整脈を有する患者・家族への指導内容

適応となった不整脈

（一次予防か，二次予防）

各種デバイス手帳の携帯（必須）

デバイスの種類・設定条件（変更時の履歴等も含む）

基礎心疾患に対する治療・生活上の留意点

心不全管理：水分・塩分制限，体重コントロール，薬物・運動療法，ADL，生活環境の調整等

電磁波の干渉に関する注意

【携帯電話】
- ペースメーカー：本体との間に22cm以上の距離があれば影響なし
- ICD/CRT-D：本体間が5cm以内になると，不適切作動を生じる危険性

【ワイヤレスカードリーダー（Pasmo/Suica等）】
読み取り機は電磁波を発しているため，12cm以上離すことが推奨

【家電製品】
- IH電子調理機器：50cm以上離す（現実的には困難であるため，異常時は即座に離れる．短時間使用）
- 電子レンジ：問題ない　　・電気毛布：身体に巻きつけて使用しなければ問題ない
- 電気カーペット：うつ伏せ姿勢は避ける（電力が大きいため）　　・洗濯機・冷蔵庫：漏電の危険性に対応する厳重なアース

【図書館・店舗の盗難防止装置】
- 立ち止まることなく通過する程度であれば，問題ない

【空港などの金属探知機】
- 係員に各種手帳を提示し，指示に従うことが望ましい　　・携帯式金属探知機は非常に強力な磁場を発生するため，避ける

【体脂肪計】
- 積極的使用は勧められていない

【MRI検査】
- 強力な磁場（1500〜25000G）のため，原則禁止
- MRI対応型ペースメーカー（2010年保険償還）（本体・リードの双方がMRI対応型でないと不可能）

【鍼治療】
- 身体に直接電流を流すことがあるため，控える

【電気メス・心臓アブレーション治療】
- 対極板や電気メスは15cm以上離す　　・あらかじめ設定の調整（非同期モード，ペーシングレート等）

【体外式除細動器】
- 可能な限り，パドルを結ぶ線とデバイスの本体とリードを結ぶ線が直交するように設置し，除細動を施行する（本体は過大入力保護ダイオードで保護されるが，リードには電流が流れて先端の心筋を傷害する）
- 閾値の上昇や作動が停止する危険性があるため，除細動後はデバイスの設定を再確認する

デバイス植込み部位・リードへの過負荷の回避

デバイス植込みによる合併症の早期発見・対応（創部の観察）

感染，遅発性心タンポナーデ，静脈閉塞（浮腫），皮下血腫，リード穿孔・劣化・脱落，皮膚圧迫壊死など

植込み型除細動器の作動時，緊急時の対応

心肺蘇生講習会への家族の参加，原因検索を目的とした臨時の外来受診等

定期外来受診・遠隔モニタリングの必要性・方法

社会復帰・就学の支援体制等の調整

必要に応じて，職場・学校，役所・教育委員会等との調整

メンタルヘルスケア

抑うつ，適応障害，不安神経症，心的外傷後ストレス症候群（PTSD），Phantom Shock（除細動の作動が実際はないのにあったと錯覚する現象），患者・家族会，多職種の協働，リソースの活用，地域連携等

身体障害者手帳（心臓機能障害1級）の申請（植込み型デバイスなど）

自動車運転の禁止・制限（植込み型デバイスなど）
- 道路交通法に準拠する（2014年6月に道路交通法の改正）
- 初回の植込み後や本体の交換術後から意識消失の既往がある患者では6ヶ月以内，ない患者では30日以内に意識消失やデバイスの作動がなければ可能
- 作動後は12ヶ月の運転停止　　・職業運転（8t限定を除く中型免許・大型免許，第二種免許）は不許可
- 医師の診断書を最寄りの警察署に提出　　・最終的な可否は公安委員会と警察当局（医師ではない）

— 重症不整脈を有する患者 —

3）シームレスで負担の少ない在宅療法の可能性

　重症不整脈に対する治療や管理システムは，2010年に保険償還されたMRI対応型ペースメーカーおよび遠隔モニタリングシステム，2014年に保険償還された着用型自動除細動器（WCD，**図8**），2015年より治験が開始されたリードレスペースメーカーなど，急速な進歩を遂げています．そのため，クリティカルケア領域の看護師は，超急性期のみの看護に専念するにとどまらず，患者・家族の未来を見据えた継続看護に発展させるべく，さまざまな知見を得ることが大切です．

　遠隔モニタリングシステムは，植込み型心臓デバイス（ペースメーカー，ICD，CRTなど）や患者の情報が，自宅などの離れた場所から，電話回線を通じて医療機関に送ることができるサービスです（**図9**）．エビデンス確立のための結果や地道な評価が重要で，日々の実績を重ねる努力と姿勢が求められます．近年，デバイスの定期検診を目的とした外来受診は，とくに異常がない場合は回数を減らしても安全であることが証明されており[15]，本システムの普及と構築が期待されています．

WCD
wearable cardioverter defibrillator
着用型自動除細動器

引用・参考文献

1) Callans DJ：Out-of-hospital cardiac arrest－the solution is shocking. N Engl J Med, 351(7)：632-634, 2004.
2) Centers for Disease Control and Prevention (CDC). ：State-specific mortality from sudden cardiac death-United States, 1999. MMWR Morb Mortal Wkly Rep, 51(6)：123-126, 2002.
3) Zheng ZJ, et al. ：Sudden cardiac death in the United States, 1989 to 1998. Circulation, 104(18)：2158-2163, 2001.
4) Sandroni C, et al. ：In-hospital cardiac arrest：survival depends mainly on the effectiveness of the emergency response. Resuscitation, 62(3)：291-297, 2004.
5) Pickard A, et al. ：Capillary refill time：is it still a useful clinical sign? Anesth Analg, 113(1)：120-123, 2011.
6) American Heart Association著, 野々木宏ほか監：ECC（救急心血管治療）ハンドブック2010. シナジー, 2012.
7) 相引眞幸ほか：第2章 成人の二次救命処置(ALS). JRC蘇生ガイドライン2010. 日本蘇生協議会, 日本救急医療財団監, へるす出版, p.45-99, 2011.
8) Echt DS, et al. ：Mortality and morbidity in patients receiving encainide, flecainide, or placebo. The Cardiac Arrhythmia Suppression Trial. N Engl J Med, 324(12)：781-788, 1991.
9) Neumar RW, et al. ：Part1: Executive Summary: 2015 American Heart Association Guidelines Update for Cardiopulmonary Resuscitation and Emergency Cardiovascular Care. Circulation, 132(18 Suppl 2) S315-367, 2015.
10) 藤島正敏：循環器学の進歩 高齢者の循環器疾患 脳血管障害のリスクファクターとしての心疾患. 循環器専門医, 6(1)：19-26, 1998.
11) Gage BF, et al. ：Validation of clinical classification schemes for predicting stroke：results from the National Registry of Atrial Fibrillation. JAMA, 285(22)：2864-2870, 2001.
12) Camm AJ, et al. ：European Heart Rhythm Association；European Association for Cardio-Thoracic Surgery. Guidelines for the management of atrial fibrillation：the Task Force or the Management of Atrial Fibrillation of the European Society of Cardiology(ESC). Eur Heart J, 31：2369-2429, 2010.
13) Okumura K, et al. ：Validation of CHA_2DS_2-VASc and HAS-BLED scores in Japanese patients with nonvalvular atrial fibrillation：an analysis of the J-RHYTHM Registry. Circ J, 78(7)：1593-1599, 2014.
14) 日本循環器学会ほか：循環器病の診断と治療に関するガイドライン（2012年度合同研究班報告） 心房細動治療（薬物）ガイドライン（2013年改訂版）. 2013. http://www.j-circ.or.jp/guideline/pdf/JCS2013_inoue_h.pdf（2017年1月閲覧）
15) Varma N, et al. ：Efficacy and safety of automatic remote monitoring for implantable cardioverter-defibrillator follow-up：the Lumos-T Safely Reduces Routine Office Device Follow-up (TRUST) trial. Circulation, 122(4)：325-332, 2010.
16) Neumar RW, et al. ：Part 8：adult advanced cardiovascular life support：2010 American Heart Association Guidelines for Cardiopulmonary Resuscitation and Emergency Cardiovascular Care. Circulation, 122(18 Suppl 3)：S729-767, 2010.
17) 日本循環器学会ほか：循環器病の診断と治療に関するガイドライン（2008年度合同研究班報告） 不整脈薬物治療に関するガイドライン（2009年改訂版）. 2009. http://www.j-circ.or.jp/guideline/pdf/JCS2009_kodama_h.pdf（2017年1月閲覧）
18) 日本循環器学会ほか：循環器病の診断と治療に関するガイドライン（2010年度合同研究班報告） 不整脈の非薬物治療ガイドライン（2011年改訂版）. 2011. http://www.j-circ.or.jp/guideline/pdf/JCS2011_okumura_h.pdf（2017年1月閲覧）
19) 奥村謙編：ペースメーカ・ICD・CRT/CRT-D トラブルシューティングからメンタルケアまで. メジカルビュー社, p.75-134, 235-276, 2012.
20) 齊藤奈緒編集協力：特集 心臓デバイス植込み患者のケア. 看護技術, 60(13)：1298-1342, 2014.
21) 日本循環器学会ほか：循環器病の診断と治療に関するガイドライン（2012年度合同研究班報告） ペースメーカ, ICD, CRTを受けた患者の社会復帰・就学・就労に関するガイドライン（2013年改訂版）. 2013. http://www.j-circ.or.jp/guideline/pdf/JCS2013_okumura_h.pdf（2017年1月閲覧）

急性肝不全患者

露木菜緒 | 杏林大学医学部付属病院　集中ケア認定看護師

　肝臓は代謝の中枢であり，免疫や血液凝固因子の生合成，エネルギーの産生，蓄積，包合，排泄，解毒など多彩な機能を営んでいます．肝臓は沈黙の臓器といわれていますが，その所以は再生能力，代謝能力に優れ，ダメージを受けても残った正常細胞によって機能維持をするためです．したがって，急性肝炎は一般的には高度の肝酵素の上昇のみがみられても，肝臓の予備能と再生能によって完治します．しかし，肝細胞の破壊が予備能と再生能を超えると，急性肝不全になります．

1 ┃ 病態・患者状態の基礎知識

1)急性肝不全とは？

　急性肝不全は「正常肝または肝予備能が正常と考えられる肝に肝障害が生じ，初発症状出現後8週間以内に，高度の肝機能異常に基づいてプロトロンビン時間(PT)が40％以下またはINR値1.5以上を示すものである」と定義されています[1]．

　急性肝不全の原因は，ウイルス性や自己免疫性，薬剤性などさまざまですが，循環障害性，いわゆるショック肝もあります．右心不全によるうっ血，左心不全による肝血流低下，呼吸不全による重症低酸素血症など，肝臓への血流減少により起こる低酸素性肝障害(hypoxic liver injury)です．

　また，術後肝不全の原因として，過大切除による肝不全や，敗血症に続発する敗血症性肝不全などがあります．後者は，術後肝細胞の再生は得られますが，創感染など術後感染症を機に炎症反応により肝血流障害を生じます．炎症反応により産生されたサイトカインなどのメディエーターによって組織損傷が起こるため，多臓器障害へ移行するリスクが高くなります．

2)急性肝不全の症状と治療

　症状は，タンパク質合成能障害による低タンパク血症から腹水や浮腫が出現し，凝固因子合成能不足から出血傾向となり，消化管出血などを生じます．解毒代謝作用も障害され，ビリルビン代謝障害による黄疸，アンモニアの蓄積による肝性脳症も生じます．さらに，肝細胞の線維化などにより門脈圧が

PT
prothrombin time
プロトロンビン時間

INR
international normalized
ratio
国際標準化指数

ICU Total Assessment

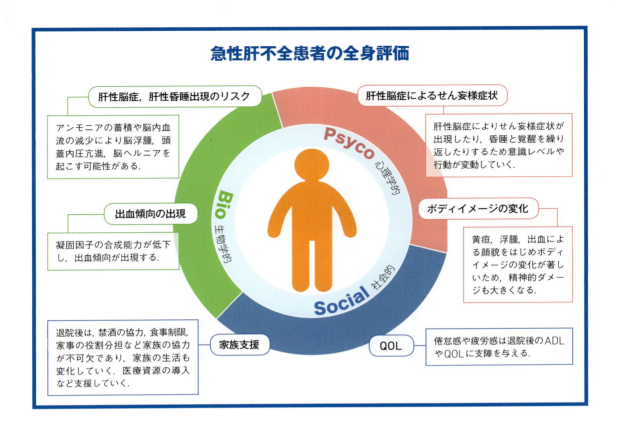

図1 肝不全と症状

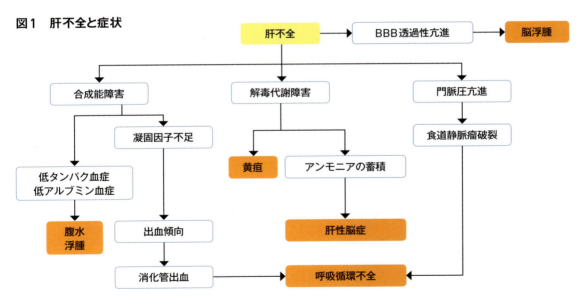

亢進し，胃や食道の静脈瘤の形成・破裂のリスクとなり，呼吸・循環不全へとつながります．

また，脳では毛細血管の内皮細胞がきわめて狭いことによる，物理的な障

壁である血液脳関門（BBB）が存在しますが，肝不全時はBBBが破綻し，脳浮腫をきたしやすい状態になります（**図1**）．

治療は，血漿交換（PE），血液濾過透析（HDF）のほか，免疫抑制療法（ステロイド）などが施行されます．ショック肝であれば呼吸・循環の安定とともに，敗血症性肝不全であれば炎症反応の沈静化とともに肝不全も回復してきますが，困難な場合は肝移植が検討されます．

2 ｜ 超急性期

1）身体面のアセスメント（図2）

①意識レベル・頭蓋内圧亢進症状の評価

肝性脳症（肝性昏睡）は急性肝不全の重篤な合併症の1つで，本来肝臓で代謝されるべきアンモニアなどの物質が解毒されず，血液中に増加し，脳内へ移行した結果生じます．また，アンモニアの蓄積や脳内血流の減少により脳浮腫をきたし，頭蓋内圧亢進から脳ヘルニアに至ります．肝臓の凝固能の低下に伴い脳出血を合併することもあります．

したがって，肝性脳症による意識障害の程度，羽ばたき振戦，瞳孔不同など神経学的所見の出現，頭蓋内圧亢進の徴候であるクッシング現象（高血圧・脈圧拡大・徐脈）などを観察し，脳ヘルニアを予防することが大事です．

また，血中アンモニア値の上昇も重要です．アンモニア値は肝性昏睡の指標となりますが，必ずしも並行して高値となるものではありません．その際，フィッシャー比の低下が参考になります．フィッシャー比とは，芳香族アミノ酸（AAA）と分岐鎖アミノ酸（BCAA）の比のことです（**図3**）．バリン・ロイシン・イソロイシンに代表されるBCAAは，アンモニア処理など筋肉で代謝され，フェニルアラニンなどのAAAは肝臓で代謝される特徴があります．肝不全時は，BCAAは合成阻害により減少し，AAAは代謝阻害により増加します．そのため，通常3.0程度のフィッシャー比が，肝性昏睡ともなれば1.0以下となります．

肝性脳症となれば，ラクツロースの注腸，マンニトール点滴などの治療とともに，頭部挙上し脳圧を上昇させないような体位調整，鎮静薬を使用し刺激を避けることなども必要となります．また，CTや脳波で評価するとともに，痙攣の出現にも注意します．

なお，急性肝不全では糖代謝も障害されるため，肝グリコーゲンの低下，糖新生低下などにより，低血糖がみられます．低血糖による意識障害予防のためにも，ブドウ糖の持続点滴，血糖コントロールも重要です．

②呼吸・循環の評価

急性肝不全では，肝細胞壊死に伴うタンパク質合成能の低下，低アルブミン血症の状態となり，血管透過性の亢進により肺水腫を起こしやすくなりま

BBB
blood-brain barrier
血液脳関門

PE
plasma exchange
血漿交換

HDF
hemodiafiltration
血液濾過透析

図3　フィッシャー比

芳香族アミノ酸
フェニルアラニンなど．
肝臓で代謝．

BCAA/AAA

分岐鎖アミノ酸
バリン・ロイシン・
イソロイシンなど．
筋肉で代謝．

＊BTR
branched-chain amino acids/tyrosine molar ratio
フィッシャー比は測定が煩雑で高価なため，酵素法を用いた簡単なフィッシャー比測定がある．BTRは，総分岐鎖アミノ酸/チロシンモル比（チロシン）で求められる．

AAA
aromatic amino acids
芳香族アミノ酸

BCAA
branched-chain amino acids
分岐鎖アミノ酸

ラクツロースの注腸
腸内を酸性化してアンモニアをイオン化することにより消化管からのアンモニアの吸収を抑制する効果

図2 肝不全のアセスメントと対応

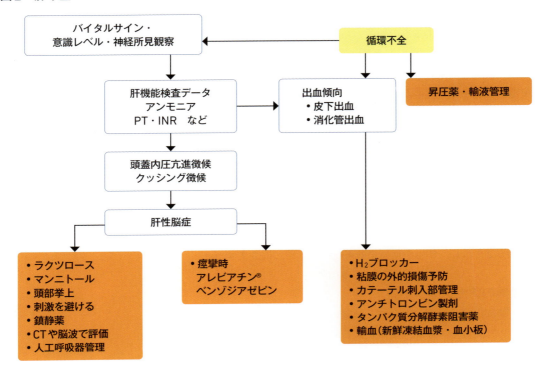

す．また，腹水の貯留は横隔膜を押し上げ，換気不全，呼吸困難，低酸素血症をきたしやすくなります．低酸素血症は脳圧亢進にもつながるため，PaO_2 100Torr以上の維持を目標にします．

また，肝動脈血流量は，他臓器のように臓器の酸素需要に応じた変化は乏しい特徴があり，循環不全をきたしやすい状態です．このような低酸素血症，循環不全は，さらに肝不全を増悪させます．

したがって，人工呼吸器を使用した呼吸管理，酸素消費量を最小限にするケア，昇圧薬，輸液などを適切に行い，循環動態の安定をはかることが重要です．なお，昇圧薬はノルエピネフリンが望ましく，バソプレシンは腸管血流や肝血流の低下が懸念されるため避けます．

③出血傾向の評価

血液凝固因子は肝臓で生成されるタンパク質であり，肝不全では凝固因子の合成能力が低下し，出血傾向が出現します．肝不全の定義に，PT，INRが設定されているのはそのためです．また，門脈圧亢進による脾腫により血小板の減少も認め，より出血傾向に拍車がかかります．

したがって，皮下出血の有無，カテーテル挿入部の出血の有無の観察と，粘膜の外的損傷予防を行います．また，下血や吐血の有無や胃管排液の性状

PT
prothrombin time
プロトロンビン時間

INR
international normalized ratio
国際標準化指数

を観察し，消化管出血の有無も確認します．消化管出血の原因は，凝固因子の減少や食道静脈瘤以外にも，胃微小循環不全・胃粘膜防御機構の破綻などによる胃粘膜の潰瘍によるものも多いため，H₂ブロッカー（ガスター®など）やPPI（オメプラール®など）などの予防投与も行います．

さらに，凝固能の推移を追うことも重要です．アルブミンやコリンエステラーゼなどの因子は半減期が20日程度と長いのに対し，凝固因子の半減期は5時間から3日と短いため，現在の肝機能や重症度を評価する指標となります．

PPI
proton pump inhibitors
プロトンポンプ阻害薬

2）精神面のアセスメント

急性肝不全の超急性期は，肝性脳症により自覚症状を的確に訴えられないことも多くあります．人工呼吸器管理されていることも多く，鎮痛は重要になります．

しかし，鎮痛に使用するフェンタニルは肝代謝であり，肝機能が低下している状態では蓄積し，作用が延長する可能性も念頭に置きます．

3) 社会面のアセスメント

患者・家族は超急性期において，病態の悪化や死への恐怖などを抱えています．さらに，黄疸，浮腫，出血による顔貌をはじめボディイメージの変化が著しいため，家族の精神的ダメージも大きくなります．そのため，家族への精神的援助も大事です．

患者・家族ともに疾患の理解，現状の認知を深められるようにかかわります．また，肝不全治療は，PEなど高額な治療費に関しても不安を抱えるため，高額療養費制度の申請など，早めにMSWの介入を検討することもあります．

MSW
medical social worker
医療ソーシャルワーカー

3 | 脱超急性期

1）身体面のアセスメント
①脱超急性期の判断と栄養の評価

急性肝不全時は，意識レベルの改善，アンモニア値の改善，PT 40％以上などに改善してきたら，脱急性期と考えます．

急性肝不全時の栄養管理は，タンパク質代謝障害により，急性期はいかなるアミノ酸も窒素負荷となり，肝性脳症が悪化します．したがって，タンパク質投与は肝性脳症回復後，脱急性期から行います．

タンパク質投与は，フィッシャー比の高いアミノレバン®などから開始します．しかし，肝臓での尿素回路による窒素代謝がすぐに改善しているわけではないため，過剰な窒素負荷に注意し，血中アンモニア濃度や血漿アミノ酸濃度を観察しながら徐々に増量します．

エネルギー量についても，急性肝不全時は異化亢進（エネルギー需要の増大

ICU Total Assessment

表1　肝性脳症の重篤度

段　階	特　徴	羽ばたき振戦
前駆期(第Ⅰ期)	多幸性，ときに抑うつ，軽度の錯乱状態，精神反応の緩徐化，話しぶりの緩徐化，不明瞭化，睡眠リズムの逆転	軽度のものがしばしば存在する
切迫昏睡(第Ⅱ期)	見当識低下，睡眠量増加，異常行動(お金をまく，化粧品をごみ箱に捨てるなど)	存在する(容易に誘発できる)
昏迷(第Ⅲ期)	嗜眠状態であるが覚醒させうる．しばしば興奮状態またはせん妄状態を伴う	存在する
昏睡(第Ⅳ期)	意識消失，痛覚刺激に反応することもある	欠如
深昏睡(第Ⅴ期)	痛み，刺激にもまったく反応しない	欠如

文献5)より引用

に対し筋タンパク分解の亢進など代謝亢進状態)していますが，エネルギー利用が障害されています．1日25〜35kcal/kgが推奨されていますが，過剰なエネルギーは肝臓に負担を与えるため，慎重に投与します．

　また，高アンモニア血症を助長しないための便通コントロールも重要です．アンモニアの大部分は腸管で発生し門脈に吸収されますが，肝不全状態では無毒化されないまま血中アンモニア濃度が上昇してしまいます．下剤の投与など，便秘を避ける必要があります．

②安静と運動のバランスの評価

　超急性期は，安静により肝血流量を増加させ肝保護することが重要となりますが，超急性期を脱したら，少しずつ運動を取り入れます．過度な安静は，筋力・筋量が低下します．アンモニアの処理を行う骨格筋量の低下は，高アンモニア血症のリスクを高めてしまいます．

　離床時間を少しずつ伸ばし，自動運動も促しますが，この時期の過負荷は肝臓への負担が大きく，悪化のリスクとなります．心拍数の増加などバイタルサインの変動に注意し，休息を挟みながら実施することが重要です．

　立位や坐位より臥位のほうが肝血流は増加するため，食後は横になり安静にする時間を設けます．このように，運動と安静のバランスが大事なのです．

2) 精神面のアセスメント

　肝性昏睡から離脱すると，意識レベルの変化，性格・行動の変化，睡眠の異常などの精神症状や，点滴の自己抜去などの不穏行動も出現します．この時期は昏睡と覚醒を繰り返すこともあり，意識レベルの変動や進行に注意する必要があります．

　肝性脳症の重症度分類にて評価します(**表1**)．また，家族は覚醒を喜ぶとともに，患者のキャラクターの変化にショックを受けることもあります．家族への精神的ケアを行うことも重要です．

— 急性肝不全患者 —

4 | 慢性期・回復期

1)身体面のアセスメント

①慢性肝不全，肝硬変移行のアセスメント

　肝不全は，急性期を脱した後も，線維化という形で修復し，肝硬変へ移行していきます．恒常的な肝機能障害を生じるため，肝細胞破壊が持続しているのか，終結に向かっているのか検査データからとらえることも重要です．

i) AST・ALT

　AST・ALTは，アミノ酸代謝やエネルギー代謝にかかわる酵素で，肝細胞破壊を受けると血中に逸脱し上昇します．AST・ALTがとる値は数千から2万台までと幅広いですが，著しい高値は広範な肝細胞破壊があることを推測させます．重症度の指標にはなりませんが，終結に向かっているのかはとらえることができます．

　ALTは肝臓からの逸脱が大部分ですが，ASTは肝臓以外に，心筋，骨格筋などにも存在しています．そのため，ASTのみが増加している場合は，心筋梗塞など肝以外の疾患の合併が疑われます．

ii) ビリルビン値

　広範な肝細胞障害では，肝臓で間接ビリルビンから直接ビリルビンに作り変えられず，間接ビリルビンが上昇します．このことから，直接ビリルビン(D)/総ビリルビン(T)の比(D/T比)も指標になります．

iii) アルブミン

　肝硬変へ移行，進行するとタンパク質合成能が低下するため，低タンパク・低アルブミン血症となると，腹水や浮腫が出現します．急激な体重増加は，下肢の浮腫や腹水の可能性があると疑うことも必要です．

　ナトリウムや水の制限で腹水が改善しない場合は，フロセミドを併用します．フロセミドの欠点は，血清アルブミンが低値のときは効果が出にくく，増量すると腎機能が低下してしまう点です．腎不全の合併は予後不良であり，肝硬変患者が腎不全を合併すると死亡率が上昇するため[2]，腎機能データも注意が必要です．

　また，肝硬変に近くなるとアルブミン値は低下しますが，γ-グロブリンは上昇します．このため，アルブミン(A)とグロブリン(G)の比(A/G比)の低下は，肝臓の線維化を反映します．

iv) コリンエステラーゼ(ChE)

　ChEはコリンエステルを分解しタンパク質を産生する酵素の一種で，肝臓で産生されます．細胞障害とともに低下し，回復とともに上昇します．ChEは早期から異常値を示すため，早期から肝障害の有無を判断できます．

v) 動脈血中ケトン体比(AKBR)

　AKBRは，アセト酢酸/β-ヒドロキシ酪酸の比で表されます．肝臓で生成されたアセト酢酸はミトコンドリア内で酸化還元状態によりβ-ヒドロキシ酪

AST
aspartate
aminotransferase
アスパラギン酸アミノトランスフェラーゼ

ALT
alanine
aminotransferase
アラニンアミノトランスフェラーゼ

ChE
cholinesterase
コリンエステラーゼ

AKBR
arterial ketone body
ratio
動脈血中ケトン体比

ICU Total Assessment

表2　動脈血中ケトン体比

AKBR値	評価	機能および予後
1.00以上	N：正常	肝の機能正常
1.0～0.7	A：ほぼ正常	移植肝などとくに負荷の大きい場合を除き，肝はほぼ正常に機能
0.7～0.4	B：警戒	肝機能低下を認めるが，集中治療により肝の機能維持可能
0.4～0.25	C：危険	すでに生命を維持できる機能はなく，肝維持の特殊治療が必要
0.25以下	D：終末期	いかなる治療も無効で，"0"に近づけば無肝に等しい

表3　食事とBCAA製剤（非代償性肝硬変用BCAA製剤）

	アミノ酸量	常用量	製剤からのアミノ酸量	製剤容量
アミノレバン®EN	13.4g/包	2～3包（分2～3）	26.8～40.2g/day	50g/包
ヘパンED®	11.2g/包	1～2包（分1～2）	11.2～22.4g/day	80g/包
リーバクト®顆粒	3.9g/包	3包（分3）	11.7g/day	4.15g/包

文献6）より転載

酸に変換されます．

　正常は1ですが，肝細胞障害が生じるとAKBRが低下するため，肝予備能の指標としても重要です（**表2**）．

　D/T比の著しい低下，アンモニアの上昇などは予後不良の指標としても重要です．このように残存肝機能や肝障害の進行をデータから総合的に評価します．

②栄養評価

　肝予備能が改善し回復期に入れば，肝不全用経腸栄養剤を開始し，経口摂取可能となれば，さらに低タンパク食と併用していきます．ここでも，過剰なタンパク質摂取は肝性脳症を惹起する可能性があるため，製剤のタンパク質量を把握し（**表3**），食事由来のタンパク質を調整する必要があります．

　また，腹水がある場合は塩分制限が必要です．ビタミンやミネラルは肝機能に重要であるため，それを多く含む緑黄色野菜，ビタミンCなどの含有量の多い果実類も摂取します．

　便秘は肝不全の大敵です．食物繊維は腸の運動を亢進させるため，便秘の予防に効果的です．毎日排便があることが望ましく，下剤を使用してでも便秘を予防することが重要です．

2）精神面・社会面のアセスメント

　病態の回復とともに，退院への準備と不安が生じるため，退院後の生活への指導を行います．

— 急性肝不全患者 —

①禁酒指導

アルコールが分解されたアセトアルデヒドは，直接肝細胞障害を与えます．また，食事摂取が不規則，栄養不足の原因にもなります．

家族や周囲の人にも禁酒の必要性を説明し，理解と協力を促すことが重要です．

②倦怠感など日常生活の不安

肝不全患者は倦怠感を生じやすくなり，日常生活に支障をきたします．また，症状による倦怠感によりさぼっているように評価されることもあり，より精神的な負担になります．家族や周囲の人に病状を説明し，休息の必要性を理解してもらうことも大事です．

食事を分割で摂取する，入浴はシャワーだけにするなどの日常生活の工夫だけでなく，家事の分担など家族や周囲の人の協力を仰げるように支援していくとともに，医療資源の導入なども行います．

引用・参考文献

1) 持田智ほか：我が国における「急性肝不全」の概念，診断基準の確立：厚生労働省科学研究費補助金（難治性疾患克服研究事業）「難治性の肝・胆道疾患に関する調査研究」班，ワーキンググループ-1，研究報告．肝臓，52：393-398，2011.
2) 泉並木：肝性浮腫の特徴と対策．Fluid Management Renaissance，5(1)：68-72，2015.
3) 名越澄子：肝疾患．日本臨牀，72(4)：726-729，2014.
4) 入江工ほか：肝切除術．消化器外科ナーシング，14(12)：1204-1211，2009.
5) 望月響子ほか：肝不全．消化器外科ナーシング，15(6)：593-597，2010.
6) 宮澤靖：急性肝炎．ニュートリションケア，4(2)：130-136，2011.

脳循環・神経障害患者
―ICP亢進―

高橋悠葵 | 秋田県立脳血管研究センター 看護部　集中ケア認定看護師

1 | 病態・患者状態の基礎知識

1)頭蓋内圧(ICP)とは?

　脳は硬い頭蓋骨におおわれ,視神経が通る視神経管と延髄から脊髄につながる大孔を除くと,ほぼ閉鎖空間です.

　頭蓋内の構成要素は,脳(80%),髄液(10%),血液(10%)の3つです.頭蓋骨の大きさは変わらないため,これらの総和は常に一定(修正モンロー・ケリー理論)です.頭蓋腔内の圧を頭蓋内圧(ICP)といい,頭蓋内容の容積の変化によって上昇します.

　頭蓋内圧の基準値は,10〜15mmHg(13〜20cmH_2O)です.頭蓋内静脈や静脈洞,頸静脈には弁がないため,呼吸・いきみ・咳などの胸腔内圧が反映されます.また,頸部屈曲により静脈還流が阻害されることでも頭蓋内圧が上昇する可能性があります.頭蓋内圧が15mmHg(20cmH_2O)以上は異常となります.

ICP
intracranial pressure
頭蓋内圧

2)ICP亢進とは?
①ICP亢進のメカニズム

　硬い頭蓋骨はそれ以上広がることができないため,頭蓋内圧に異常が起こると正常脳組織が圧排され,限られた頭蓋内で体積が増加し,頭蓋内圧が上昇します(図1).

　正常な頭蓋内環境では,頭蓋内要素の緩徐な変化に対し緩衝機能が働き,頭蓋内圧を正常に保とうとします.急な圧変化には,静脈血や髄液腔を減少させ容積を調節します.さらに長期間圧変化が続くと,動脈の収縮や脳実質の萎縮などが起こり,頭蓋内圧を下げようとします.

　これらの緩衝作用が限界を超えると,頭蓋内圧は急激に上昇し始めます[1].

②ICP亢進時に生じること

　頭蓋内圧が亢進すると,脳灌流圧(CPP)が低下し,脳虚血と脳ヘルニア・脳幹圧迫が生じます.CPPは,脳血流(CBF)の間接的指標として用いられ,平均血圧(MAP)と頭蓋内圧の差で表されます.

　脳には,平均血圧が低下しても脳血管径を変化させ血流を維持する脳血流

CPP
cerebral perfusion
pressure
脳灌流圧

CBF
cerebral blood flow
脳血流

MAP
mean arterial pressure
平均血圧

― 脳循環・神経障害患者 ―　129

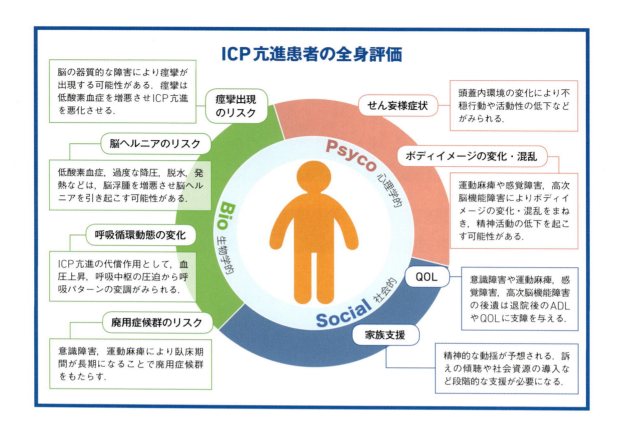

図1 頭蓋腔の構成と頭蓋内圧亢進

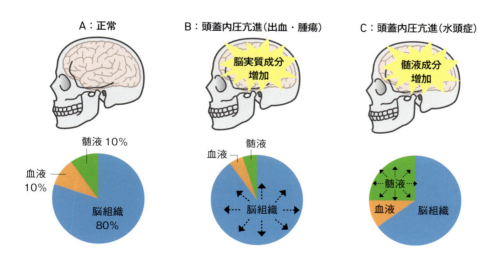

自動能（autoregulation）が備わっています．高血圧既往などにより個人差はありますが，平均血圧が60〜160mmHgの範囲であれば，脳血流は一定に保たれています（**図2**）．しかし，脳に器質的変化が起こると，脳血流自動能が破綻し，脳血流は血圧依存性に変化します．

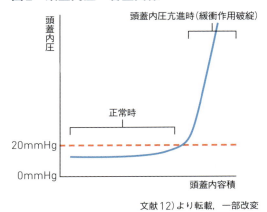

図2 頭蓋内圧—容量曲線

文献12)より転載,一部改変

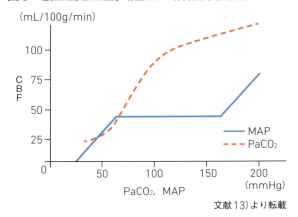

図3 脳血流と血圧,動脈血二酸化炭素分圧

文献13)より転載

③ICP亢進の原因

　重症脳卒中発症時は,著明な高血圧を認めます.これは,局所的な脳虚血を改善すべく脳血流を増加させる生理的反応,疼痛,血管破綻によるカテコールアミンの放出から生じる交感神経系の亢進が原因です.

　過度な高血圧では,血管床の増加に伴う脳腫脹から頭蓋内圧亢進をまねきます.また,動脈血二酸化炭素分圧($PaCO_2$)も脳血流を変動させる因子となります.

　脳血管にはCO_2反応性があります.$PaCO_2$が20〜80mmHgの範囲であれば,$PaCO_2$が増加すると血管抵抗は減少し,脳血流が増加,結果的に頭蓋内圧が上昇します[2](**図3**).

　頭蓋内圧上昇による脳虚血は,脳組織への糖・酸素供給低下から脳浮腫を増強させ,頭蓋内圧亢進を増長させます.頭蓋内圧が20mmHg以上になると細胞のエネルギー代謝障害が生じ,40mmHg以上になるとクッシング現象(血圧上昇,脈圧増大,徐脈)が生じます[3].

$PaCO_2$
partial pressure of arterial carbon dioxide
動脈血二酸化炭素分圧

3) ICP亢進症状

　頭蓋内圧亢進の自覚症状には,頭痛や嘔吐があります.頭蓋内圧が上昇し緩衝作用が破綻すると,頭蓋内の血管や硬膜が圧迫・伸展されるため,頭痛が生じます.嘔吐は,第4脳室底にある嘔吐中枢への圧迫が原因で起こり,食事とは無関係に悪心を伴わず突発的に起こります.

　他覚症状には,意識障害,外転神経麻痺,クッシング現象があります.脳幹(橋)から出た外転神経は,海綿静脈洞に入る際に急激なカーブを描くため,脳圧亢進時に麻痺を引き起こす原因と考えられています[4].

　クッシング現象では,頭蓋内圧亢進による脳灌流圧低下を代償するため,血管中枢や交感神経系が刺激され収縮期血圧が上昇します.さらに,急激な血圧上昇により頸動脈小体や大動脈小体などの圧受容体が刺激されることで,徐脈となります.

— 脳循環・神経障害患者 —

図4 脳ヘルニアの種類

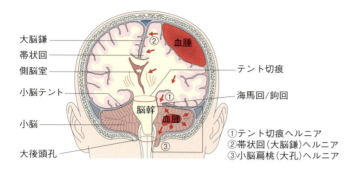

4) 脳ヘルニア

　頭蓋内圧亢進がさらに進行すると，脳組織が圧抵抗の低いほうに偏位し，周囲の脳組織を破壊します．これを脳ヘルニアといいます．

　大脳は，小脳テントを境に小脳や延髄と区画されており，小脳上面をおおうテントに開いた孔に中脳が通ります．大脳レベルで頭蓋内圧が亢進すると，側頭葉内側部が落ち込み，テント切痕（大脳と小脳の境）と脳幹（中脳）の間にはまり込みます．これにより，脳幹（中脳）の動眼神経圧迫，動眼神経の伸展・屈曲が起こり，障害側の瞳孔不同が生じ対光反射が消失します．

　また，意識中枢である脳幹網様体賦活系の機能が低下することで，意識障害が生じます．これをテント切痕ヘルニア（または鉤ヘルニア）といいます．

　テント切痕ヘルニアが進行し，延髄から脊髄につながる大孔まで圧迫が加わると，小脳が下方へ押し出されます．そして延髄を圧迫し，短時間で生命維持中枢が障害され，死に至ります（大孔ヘルニア，**図4**）．

　テント切痕ヘルニアは，大孔ヘルニアの警告症状として重要であり，的確な観察と迅速な対応が必要になります．

2 超急性期

　原疾患の発症初期は，神経脱落所見（意識レベル，瞳孔所見，眼球運動，運動麻痺・異常肢位）の変化や呼吸状態，バイタルサインの変化に注意し観察します．

1) 意識障害

　頭蓋内圧亢進時に最初にみられるのは，意識障害です．

　脳幹網様体，視床・視床下部，大脳皮質は，自分の置かれている状況を認知するために重要です．これは，中脳から視床下部，視床に広がる脳幹網様体賦活系が正常に機能し，大脳皮質を興奮させることで，意識水準（覚醒）が

図5 脳ヘルニアのstage

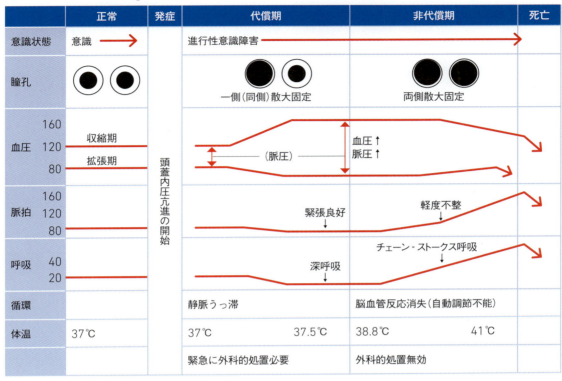

文献21, 22) を参考にして作成

正常に保たれ, 大脳皮質の正常な働きで意識内容(認知)が維持されます.

脳ヘルニアの初期段階では, 脳虚血・脳出血による脳浮腫やくも膜下出血, 硬膜下・硬膜外出血などにより大脳皮質への圧迫が増すことで, 脳幹が圧迫され意識障害が生じます.

意識障害は, 覚醒度の低下のほかに, 異常言動や異常行動としてみられることがあります. つじつまの合わない言動や体動の増加がみられ始めたら, 頭蓋内圧亢進を疑いほかの神経徴候を確認します.

2) 瞳孔・眼球運動の異常

発症時の意識レベルが重度で, その変化がわかりにくい場合は, 瞳孔所見や眼球運動異常の有無, バイタルサインの変化からクッシング現象の有無を経時的に観察します (図5).

瞳孔所見は, 瞳孔不同の有無, 対光反射の有無を観察します. 眼球運動は水平眼球運動を観察します. 意識障害があり従命が困難な場合は, 頭位変換眼球反射 (人形の眼現象) により水平眼球運動を評価します.

瞳孔不同 (一側の瞳孔散大) の出現や対光反射の消失は, 同側の動眼神経麻痺を示します. 水平眼球運動障害を認めた場合は, 同側の外転神経麻痺が疑

表1　GCS

	開眼(E) eye opening	点数	言語機能(V) verbal response	点数	運動機能(M) motor response	点数
GCS	自発的に開眼	4	正確な応答	5	命令に従う	6
	呼びかけにより開眼	3	混乱した会話	4	疼痛刺激を払いのける	5
	疼痛刺激により開眼	2	不適当な言語	3	疼痛刺激に対して四肢屈曲・逃避	4
	開眼しない	1	理解不明の声	2	疼痛刺激に対する四肢異常屈曲(除皮質硬直)	3
			発語なし	1	疼痛刺激に対する四肢異常伸展(除脳硬直)	2
			気管内挿管，気管切開	T	まったく動かない	1

- 「言語機能(V)」の評価において，失語があれば「A」，気管挿管時は「T」と記載し，1点として評価する.
- GCSの合計14〜15点は軽症，合計8点以下は重症と評価する.

われます．動眼神経は中脳，外転神経は橋にあります．これらの所見がある場合は，脳ヘルニアを引き起こしている可能性があります．

また，睫毛反射や角膜反射によっても，脳幹障害の有無が観察できます．これらの求心路は三叉神経で，遠心路は顔面神経になります．三叉神経，顔面神経は橋にあるため，脳幹(橋)の障害がある場合は眼瞼が閉じなくなります．

GCS
Glasgow Coma Scale
グラスゴー・コーマ・スケール

3) 運動麻痺

① 運動麻痺・異常肢位

運動麻痺や異常肢位は，GCSの最良運動機能(M)のスコアの推移で評価します．意識障害が重度の場合は，胸骨への痛み刺激による四肢の反応を観察します(**表1**).

四肢の筋に運動の指令を出す中枢は，前頭葉の中心前回に存在する1次運動野の上位運動ニューロンです．一側の上位運動ニューロンは，錐体路(皮質脊髄路)を形成し，延髄下部の錐体交叉で対側に交叉し，対側の上下肢の下位運動ニューロンを支配しています[5].脳浮腫や脳出血など頭蓋内占拠性病変が増悪した場合，錐体路障害をきたし運動麻痺の増悪がみられます．

② 大脳皮質の広範囲の障害

大脳皮質が広範囲に障害された場合は，除皮質硬直がみられます．これは，錐体路の通り道である内包と隣接する大脳基底核や，視床が広範囲に障害された場合に生じます．

圧迫が中脳と橋，両側性に進行すると大脳，間脳(視床と視床下部)との連絡が断たれ除脳硬直を認めます[6].

4) 呼吸状態(パターン，リズム)

脳幹には，呼吸補助中枢(橋)と呼吸中枢(延髄)があります．圧迫により脳幹や大脳全体に障害が生じると，呼吸状態に変化がみられます(**表2**).

大脳皮質から脳幹(中脳)までの障害ではチェーン-ストークス呼吸，中脳下部から橋上部までの障害では中枢神経性過換気，延髄まで障害が及ぶと失調

表2　呼吸異常のパターンと特徴

呼吸量の異常	呼吸回数の異常	減少	徐呼吸	10回/分以下	睡眠時無呼吸症候群　10秒以上
		増加	頻呼吸	30回/分以上	交感神経系賦活時
	一回換気量の異常	減少	低呼吸	浅い呼吸	
		増加	過呼吸	深い呼吸	パニック障害
	呼吸回数・一回換気量の異常		中枢神経性過換気	規則正しく高振幅の速い過呼吸の連続	両側大脳皮質下，間脳の障害
呼吸リズムの異常	周期的な異常		Cheyne-Stokes呼吸	無呼吸期と過呼吸期を繰り返す	うっ血性心不全，脳幹より上位の中枢神経系の障害，高齢者（睡眠時）
			Kussmaul呼吸	速くて深い大呼吸	糖尿病性ケトアシドーシスや尿毒症などの代謝性アシドーシス
	不規則な異常		あえぎ呼吸	下顎で行う呼吸	橋・延髄レベルの障害
			Biot呼吸	失調性の呼吸	
	不規則な異常		失調性呼吸	呼吸数も深さもまったく不規則	延髄レベルの障害

性呼吸やあえぎ呼吸（下顎呼吸）がみられます[7]．そのため，呼吸回数や深さ，リズム，呼吸パターンを注意深く観察する必要があります．

　また，意識障害による舌根沈下は，換気量の低下から低酸素血症をまねき，$PaCO_2$を上昇させます．これにより脳血管拡張が起こり，頭蓋内圧亢進を増長させる可能性があります．そのため，体位調整による気道確保が必要です．

　そのほか，経口・経鼻エアウェイによる気道確保があります．しかし，気道閉塞や誤嚥の危険性があるため，より確実な気道確保として気管挿管が行われることがあります．

5）バイタルサイン

　頭蓋内圧亢進状態にある患者は脳灌流圧が低下します．そのため，脳血流を維持しようと生体防御反応が働き，交感神経系が賦活化され血圧が上昇し

ます.

原疾患発症時は脳血管自動調節能が破綻しているため,高血圧により脳血流が保たれます.そのため,安易な降圧は脳虚血を増長させる危険性があります.

脳出血の場合は,高血圧の持続が出血量を増大させてしまうため,脳卒中診療ガイドライン2015では収縮期血圧140mmHg以下への降圧が推奨されています.

6）脳浮腫

脳浮腫は,頭部外傷,脳血管障害,脳炎,脳腫瘍などさまざまな頭蓋内病変に合併します.

出血により血液脳関門が破綻すると,毛細血管の透過性が亢進し,血管内の水分が間質へ漏出します.さらに虚血に陥った神経細胞は,ATPを産生できずNa-Kポンプが正常に機能できなくなります.細胞内に貯留したNaは浸透圧勾配により水分を引きつけ,神経細胞は浮腫んでいきます.

脳浮腫の増悪は,容易に頭蓋内圧を亢進させるため,早急な治療が必要になります.

ATP
adenosine triphosphate
アデノシン三リン酸

7）脳浮腫・頭蓋内圧亢進症に対する治療

①頭位挙上

頭蓋内圧亢進時の治療には,保存的治療と外科的治療があります.

保存的治療には,頭位挙上や浸透圧療法（高浸透圧溶液の投与）,過換気療法,脳低体温療法などがあります.

頭位挙上は上半身を15 〜 30度挙上し,頸静脈からの還流を改善させ頭蓋内圧を低下させます.

②浸透圧療法

浸透圧療法は,浸透圧勾配を用いて脳組織内の水分を血管内へ引き込むことで頭蓋内圧を低下させる治療法です.高浸透圧溶液には,マンニトールやグリセリン製剤があります.

高浸透圧溶液の投与後は,2次的に頭蓋内圧が上昇するリバウンド現象が生じやすいため,バイタルサインや神経徴候の変動に注意が必要です（**表3**）.

③過換気療法

過換気療法は,$PaCO_2$上昇による脳血流量増加の予防で行います.しかし,過度の過換気は脳血流を減少させ,脳虚血をまねく危険性もあります.

また,呼吸性アルカローシスにより酸素解離曲線が左方偏移すると,脳への酸素供給を低下させる可能性もあるため,$PaCO_2$は25mmHg以下にならないよう管理します.

過換気による脳血流量減少作用は,4時間程度でしだいに解消します.そのため,脳ヘルニアなど緊急時の応急処置としてとらえる必要があります[4].

ICU Total Assessment

表3　高浸透圧溶液の特徴と注意点

薬剤	マンニトール	グリセリン製剤
作用時間	・即効性はあるが効果時間は短い.投与後40〜50分後にはICPは最低となり,持続時間は約3時間.	・即効性はなく,投与後約2時間後にICPは最低となり,持続時間は約6時間.
排泄	・腎	・腎：10〜20% ・肝：80〜90%
特徴・注意点	・強力な浸透圧利尿により水・電解質異常をきたしやすい. ・血液脳関門障害部位では,血管外に漏出して浮腫を助長させる可能性がある.	・浸透圧利尿が少なく,水・電解質バランスを障害しにくい.また腎障害も少ない. ・マンニトールと比較してリバウンド現象が少ない.

文献14)を元に作成

④脳低体温療法

　脳低体温療法は,体温低下に伴う必要エネルギー量の低下から脳代謝を抑制し,脳血流量が減少することで頭蓋内圧を低下させることができます.1℃につき約6%の脳血流量が減少するといわれています.

　合併症として,免疫能低下や電解質異常(低カリウム血症),不整脈の出現や心拍出量の低下などがあります.現在,脳低体温療法が推奨されているのは,心肺停止後症候群と新生児低酸素性虚血性脳症のみとされています[8].

⑤外科的治療

　外科的治療には,外減圧術,内減圧術,占拠性病変の摘出術,髄液の排除などが挙げられます.

　外減圧術は,緊急開頭手術により頭蓋骨の一部を取り外します.内減圧術は脳梗塞や脳挫傷などで機能していない脳組織そのものを一部除去することで頭蓋内圧の減圧をはかります.髄液の排除は,脳室ドレナージ,腰椎ドレナージなど,髄液量を減らすことで減圧します.

　減圧術は救命が目的であり,症状が改善するわけではありません.

⑥人工呼吸管理

　人工呼吸管理の目的は,低酸素血症の回避と$PaCO_2$の管理による頭蓋内圧管理です.頭蓋内圧亢進時には脳灌流圧は減少し,局所脳組織の酸素化は悪化します.脳虚血は2次性脳損傷(脳浮腫や脳ヘルニアなど)を悪化させるため避ける必要があります.

　人工呼吸器による陽圧換気は,胸腔内圧上昇により脳静脈還流を阻害し,頭蓋内圧を上昇させる可能性があります.高い呼気終末陽圧(PEEP)や気道内圧管理が必要な場合は,頭位挙上(15〜30度)を併用し,頭蓋内圧の管理を行います.

　人工呼吸器の同調不良によるバッキングは,胸腔内圧や脳静脈圧の上昇により頭蓋内圧亢進をまねきます.そのため,人工呼吸器の設定や鎮痛薬の投与量,鎮静深度を調整し対処します.

PEEP
positive end-expiratory pressure
呼気終末陽圧

— 脳循環・神経障害患者 —

⑦痛みの管理

脳自体には痛覚受容器がなく，痛みを感じることはありません．しかし，硬膜や血管には痛覚受容器が存在するため，頭蓋内圧亢進により痛みが出現します．

痛みは交感神経を活性化させ，血圧上昇，酸素消費量の増加，高血糖などを引き起こし，結果的に頭蓋内圧を亢進させます．重度の意識障害や鎮静管理を行っている場合，痛みを訴えることができず患者自身の主観的な評価を得られないことがあります．主観的な評価が困難な場合は，BPSやCPOTなどの痛みの評価スケールを用いて客観的に評価していくこともあります．

BPS
behavioral pain scale

CPOT
critical care pain observation tool

⑧鎮静管理

急性期の再出血予防や頭蓋内圧コントロール，脳エネルギー代謝需要の減少，治療・環境によるストレス(気管チューブの留置，吸引，体位調整など)の軽減を目的に，鎮静が行われます．プロポフォールやミダゾラムなどのベンゾジアゼピン系薬物は，脳代謝および脳血流量を減少させるため，頭蓋内圧を低下させます．しかし，プロポフォールは投与量が増加すると血管拡張作用により血圧が低下するため，脳灌流圧の低下には注意する必要があります．

3 | 脱急性期

ここで重要になるのは，1次性脳損傷(脳梗塞，脳出血，外傷など)からの機能回復の程度や，2次性脳損傷(脳浮腫や脳ヘルニアなど)の評価と合併症・廃用症候群の予防です．

また，治療後に機能障害が残ることが少なくないため，早い段階で退院後の生活を見越したニーズ把握に努め，医師やセラピスト，退院調整看護師，MSWなどの多職種で協働し，チームで退院支援を行う必要があります．

MSW
medical sccial worker
医療ソーシャルワーカー

1)脳浮腫

脳浮腫は原疾患の発症直後から出現します．発症3〜4日で最大となります．

外科的治療が行われた場合，手術による脳組織・小血管損傷により浮腫を増悪させる可能性があるため，引き続き神経徴候の観察を継続します．また，脳浮腫を悪化させる電解質異常(低Na血症)や低酸素血症に注意し，脳循環促進，頭蓋内圧低下を目的に，頭部挙上を継続して行います．

2)痙攣

脳の器質的な障害がある患者では，痙攣を引き起こす可能性があります．

痙攣は，大脳皮質運動野領域を含む中枢神経系から末梢神経系までの運動神経細胞に，一過性に過剰な興奮が生じ，全身または一部の筋肉が発作的に不随意収縮を引き起こす現象です．発作が長時間持続すると，低酸素状態か

ICU Total Assessment

ら脳虚血・脳浮腫を引き起こします.

　痙攣出現時は誤嚥や気道閉塞を防ぐため，気道を確保し，状態に応じて酸素投与，ジアゼパムの静脈投与が行えるよう準備する必要があります.

3）誤嚥性肺炎

　意識障害や嚥下障害がある場合は，誤嚥性肺炎の危険性があります.そのため，胸部聴診による副雑音の有無や呼吸音の左右差などを経時的に観察します.

　粗い断続性ラ音や高音の連続性ラ音が聴取された場合は，炎症反応による気管分泌物の増加が示唆されます.肺胞低換気や低酸素血症予防を目的に，体位ドレナージや吸引を実施します.

　体位ドレナージを行う際，とくに前傾側臥位を行う場合は，脳静脈還流を阻害しないよう過度な頸部屈曲を避けます.

4）発熱

　発熱は，発症時期により非感染性と感染性に原因が分かれます.発症1～2病日の発熱は，1次性脳損傷による炎症反応や体温調節中枢である視床下部の障害（中枢性）が原因です.発症3病日以降も発熱が持続する場合には，感染が考えられます.

　解熱薬としての非ステロイド性抗炎症薬（NSAIDs）は，中枢性の発熱の場合，解熱効果は期待できません.

NSAIDs
non-steroidal anti-inflammatory drugs
非ステロイド性抗炎症薬

　現在，クリティカルケア領域における体温管理は，免疫機能の賦活化，酸素消費量，心筋酸素需要の増大など，発熱による功罪が存在するため，積極的な解熱を推進するべきなのか明確な指針はありません.しかし中枢神経障害の患者では，体温上昇は神経興奮毒性，フリーラジカル産生，血管内皮機能障害により2次性脳損傷を引き起こし機能予後を悪化させる危険性が指摘されています[9].そのため，中枢性神経障害患者では積極的常温管理を行う必要があります.

5）せん妄様症状

　脳浮腫や意識障害の回復とともに，四肢の自動運動の増加が予想されます.しかし，意識レベルの改善により注意・遂行障害や病態失認などの高次脳機能障害が表出する場合もあります.

　注意力が低下した患者の場合，せん妄様の症状を呈するため，ドレーンやライン類の計画外抜去，転倒転落などの身体損傷に注意する必要があります.

6）廃用症候群

　意識障害や運動麻痺により自動運動がない状態が続くと，筋力は低下します.侵襲による異化亢進，糖新生からも筋タンパクの分解が進み，筋萎縮（廃用）を引き起こします.

　筋タンパクの減少は，呼吸筋や抗重力筋にも影響を与え，早期離床の弊害

— 脳循環・神経障害患者 —

となります．そのため，ROMによる他動運動，自動運動を組み合わせて実施し，筋肉代謝を促進することで筋萎縮を防止します．

ROM
range of motion
関節可動域

7）退院支援

発症前の生活状況や経済状況，家族構成・家族関係，家族の思い，そして可能であれば患者本人の希望・意向などの情報を収集します．また，多職種カンファレンスやリハビリカンファレンスなどで，患者の機能回復までの予測期間や予測されるゴールを共有します．これらの情報を統合，アセスメントし，今後の方針を決定します．

4 ┃ 慢性期・回復期

脳に障害を受けた患者の多くは，運動麻痺や感覚障害などからADLの低下がみられます．この時期は，障害された機能や残存機能の回復のため，積極的なリハビリテーションが行われます．

また，予測される最終的なゴールを十分に説明し，退院後の環境面や家族の受け入れ体制を確認し，患者・家族の疑問や不安を軽減できるよう介入します．

1）「できるADL」，「しているADL」

「できるADL」とは，努力して得られる最大限の能力であり，訓練時や評価時に一時的に発揮される能力です．「しているADL」とは，実生活の場や時間帯で，自然に実用的に行っている実行状況です[10]．

「できるADL」は，Barthel index（BI）で評価され，「しているADL」は，機能的自立度評価法（FIM）で評価されます[11]（**表4，5**）．

「できるADL」を「しているADL」として定着させるよう，セラピスト（PT，OT，ST）が行っている訓練内容を把握しましょう．その内容をセルフケア動作に取り入れることが，機能回復の促進につながります．

BI
barthel index
バーセル・インデックス

FIM
functional independence measure
機能的自立度評価法

PT
physical therapist
理学療法士

OT
occupational therapist
作業療法士

ST
speech therapist
言語聴覚士

2）精神的配慮

ADLの低下は，喪失感や抑うつ，意欲低下といった精神活動の低下をまねき，今後の生活への不安を助長させる可能性があります．患者の自尊心が低下しないよう過介助を避け，患者自身の成功体験を積み重ねていくことが大切です．

3）介護保険

患者の最終的なゴールに機能障害が残ることが予測される場合は，介護保険など社会資源を利用し退院後の生活に合わせた準備が必要になるため，患者・家族への説明が必要です（**図6**）．

表4 Barthel index

バーセル・インデックス（Barthel Index）			
食事	10点	自立	自助具を用いてもよい，妥当な時間内に終える
	5点	部分介助	食事をきざむなどなんらかの介助が必要
車椅子からベッドへの移乗	15点	自立	車椅子の寄せ，ブレーキやフットレストの操作などができる
	10点	部分介助	最小限の介助が必要
	5点	ほぼ全介助	坐位保持は可能であるが，移乗は全介助
整容	5点	自立	洗面，洗髪，歯みがき，ひげ剃り，化粧ができる
トイレ動作	10点	自立	衣服操作，後始末ができる．便器使用の場合は洗浄管理ができる
	5点	部分介助	身体の支え，衣服操作，後始末に部分介助が必要
入浴	5点	自立	浴槽への出入り，シャワーの使用，身体を洗うことができる
歩行	15点	自立	45m以上歩ける．装具，杖を使用してもよい（歩行器，車椅子は不可）
	10点	部分介助	介助により45m以上歩ける．歩行器使用を含む
	5点	車椅子使用	45m以上，自力で操作できる
階段昇降	10点	自立	手すり，杖を使用してもよい
	5点	部分介助	介助や監視が必要
更衣	10点	自立	衣類，靴，装具の着脱ができる
	5点	部分介助	若干の介助を要するが，妥当な時間内に終了する
排便コントロール	10点	自立	失禁がない．坐薬や浣腸の使用もできる
	5点	部分介助	ときどき失禁する．坐薬や浣腸の使用に介助を要する
排尿コントロール	10点	自立	失禁がない．尿器の使用もできる
	5点	部分介助	ときどき失禁する．尿器の使用に介助を要する

- 100点満点で，100点はADLがほぼ自立している状態である　・全介助の場合は0点とする
- 簡便であるが，その患者の改善点などは点数に現れにくい．転院するときなどに，大まかな状態を知る手段となる

Mahoney FL, Barthel DW.：Functional evaluation：the Barthel Index.
Maryland State Medical Journal，14（2）：61-65，1965 より引用

表5 FIM評価項目と採点基準

機能的自立度評価表（FIM：Fuctional Independence Measure）			
運動項目	セルフケア	食事	食事が用意された状態から，スプーンや箸で食物を口に運び，咀嚼し，嚥下する
		整容	歯みがき，整髪，手洗い，洗顔，ひげそりまたは化粧をする
		入浴	首から下を洗う（背中は含まない）
		更衣・上半身	腰より上の衣服の着脱（義肢・装具の着脱も）．入浴時の着脱は含まない
		更衣・下半身	腰より下の衣服，靴下，靴の着脱（義肢・装具の着脱も）．入浴時の着脱は含まない
		トイレ動作	排泄後に会陰部を清潔にし，排泄前後に衣服を整える
	排泄コントロール	排尿コントロール	排尿したいときにでき，したくないときには抑制する
		排便コントロール	排便したいときにでき，したくないときには抑制する
	移乗	ベッド・椅子・車椅子	ベッド，椅子，使用していれば車椅子の間での移乗
		トイレ	便器に近づいて座り，またはしゃがみ，その後便器から離れる
		浴槽・シャワー	浴槽（シャワー浴の場合はシャワー室）に入り，そこから出る
	移動	移動	屋内の平地歩行または車椅子移動
		歩行	屋内の12〜14段の階段の昇降（階段のみ，訓練時状況で採点してよい）
認知項目	コミュニケーション	理解	相手の話すことを理解する（聴覚に障害がある場合，手話などでもよい）
		表出	相手に意思を伝える（音声言語に障害がある場合，手話などでもよい）
	社会的認知	社会的交流	周囲の人と折り合いをつけ，適切にかかわって社会的場面に参加する
		問題解決	日常生活上の問題（金銭問題，身近に起こる危険など）を解決するための行動をとる
		記憶	日常的な活動のなかで必要な事柄を覚えている

〈採点基準〉
- 7点：完全自立
- 6点：修正自立（補装具，自助具使用）
- 5点：監視
- 4点：最小介助（75％以上自立）
- 3点：中等度介助（50％以上，75％未満自立）
- 2点：最大介助（25％以上，50％未満自立）
- 1点：全介助（自立25％未満）
- ※総得点：18〜126点
- 運動項目：13〜91点
- 認知項目：5〜35点

- 18項目について7段階で評価し，できる項目ではなく，いま現在している項目を点数化する
- ADLをより細かく，経時的に評価することが可能である

文献11, 17）を元に作成

図6　介護保険

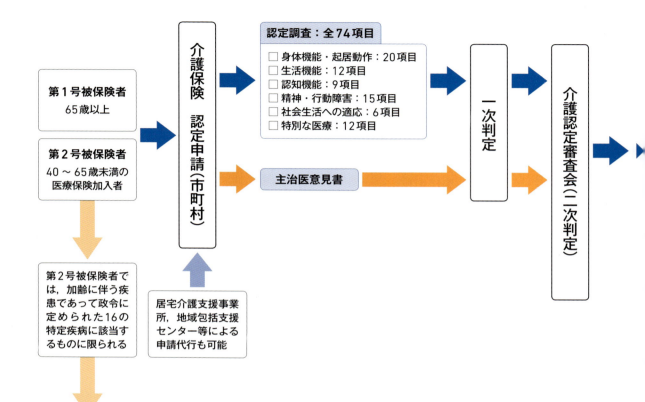

ICU Total Assessment

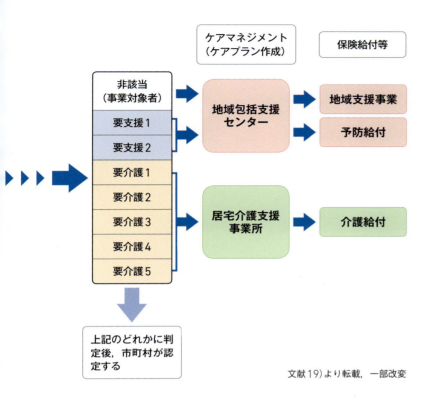

文献19)より転載，一部改変

引用・参考文献
1) 村井望：頭蓋内圧のしくみ．BRAIN NURSING, 29(9)：9, 2013.
2) 藤田基ほか：人工呼吸管理．救急医学, 37(12)：1557, 2013.
3) 河合真：神経学的所見と局在診断．INTENSIVIST, 5(3)：485, 2013.
4) 田村哲也ほか：脳浮腫と頭蓋内圧亢進．救急医学, 37(12)：1586, 2013.
5) 吉澤利弘：脳神経の見方．脳神経外科ナーシングQ&A, 総合医学社, p.25, 2009.
6) 中村俊介：脳神経の見方．脳神経外科ナーシングQ&A, 総合医学社, p.20, 2009.
7) 吉里孝子ほか：脳神経系障害の治療・ケア．クリティカルケア実践の根拠, 照林社, p.135, 2012.
8) 末廣栄一ほか：低体温療法．救急医学, 37(12)：1598-1601, 2013.
9) 小畑仁司：発熱と積極的常温管理．救急医学, 37(12)：1592, 2013.
10) 佐藤加寿美：脳血管疾患におけるセルフケア不足に関する標準看護計画．リハビリナース, 7(2)：8, 2014.
11) 栗原和也ほか：覚えておきたいリハビリテーション用語．リハビリナース, 7(3)：28, 2014.
12) 横堀將司：頭蓋内圧モニタリングと管理, INTENSIVIST, 5(3)：526, 2013.
13) 古家一洋平ほか：血圧管理．救急医学, 37(12)：1564-1568, 2013.
14) 高橋理沙ほか：ICU三年目ナースのノート, 日総研出版, p.142, 2013.
15) 清水宏明：頭蓋内圧亢進．BRAIN NURSING, 26(4)：64, 2010.
16) 平山謙二ほか：脳出血．STEP内科①神経・遺伝・免疫, 第3版, 海馬書房, p.106-111, 2012.
17) 林成之：頭部外傷．外傷．標準救急医学, 第3版, 医学書院, p.297-307, 2005.
18) 落合慈之, 稲川利光編：リハビリテーションビジュアルブック, 学研メディカル秀潤社, p.380-388, 2011.
19) 伊東利洋編：そのまま使える！図解説明　社会保障制度　指さしガイド　平成27－29年度介護報酬対応版 第2版．p.58-65, 日総研, 2015.
20) 宇都宮宏子：退院支援実践ナビ．p.20-48, 医学書院, 2014.
21) 伊藤洋ほか：BEST看護 脳神経外科．医学評論社, p.19, 1987.
22) 氏家幸子ほか：急性期にある患者の看護Ⅰ──急性期・クリティカルケア．廣川書店, p.148, 2005.

血液浄化療法患者

長坂信次郎 | 藤枝市立総合病院 集中治療室 看護師長　集中ケア認定看護師
藤田智和 | 藤枝市立総合病院 外科病棟　集中ケア認定看護師

1 | 病態・患者状態の基礎知識

血液浄化療法(blood purification)とは，血液中の病的な異常に対し，血液体外循環法・腹膜灌流法を用いて血液中の不要な物質の除去，また不足している物質を補給することで，病態の改善や悪化の予防を行う医療技術です．クリティカルケア領域では，急性腎傷害(AKI)や劇症肝炎などの急性疾患や慢性疾患の急性増悪時に人工補助療法として適応されることが多く，急性血液浄化療法とよばれます．また，侵襲により発生する各種メディエータの過剰産生対策として，PMMA膜hemofilterを用いた持続的血液濾過透析(PMMA-CHDF)療法の有用性も注目されています．

1) 血液浄化療法の適応

クリティカルケア領域における急性血液浄化療法の適応は，溢水症，AKI，高サイトカイン血症，急性肝不全，劇症肝炎，敗血症，MOF/MODS，重症急性膵炎，急性呼吸窮迫症候群(ARDS)，神経・筋疾患などが挙げられます(**表1**)．クリティカルケア領域の代表的な急性血液浄化療法は，持続的腎代替療法(CRRT)である持続的血液濾過透析(CHDF)(**図1**)，血漿交換(PE)(**図2**)，エンドトキシン吸着療法(PMX-DHP)が挙げられます．

①溢水症(over hydration)

体液が体内に過剰に存在する病態を溢水症とよびます．透析患者は残存腎機能が低下しており尿量が低下するため，体内に塩分・水分過剰状態となり溢水症となります．

溢水症は，全身の浮腫，前負荷増大に伴う肺うっ血・急性肺水腫などの症状が現れ，悪化すると急性心不全を引き起こします．溢水症改善のため，血液透析や循環不全がある場合は，CHDFが適応となります．

②AKI

数時間〜数日の間に急激に腎機能が低下する状態をAKIといいます．AKIには，診断基準(**表2**)が設けられ，原因によって①腎前性AKI(腎血流の障害)，②腎性AKI(腎実質の障害)，③腎後性AKI(腎以降の尿流障害)の3つに分類されます．臨床で遭遇するAKIは複雑な病態が混在していることが多く，病態

AKI
acute kidney injury
急性腎傷害

PMMA
polymethyl methacrylate
ポリメチルメタクリレート

MOF
multiple organ failure
多臓器不全

MODS
multiple organ
dysfunction syndrome
多臓器機能障害症候群

ARDS
acute respiratory
distress syndrome
急性呼吸窮迫症候群

CRRT
continuous renal
replacement therapy
持続的腎代替療法

CHDF
continuous
hemodiafiltration
持続的血液濾過透析

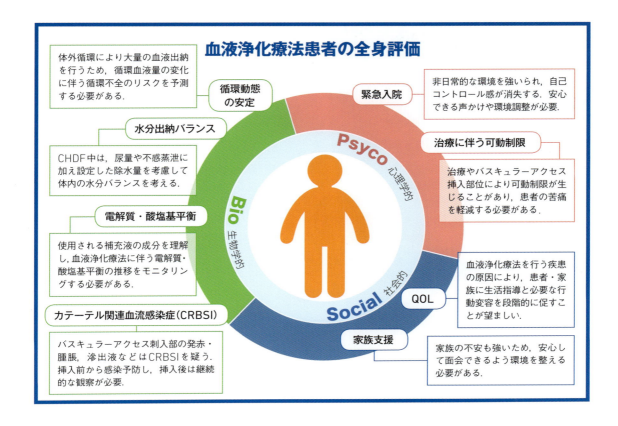

に応じた急性血液浄化療法が適応されます．

③高サイトカイン血症

　高サイトカイン血症は，重症急性膵炎，劇症肝炎，敗血症などの多大な生体侵襲を受けたときに合併して起きる病態です．種々の原因により炎症性サイトカインの産生や調節機構が破綻しており，多臓器不全を起こす可能性がある非常に危険な病態です．

　病態関連物質の除去に対して，PMMA-CHDFが有用であったという文献は多くあります．しかし，現在はエビデンスの確立に向けて多くの研究が行われている段階であり，各施設で基準を設けながら実施されています．

2) 血液浄化療法の基本原理

　血液浄化療法の基本原理は主に，拡散，濾過，分離，吸着です．これらの原理を使用して，過剰な水分や血液の老廃物を除去します．血液浄化はダイアライザーとよばれる透析器に血液を通すことで行われます．

①拡散

　拡散（溶質の移動）を使用した血液浄化療法は，透析膜とよばれる半透膜の性質を利用して行われます．血液と透析液を透析膜で区切ると，溶質（溶液中の溶けている物質）濃度の高い血液と濃度の低い透析液に分けられ，濃度勾配が生じます．このとき，透析膜を通過できる小さな分子（電解質，尿素窒素，

PE
plasma exchange
血漿交換

PMX-DHP
polymyxin B-direct hemoperfusion
エンドトキシン吸着療法

表1　急性血液浄化療法の種類, 原理, 方法および主な適応疾患

種類	原理	方法	主な適応疾患
血液透析(HD)	拡散	血液透析(HD)	薬物中毒, 慢性腎不全, 高アンモニア血症
		持続血液透析(CHD)	急性腎不全
血液濾過(HF)	濾過	血液濾過(HF)	急性腎不全
		持続血液濾過(CHF)	急性腎不全, 敗血症, MOF/MODS
血液濾過透析(HDF)	拡散・濾過	持続血液濾過透析(CHDF)	急性腎不全, 敗血症, MOF/MODS, ARDS
血漿交換(PE)	膜分離・遠心分離	血漿交換(PE)	劇症肝炎, ギランバレー症候群, 自己免疫疾患
		二重濾過(DFPP)	マクログロブリン血症, 重症筋無力症
血液吸着(HA)	吸着	活性炭	急性中毒
		ポリミキシンB固定化ファイバー	敗血症
		免疫吸着法	ギランバレー症候群, 重症筋無力症, 多発性硬化症
細胞成分除去法(CAP)	吸着	白血球・顆粒球吸着除去法	潰瘍性大腸炎, 悪性リウマチ, クローン病

文献7)より引用, 一部改変

クレアチニンなど)は, 濃度の高い血液から濃度の低い透析液へ移動します(**図3**). このように, 濃度勾配を利用して血液中から不要なものを取り除くことができます.

これとは逆に, カルシウムなどが血液中に不足しているときは, 透析液の濃度を高めに調整することで逆の濃度勾配をつくり, 血液へ移動させます.

②濾過

濾過(主に水の移動)は, 拡散の透析膜と同様に濾過膜とよばれる半透膜の性質を利用して行われます. その原理は, 濾過膜を境にして血液側から押す圧力(陽圧)や濾液側から引っぱる圧力(陰圧)で, 血液側から濾液側に水分や細孔より小さい溶液が濾過して移動します(**図4**). どちらも限外濾過とよばれ, 除水を意味します. 濾過膜にかかる圧力の総称を, 膜間圧力差(TMP)とよびます.

③分離

分離とは, 全血から血漿を分離することです. この基本治療には, PEがあります.

血液から病因物質を含む血漿成分を分離し, その血漿をすべて廃棄します. 同時に廃棄した血漿の代わりに, 新鮮凍結血漿(FFP)・アルブミン溶液を補液します.

④吸着

吸着は, 血液中に存在する有害物質を吸着剤に通すことで, 選択的に吸着除去します. 薬物中毒や肝性昏睡で使用される活性炭吸着やエンドトキシン吸着のほか, サイトカイン吸着除去が期待されるPMMA-CHDFもこの原理によるものです(**図5**).

HD
hemodialysis, 血液透析

HF
hemofiltration, 血液濾過

HDF
hemodiafiltration
同時血液透析濾過

HA
hemoadsorption
血液吸着法

CAP
cytapheresis
細胞成分除去法

CHD
continuous hemodialysis
持続的血液濾過透析

CHF
continuous hemofiltration
持続的血液濾過法

DFPP
double filtration plasmapheresis
二重濾過血漿分離交換

TMP
trans membrane pressure, 膜間圧力差

FFP
fresh frozen plasma
新鮮凍結血漿

ICU Total Assessment

図1 CHDFの一般的な回路

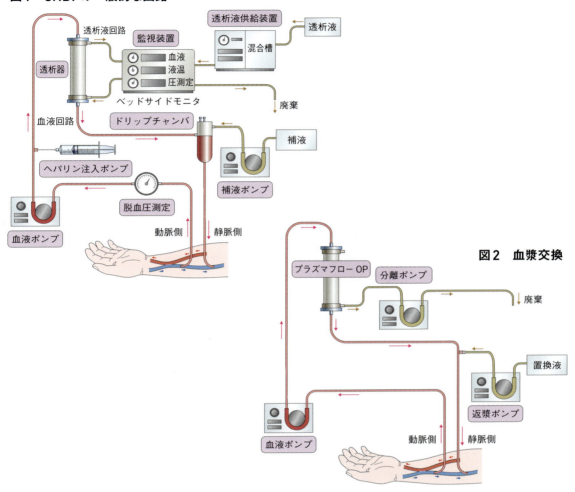

図2 血漿交換

表2 AKIの診断基準

48時間以内にSCr値が≧0.3 mg/dL 上昇した場合．あるいは，SCr値がそれ以前7日以内にわかっていたか予想される基礎値より≧1.5倍の増加があった場合．あるいは，尿量が6時間にわたって<0.5 mL/kg/時間に減少した場合．

文献8)より引用

図3 拡散

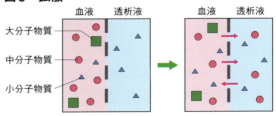

図4 限外濾過

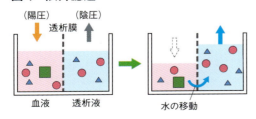

SCr：serum creatinine，血清クレアチニン

図5 吸着

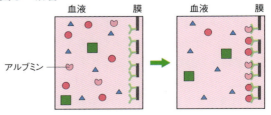

— 血液浄化療法患者 —　147

2 │ 超急性期から脱超急性期

クリティカルケア領域における血液浄化療法の観察のポイントは，患者の全身状態に関する内容と血液浄化装置に関する内容です（**表3**）．患者のヘルスアセスメントだけでなく，機器に関する知識や技術も必要になります．

ここでは，クリティカルケア領域でとくに触れる機会の多いCHDFについて，看護のポイントを概説します．

1）循環動態は安定しているか？

急性血液浄化療法を受ける患者は，治療前から全身状態が不安定なことが多いため，ショック症状であるショックの5P（**表4**）を観察し，迅速な対応が必要かを判断する必要があります．

循環動態の観察に必要な情報には，心電図モニタ，血圧，脈圧，脈拍があり，血液浄化療法の施行前中後での変化に注意します．血液浄化療法の種類にもよりますが，体外循環により大量の血液出納を行うため，循環血液量の変化に伴う循環不全のリスクを予測しながら観察します．

クリティカルケア領域の患者は，侵襲や炎症反応により血管内の水分がサードスペースに移動し（非機能的細胞外液），血管内脱水に陥りやすいです．血管内脱水状態で体外循環を始めると血管内容量が低下し，急激な血圧低下が起こることがあります．そのため，より厳重なモニタリングが必要です．

循環動態をモニタリングする機器に，フロートラックセンサーがあります．フロートラックセンサーは，既存の動脈圧ラインから得られる圧波形情報に基づいて，連続的に心拍出量（CO）・心係数（CI）など，各種フローパラメータを測定できる低侵襲の血行動態モニタリングシステムです．これを活用すれば，循環動態をアセスメントするための多くの情報が集まります．そのほか，中心静脈圧や下大静脈径も循環血液量の影響を受けるので，水分出納バランスと関連させながらアセスメントを展開することが重要です．

2）水分出納バランスは？

CRRTであるCHDFでは，持続的に血中水分を除去（除水）することで，心不全や肺水腫，浮腫の症状が改善します．そのため，CHDF中の水分出納で重要なことは，除水が設定どおりに行われているか，点滴による薬剤投与が適切に行われているかです．

透析回路内には，透析ポンプと補液ポンプから濾過型人工腎臓用補液（サブラッド®）が補液されます．透析ポンプの透析液はダイアライザーへ流れ，補液ポンプの補液は体内に戻るしくみです．計算式で除水量を求めると，除水量＝濾液－（補液＋透析液）となります．定期的に除水量を観察しましょう．

また，体内に入る水分量と，体内で作られた尿量など排泄量や皮膚からの不感蒸泄量を考慮し，体内の水分バランスを考えます．そのためには定期的

表3　急性血液浄化療法を受ける患者の観察ポイント

患者に関すること
1. 循環動態
2. 呼吸状態
3. 意識レベルの変化
4. 体温
5. 水分出納
6. 電解質
7. 酸塩基平衡，乳酸値
8. 血糖値
9. 出血傾向および凝固時間
10. 穿刺部を含む皮膚の観察
11. 苦痛やストレスの緩和
12. 家族への配慮

血液浄化装置に関すること
1. コンソールの管理 入口圧，返血圧，濾過圧，TMPの推移
2. バスキュラーアクセスの管理 カテーテル感染，逸脱や自己抜去，固定
3. 回路の異常 空気の引き込み，接続の外れ
4. hemofilter内の目詰まり
5. 抗凝固薬の投与量，ACTの値
6. 濾過量，透析液量
7. 排液量，色調異常確認
8. 各種警報設定

表4　ショックの5P

- 蒼白（pallor）
- 冷汗（perspiration）
- 虚脱（prostration）
- 脈拍不触（pulselessness）
- 呼吸不全（pulmonary deficiency）

CO
cardiac output
心拍出量

CI
cardiac index
心係数

CRRT
continuous renal replacement therapy
持続的腎代替療法

CHDF
continuous hemodiafiltration
持続的血液濾過透析

に体重測定を行い，除水量と体重変化を比較します．除水により水分収支をマイナスにして，血液中に必要な薬剤投与や栄養供給のスペースを確保することも考える必要があります．

水分が過剰な状態では，心不全や肺水腫となる可能性があります．呼吸困難などの症状や，呼吸・循環動態の変動を観察します．逆に除水を過剰に行うと循環血液量が不足し，低血圧や頻脈などを起こします．

高サイトカイン血症では，血管透過性が亢進し，サードスペースへ水分が移動して血管内脱水状態になります．循環血液量の不足状態は，循環動態の変動を起こしやすいため注意が必要です．皮膚や舌などの粘膜の張り，乾燥，口渇などを観察して，脱水状態を推測します．

3) 電解質・酸塩基平衡は？

CHDFによる急性血液浄化療法は，血液中の電解質・酸塩基バランスをすみやかかつ継続的にサポートし，電解質異常やアシドーシスを改善します．血液中の電解質・酸塩基は補充液の成分に近づくため，電解質や酸塩基平衡を考える場合は補充液の成分を理解することが重要です．

一般的に，補充液は腎不全による高カリウム血症などを改善する目的であるため，カリウム成分が低く，カリウムの値など電解質や酸塩基平衡を定期的にみる必要があります．

4) 血液透析回路の圧管理は大丈夫？

CHDFには，回路トラブルを早期に発見して対応するために，入口圧，返血圧，濾過圧，TMPの圧モニタがあります．回路トラブルには，脱血不良，静脈圧・TMPの上昇，ダイアライザー・回路内凝固，空気混入などがあります（**表5**）．

TMP
trans membrane pressure
膜間圧力差

透析監視装置（コンソート）管理では，透析装置の監視機能が入っていること，アラーム設定されていることを確認します．回路の圧モニタの急な変動，気泡検知器，漏血センサーなど異常の場合にアラームが鳴ります．

回路トラブルが頻発すると，設定の除水が行えず，血液凝集や溶血が起こります．これらにより血球成分が消費され，ヘモグロビン・血小板・フィブリンなどが減少するおそれがあります．回路トラブルを早期発見・早期対応するために，必ず回路の圧モニタを確認しましょう．

5) バスキュラーアクセス管理と体位管理

①カテーテル関連血流感染（CRBSI）

急性血液浄化療法を行う場合は，バスキュラーアクセスを留置します．バスキュラーアクセスとは，患者と透析器の間で血液循環を行うため患者にカテーテル挿入して設けるしくみで，シャントと同義語で使われます．

代表的なバスキュラーアクセス留置の部位は，内頸静脈と大腿静脈です．日本麻酔科学会によると，内頸静脈よりも大腿静脈へカテーテルを挿入した

表5　回路トラブルと原因

トラブルの種類	原因	
脱血不良（ポンプ停止）	脱血状態が悪い ①バスキュラーアクセスの詰まり ②脱血部から輸血ポンプの回路の折れや曲がり	
入口圧上昇	①血液ポンプと脱血部の血液凝固 ②血液ポンプと脱血部間の回路のねじれ・曲がり	
入口圧下限	①脱血側穿刺部の状態を確認 ②動脈ドリップチャンバから穿刺部位間で回路の離断，中空糸モジュールと回路との接続不良	
静脈圧上限アラーム	①静脈側ドリップチャンバ下部の回路の折れ・ねじれ ②返血側留置針の位置 ③静脈側ドリップチャンバの凝血	

ほうが感染のリスクが高いといわれています[1]．しかし，穿刺に伴う気胸の合併症が高いのは内頸静脈であり，それぞれのメリット・デメリットを把握したうえで，清潔に挿入して管理をすることが重要です．

　バスキュラーアクセスは，①汚染された輸液，輸血製剤，②カテーテルのハブ・内腔，③皮膚からの感染，④他部位からの血流を介する感染，⑤隣接

ICU Total Assessment

トラブルの種類	原因	
静脈圧下限アラーム	①回路や留置針の脱落 ②血圧低下（脱血不良） ③脱血不良 ④静脈側ドリップチャンバ入り口までの回路の折れ・ねじれ	
気泡アラーム	①留置針のゆるみ・脱落，脱血不良 ②回路接続部の亀裂 ③輸液回路からの空気混入 ④静脈圧ラインやフィルタの外れ	
TMP上限アラーム	①返血側回路の折れ・ねじれ・凝血 ②ダイアライザー内部の凝固（過剰な除水）	
TMP下限アラーム	①ダイアライザー入り口までの回路の折れ・ねじれ	

する感染からの直接的波及などの感染経路が考えられます[2]．抜去後のバスキュラーアクセス先端と患者の直接穿刺した血液から，同じ菌が増殖していることが確認できた場合をCRBSIとよび，予防する必要があります（**表6**）．

原因が明らかでない発熱，感染に伴うショック状態，敗血症と考えられる場合，バスキュラーアクセス刺入部の発赤・腫脹，滲出液などが認められる

CRBSI
catheter-related blood stream infection
カテーテル関連血流感染

― 血液浄化療法患者 ― 151

表6　CRBSIの予防方法

カテーテル挿入前
1. 教育 　カテーテルの適応，正しい挿入，維持法，血流感染のリスク，予防法についての知識を定期的に確認する

挿入時
1. 無菌操作を徹底するためのチェックリストの用意 2. 手指消毒の徹底 3. 挿入部位の選択 　• 大腿静脈を避ける 　• 鎖骨下静脈は内頸静脈より感染率が低いと報告もあるが，気胸など合併症があるため，ケースバイケースで決める 4. 必要物品がすべて入ったキットを用いる 5. 挿入時に帽子，マスク，手袋，滅菌ガウンを着用し，患者の体全体をおおう滅菌布を用いる（マキシマル・バリアプリコーション） 6. 皮膚の消毒には，0.5％のクロルヘキシジンを用いる

挿入後
1. カテーテルのハブ，コネクターなどにアクセスするときは70％アルコールかクロルヘキシジンで消毒する 2. 必要ないカテーテルは抜く 　• 必要性について毎日議論する 3. 皮下トンネルのないカテーテルは5〜7日ごとに，刺入部のケアをクロルヘキシジンで行う 4. 点滴ラインの交換は，長くても96時間ごとに交換する 5. サーベイランスを行う 6. 以前のデータや全国（米国）のデータと比較する

文献2）より転載，一部改変

場合にはCRBSIを疑います．経験的判断では原因のはっきりしない急激で高い発熱や炎症反応が起きた場合CRBSIを考慮し，バスキュラーアクセスなどカテーテル抜去を含めた対策を検討します．発熱の原因は鑑別が必要ですが，持続的な発熱は体力を消耗し，予期せぬ合併症につながるリスクがあるため，医師への報告と早急な対応が必要です．

②脱血不良にならないための体位管理

　CHDF施行中は，褥瘡や呼吸合併症の予防・改善のため，ポジショニングや体位ドレナージを行いつつ，脱血不良になりにくいセミファウラー位をとります．

　バスキュラーアクセスが内頸静脈に挿入されている場合，体位制限はほとんどありません．一方，大腿静脈に挿入された場合は，下肢を屈曲することで脱血不良になることがあるため，下肢の可動制限が必要になります．

　患者の体動や下肢を屈曲する体位はバスキュラーアクセスが屈曲閉塞し，脱血不良などのトラブルをまねきます．しかし，脱血不良にならない体位を長時間とると，圧迫による褥瘡が発生することがあります．また，必要以上の体動・体位の制限は患者に多大なストレスを与えます．患者とコミュニケーションをとり，苦痛の少ない体位の調整が必要です．

③腓骨神経麻痺予防のための体位管理

　大腿静脈にバスキュラーアクセスが留置されると，下肢の可動制限が強いられ腓骨神経麻痺を起こすことがあります．下肢の可動制限は外旋位になり

クリティカルケア看護のワザを身に付ける

図6 バスキュラーアクセス固定方法
（縫合糸による固定とドレッシング材による保護固定）

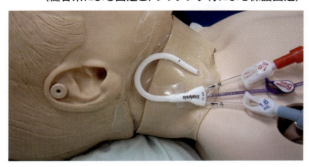

やすく，腓骨頭周囲での総腓骨神経や深腓骨神経の圧迫による腓骨神経麻痺をきたし，社会復帰が遅れる可能性があります．

臥床中に腓骨頭への圧迫がなく良肢位の保持ができているか，腓骨神経麻痺症状の有無がないかを観察する必要があります．腓骨神経麻痺の症状は第5趾を除いた足趾背側にかけての感覚障害，しびれ，知覚鈍麻，足首（足関節）と足指（趾）が背屈困難，下垂足（drop foot）です．

④バスキュラーアクセスの固定方法

バスキュラーアクセスが事故抜去されると多量の出血で治療ができなくなるため，確実な固定が必要です．筆者の施設では，バスキュラーアクセスを強固なテープで皮膚に固定し，テープとバスキュラーアクセスにマジックで印をつけて観察しています（**図6**）．また，患者の体動を考慮した適度なチューブのたるみをつけたり，ベッド柵にカテーテルが引っかからないように環境を整えたりし，事故抜去が起こらないよう管理します．

6) 活性化全血凝固時間（ACT）は測定している？

CHDF施行時は，回路内の抗凝固のため，ナファモスタットメシル酸塩（NM）を使用します．NMはセリンプロテアーゼ阻害薬として，抗トロンビン活性化第Ⅹ因子および活性化第Ⅻ因子作用を有しています．NMの抗Ⅱa作用はaPTTでモニタリングできます．半減期は8分と短いため，抗凝固作用がほぼ体外循環回路内に限局されます．

ACTは内因系凝固因子である第Ⅻ因子が関与しているため，ACT値のモニタリングが必要です．文献にもよりますが，脱血側のACTは170〜190秒にコントロールすることが妥当だと考えられます[3]．しかし，適正なACTコントロールやACTが延長しても，血液凝固が起きる可能性があるという報告が存在するため，ACT測定値のみで出血性合併症の判断をすることは危険といえます．

ACT
activated clotting time
活性化全血凝固時間

NM
nafamostat mesilate
ナファモスタットメシル酸塩

aPTT
activated partial thromboplastin time
活性化部分トロンボプラスチン時間

— 血液浄化療法患者 —

7）患者の苦痛を軽減するには？

急性血液浄化療法を受ける患者の身体的苦痛には，病気に伴う痛みや倦怠感などの苦痛，バスキュラーアクセスの留置やそれに伴う可動制限など治療に伴う疼痛などがあります．精神的な苦痛には，非日常的な環境を強いられることで，不安や恐怖を感じ，自己コントロール感が消失することがあります．社会的な苦痛には，社会的役割の遂行が困難となることで多大なストレスが加わることが考えられます．

いずれにしても，患者の感じている苦痛は何かを把握することが重要です．そのうえで，痛みがあるならNRSやCPOTなどのスケールを用いて評価し，鎮静・鎮痛薬の使用やケア介入方法を検討します．

NRS
numerical rating scale
数値評価スケール

CPOT
critical care pain observation tool
疼痛評価スケール

非日常的な環境での生活では，わからないことや不安が多いはずです．主治医からの病態や治療についての説明に加え，わからないことや不安なことなどを把握し，看護師がかかわることで患者の安心につながるケアを提供します．社会とのつながりである家族が面会しやすい環境を整え，面会時間を確保することも重要です．筆者の施設では，家族との面会時間を大切にするため，24時間面会が可能な体制を整えています．患者・家族からは「いつでも面会できるから安心できる」という声が聴かれ，大切なケアの1つととらえています．

3 ｜ 慢性期・回復期

1）急性血液浄化療法からの離脱

病態や全身状態の改善があれば，急性血液浄化療法からの離脱を考慮します．

CRRTは最長14日程度までとし，離脱のメリットとデメリットを考慮して，CRRTからの離脱やHDへ移行します．CRRTの中止基準は，ATN study[4]，RENAL study[5]の研究が有名ですが，明確な離脱基準について提示はありません．しかし基準として，腎機能検査データ，尿量，体重の推移が関与し，CRRTを開始した病態の改善などが関係しているといえます．

CRRT
continuous renal replacement therapy
持続的腎代替療法

HD
Hemodialysis
血液透析

AKIから慢性腎不全に移行した患者や透析患者は，CRRTからHDに移行します．CRRTのメリットは，循環動態が不安定な患者に実施できること，サイトカイン除去が期待されること，急激な溶質濃度の変化がないため脳浮腫や不均衡症候群を起こしにくいことがあります．デメリットには，赤血球寿命の短縮，溶血，白血球減少，血小板数減少ならびに活性化などがあります．

HDに移行すると，2日分の腎臓のはたらきを4時間程度で行うため，急激に除水や電解質など溶質濃度が変化し，循環動態の変化などを起こす可能性があります．血液流量は，CRRTでは80〜100mL/分ですが，HDでは150〜250mL/分と急速であるため，血圧低下などが起こりやすい状況です．そのた

ICU Total Assessment

め, 患者の病態をみて移行できるかを評価し, 移行時にはより注意して観察する必要があります. HDのメリットは, 24時間から数時間で患者の可動制限や拘束時間が緩和されることで, リハビリテーションや日常生活を拡大することができます.

劇症肝炎に適応されるPEは, ビリルビンおよび胆汁酸の血液データをみて, 血液浄化療法の離脱を決定します.

2) バスキュラーアクセスに関連した血栓症

血液浄化療法が終わればバスキュラーアクセスを抜去しますが, 中心静脈カテーテル関連血栓症(CRT)に注意が必要です. バスキュラーアクセス留置が長期化するに伴い, カテーテル関連血栓症およびそれに関連した合併症が発症しやすくなります.

CRTの血栓は, カテーテルを包み込むような筒状の血栓(フィブリン鞘), カテーテル内腔の血栓, 静脈壁に付着する壁在血栓に分けられます. なかでも, 壁在血栓は静脈内腔を高度に狭窄または完全に閉塞すると, 痛みや圧痛, 熱感, 腫脹, 浮腫, 血色不良などの臨床症状を引き起こします.

CRTの合併症には, 肺塞栓症, 血栓の感染, 静脈途絶, 血栓後症候群, 血栓症の再発などが挙げられるため, 症状の観察が非常に重要になります. リスク因子には, 先天性凝固障害, 悪性腫瘍およびその積極的治療, 血栓閉塞性症の既往, 後天性凝固亢進状態, CVC挿入時の血小板数高値が示されています[6]. 年齢も血栓症に関係し, 高齢者や若年者はリスクとなります[6].

CRT
central venous catheter-related thrombosis
中心静脈カテーテル関連血栓症

CVC
central venous catherter
中心静脈カテーテル

3) 集中治療室退室とその後のために

患者にとって集中治療室にいる期間は, 多くの治療を受ける重要な時間ですが, 病状が安定すれば一般病棟に移動して, 元の生活に戻るための準備をしなければなりません. 集中治療室にいるときから, 退院後の生活支援を開始する必要があります.

① 早期からのリハビリテーション

急性血液浄化療法中は長期臥床が続き, 全身脱調節状態(deconditioning, **表7**)となり, 身体機能が低下します. 筋骨格系だけでなく循環・呼吸系にも影響が出るため, 長期臥床のリスクを把握することが重要です. 循環動態への影響を考慮し, 可動制限の範囲内で, 治療開始からポジショニングと早期リハビリテーションを実施します.

② 他スタッフとの連携は?

急性血液浄化療法での治療が終了しても, 患者ケアの継続と指導, 退院調整などが必要です. 腎不全患者は, ICUで急性血液浄化療法を離脱した後も, 一般病棟で血液透析へ移行となることがあります. そのため集中治療室の看護師は, 血液透析療法に関する管理のポイントを一般病棟のスタッフと共有しましょう. そのほか, 透析室のスタッフや理学療法士と連携をとることが重要です.

— 血液浄化療法患者 —

表7　長期臥床による全身の脱調節状態（deconditioning）

最初の数時間～数日	①体液の心肺部への移動と利尿の促進 ②脊柱彎曲の減少，筋量の初期減少 ③基礎代謝の低下，インスリン抵抗性の増大
臥床後の数日～3週間目	①循環系：a) 総血流量の5～10％の低下，b) 完全な臥床では血圧調節反射の減退，c) 血圧日内変動の変化，d) 起立時の頻脈・低血圧・起立可能時間の低下 ②筋骨格系：a) 下肢の筋断面積・筋力の8％程度低下，b) 閉眼時の姿勢の安定性の低下，c) 踵骨・脛骨・腰椎骨密度の減少徴候 ③代謝系：a) 基礎代謝の10％低下，b) インスリン抵抗性増加，HDLコレステロール低下 ④有酸素的運動能力の15～20％の低下
臥床の3週間後～数か月	①多くの機能で臥位生活への再適応の安定 ②カルシウム排泄の増加と骨腫の減少を報告している

文献9) を参考に作成

③患者・家族への生活指導

　急性膵炎や劇症肝炎で急性血液浄化療法が導入となった患者は，原因にもよりますが生活指導が重要になるため，元の生活状況の把握と行動変容を促す必要があります．

　急性膵炎の危険因子や重症化に関与する生活習慣因子には，アルコール・胆石・脂質異常症・肥満が挙げられます．とくに，増悪因子であるアルコールやたばこは必ず断つ必要があります．そのほか，暴飲暴食を避ける，規則正しい生活をして休息をとる，脂質を制限した食事が必要になります．

　劇症肝炎も急性膵炎同様，アルコールやたばこは断つ必要があります．そのほか，各患者に合った適切なエネルギー量の食事と適度な運動などが重要です．今までの生活スタイルの変更は非常に困難ですが，必要性を伝えて行動変容できるよう促します．看護師として患者に提供または指導し伝えていかなければならないことと，患者のニーズはすれ違うことがあるため，患者が聞き入れやすいタイミングと環境を整えて指導することが重要です．

　PEやCHDFなど急性血液浄化療法を受けると医療費が高額になります．高額療養費制度を利用すれば，同一月（1日から月末まで）にかかった医療費の一定の金額（自己負担限度額）を超えた分が，あとで払い戻される制度があります．患者・家族にとって医療費の支払いは多大なストレスの原因になり得ます．制度の紹介や入院費の相談ができる窓口の紹介など，必要に応じて情報提供します．

④患者の基本的ニード

　患者は慢性期に入ると，治療が進み生理的欲求と安全の欲求が満たされることで，社会的・精神的な欲求の実現を求めます（マズローの欲求5段階説）（図7）．「家族に心配をかけたくないから早く退院したい」「仕事に早く復帰したい」「友人とスポーツをしたい」など患者によってニーズが異なります．患者が現状や将来についてどのようにとらえているか，不安なことはあるのか，ニーズは何かを，コミュニケーションをとりながら急性期・回復期の看護を提供することが重要になります．

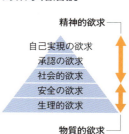

図7　マズローの基本的欲求階層説

■■ I C U Total Assessment ■■

　入院生活中も退院後の生活も患者1人で乗り越えていくことは困難です．患者のキーパーソンとなる家族等の協力が不可欠で，内服薬や食事制限，療養生活など，キーパーソンにも指導を行います．療養生活が必要な患者やその家族の不安やストレスを考え，患者の療養支援体制を調整することが看護師の重要な役割といえます．

引用・参考文献

1）（社）日本麻酔科学会・安全委員会 麻酔手技における事故防止対策調査ワーキンググループ：安全な中心静脈カテーテル挿入・管理のための手引き 2009．http://www.anesth.or.jp/guide/pdf/kateteru_20090323150433.pdf（2015年7月閲覧）
2）柳秀高：透析カテーテル関連感染のマネジメントと予防．INTENSIVIST，2（2）：315-321，2010．
3）大久保淳ほか：急性血液浄化療法の現況とプロテアーゼインヒビター．Surgery Frontier，20（2）：123-126，2013．
4）VA/NIH Acute Renal Failure Trial Network，et al.：Intensity of renal support in critically ill patients with acute kidney injury．N Engl J Med，359（1）：7-20，2008．
5）RENAL Replacement Therapy Study Investigators，et al.：Intensity of continuous renal-replacement therapy in critically ill patients．N Engl J Med，361（17）：1627-1638，2009．
6）Rooden CJ, et al.：Deep vein thrombosis associated with central venous catheters-a review．J Tromb Haemost，3（11）：2409-2419，2005．
7）篠﨑正博：急性血液浄化療法の基礎．Clinical Engineering，24（3）：202，2013．
8）KDIGO Clinical Practice Guideline for Acute Kidney Injury：急性腎障害のためのKDIGO診療ガイドライン．http://www.kdigo.org/pdf/2013KDIGO_AKI_ES_Japanese.pdf（2015年7月閲覧）
9）春名由一郎ほか：長期臥床による影響．保健の科学，41（11）：824-828，1999．

— 血液浄化療法患者 —

せん妄患者

安藤有子 | 関西医科大学附属病院　急性・重症患者看護専門看護師　集中ケア認定看護師

1 | 病態・患者状態の基礎知識

1）せん妄とは

　ICUにおけるせん妄は，注意力の変調を伴う急性の認知機能障害です．認知機能障害とは，物事を記憶したり，注意を向けたり，それに基づく行動を組織したり，実際の作業を行うことに困難をきたす状態です．つまり，知覚機能，記憶機能，注意機能，実行機能などの脳機能における障害といえます．

　ICUで発症するせん妄は，多臓器障害の1つとされ，死亡率の増加にも影響します．ひとたびせん妄を発症すると，患者の安全性が脅かされ，早期回復の遅れ，そのときだけではなく先々まで遷延する苦悩など患者のQOLを阻害することになりかねません．

2）せん妄の診断基準

　せん妄の診断基準として，米国精神医学会によるDSM-5があります[1]（**表1**）．

　せん妄の臨床症状は多様で，重症から軽症のものまであります．そのため，中核となる症状を見逃さないことが重要です．せん妄は急性に発症し，日内変動を伴う注意力と意識の障害を中核とする認知機能の変調です．また，認知症や昏睡状態のような基盤がなく，直接的な生理学的結果や病因によって惹起されたものです．

　DSM-5では，せん妄と診断するにはA～E項目すべてを満たすことが必要です．

DSM-5
diagnostic and statistical manual of mental disorders

3）せん妄の分類

　せん妄には，3つのタイプがあります（**表2**）．すべてにおいて診断基準に則る共通した症状を持ちます．臨床像は，不穏，焦燥，興奮などの精神症状や行動異常など活動性の亢進が目立つ過活動型，反応が乏しい，ぼんやりしている，何事にも億劫そう，すぐに閉眼し傾眠となるなどの活動性の低下が目立つ低活動型，これに混合型を加えて3つに分類されます．

　とかく不穏や興奮を呈するせん妄状況を問題視する傾向がありますが，ICUでは低活動型が最も頻度が高いことを知り，見過ごさず，適切なケア介

ICU Total Assessment

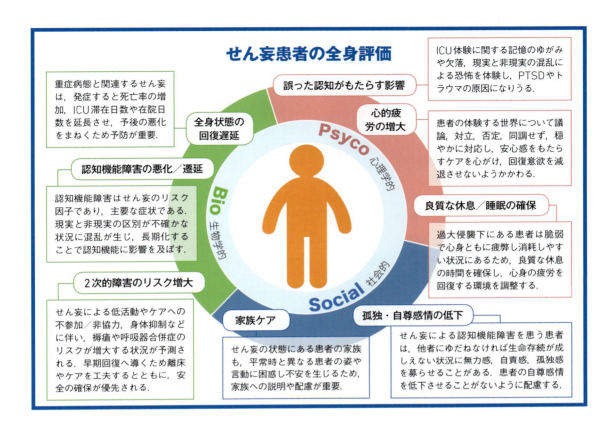

表1　せん妄の診断基準

	診断基準
A	注意の障害（すなわち，注意の方向づけ，集中，維持，転換する能力の低下）および意識の障害（環境に対する見当識の低下）．
B	その障害は短期間のうちに出現し（通常数時間〜数日），もととなる注意および意識水準からの変化を示し，1日の経過中で重症度が変動する傾向がある．
C	さらに認知の障害を伴う（例：記憶欠損，失見当識，言語，視空間認知，知覚）．
D	基準AおよびCに示す障害は，他の既存の，確定した，または進行中の神経認知障害ではうまく説明されないし，昏睡のような覚醒水準の著しい低下という状況下で起こるものではない．
E	病歴，身体診察，臨床検査所見から，その障害が他の医学的疾患，物質中毒または離脱（すなわち，乱用薬物や医療品によるもの），または毒物への曝露，または複数の病因による直接的な生理学的結果により引き起こされたという証拠がある．

文献1）p.588より引用

入を行うことが重要です．

4）発症要因

　せん妄のリスク要因は，鎮静薬，認知症，高血圧，重症度，昏睡の有無など数多く報告されており，さまざまな病態や疾患と関連していることから，

表2　せん妄の分類

せん妄の種類	特徴
過活動型せん妄； Hyperactive delirium	• 精神運動興奮　• 情動易変性　• 衝動的な行為，危険行動　• 不眠　• 錯乱（幻覚・幻視） • 易刺激性　• 暴力行為など
低活動型せん妄； Hypoactive delirium	• 表情が硬いまたは乏しい　• 日中の傾眠　• 記銘力の低下　• 無気力 • 力なく定まらない視線　• 非合理的な応答など
混合型せん妄； Mixed type delirium	• 過活動型と低活動型が混在し1日のうちに反復発症するが，昼間に傾眠傾向を示し，夜間 興奮状態になることが多い

図1　せん妄発症の背景となる要因

準備因子

中枢神経系の脆弱性

- 高齢
- 重症度／重症病態
- 認知障害
- 脳器質性疾患の既往
  - 脳血管障害
  - せん妄
  - 中枢神経系の変性疾患など
- アポリポタンパクE4多型(孤発性アルツハイマー病の危険因子)
- てんかん
- 抑うつ
- 視力／聴力障害

直接因子

単独で意識変容をもたらす可能性のある要因

【疾患】
- 中枢神経系疾患 •脳血管障害 •脳腫瘍 •頭部外傷 •脳炎 •脊髄炎など
- 中枢神経系以外
  a. 代謝・内分泌障害 •電解質異常 •高／低血糖 •脱水 •腎／肝障害 •低／高体温
  b. 循環変動 •ショック •心不全 •低血圧 •心筋障害
  c. 呼吸障害 •低酸素血症／低酸素症 •呼吸不全
  d. 感染 •敗血症
  e. 膠原病 •SLEなど
  f. 栄養障害 •低栄養 •ビタミン欠乏など
  g. 手術侵襲，外傷

【中枢神経系作用物質】
- 依存・乱用 •アルコール •覚醒剤 •ベンゾジアゼピン系抗不安薬 •睡眠薬など
- 医薬品 •ステロイド •抗コリン薬 •抗ヒスタミン薬 •ベンゾジアゼピン系抗不安薬 •睡眠薬 •麻酔薬 •ジギタリス •βブロッカー •抗パーキンソン薬など

促進因子

環境的な促進要因

- 環境の変化
  - 社会的な関わりの低下 •入院やICU入室
- 感覚遮断や障害
  - 視力／聴力障害 •言語的コミュニケーションの障害
  - 過剰鎮静／不適切な鎮静 •時間的感覚の遮断
- 治療的安静・拘束
  - 身体抑制 •カテーテル類の留置 •過剰な看護ケア
- 身体的ストレス
  - 疼痛 •不十分な鎮痛 •倦怠感 •呼吸困難 •身体抑制など
- 心理的ストレス
  - 不確かな生命感覚 •不安 •恐怖 •孤独感など
- 睡眠障害

文献12)を参考に，文献13)より転載，一部改変

せん妄の発症には複数の経路が関係していると推測されています．

　せん妄発症のメカニズムはいまだ不明瞭なことも多いですが，中心的特徴である注意障害は，脳幹(上行性網様体賦活系)，視床，前頭前野，頭頂葉などが関与し，広範囲な脳の部位やシステムと関連しています．また，神経伝

図2　ICU患者のせん妄の発症構造

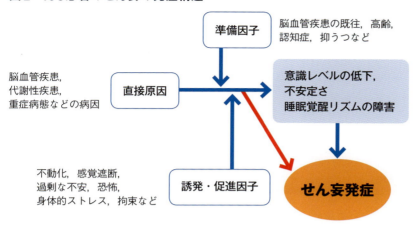

文献14)より転載，一部改変

図3　せん妄における神経伝達物質とその他バイオメーカー

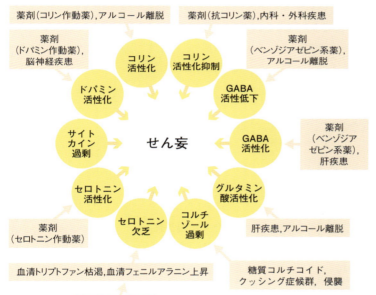

文献15)より引用，一部改変

達物質の不均衡や液性因子などが互いに影響し合うことで神経伝達が障害され，せん妄症状が発現すると考えられています[2]（**図1**）．そして，最終的にせん妄を発症するかに関しては，原因に対する個人の脆弱性の関与が大きいといえます[3]．

　Lipowskiは，せん妄発症にかかわる因子を準備因子（宿主因子），直接因子（病態的因子・医原的因子），促進因子（環境や状況的因子）の3つに分類しました[4]（**図1**）．せん妄はこれらが複合的に関連することで発症するといわれています．

　準備因子とは，リスクとなる患者の特性であり，直接因子とは病態的に単

独で意識の変調をきたすもの，治療のために用いられる薬剤の副作用などがあります．促進因子とは，環境の変化や状況的要因をさし，身体的および心理的にストレスフルな状況に曝されることが，せん妄発症を助長する要因になりえます[4]（図2）．

したがって，看護師はこれらの要因を認識し，看護アセスメントを焦点化し予防的・治療的介入を実践することが必要です．

2 | 超急性期

せん妄は，病態や薬剤，重症度とより直接的に関与していると考えられています．そのため，せん妄予防はICU入室直後から開始することが重要です．

生命危機にある患者に対して，生体侵襲を最小限にとどめ，重症化を回避することがせん妄発症の第1の予防ケアといえます．そのために医師と協働し，迅速な対応を行うことが必要です．

また，激しい身体症状にさらされ，不安や恐怖を抱く患者に対して，看護師が寄り添い症状緩和や心的苦痛に配慮することは，せん妄の促進要因への働きかけになります．

1）リスク要因の査定と包括的なケアによる予防対策
①リスク要因の査定

対象となる患者のリスク要因は，まず準備因子や直接因子にどれだけ該当しているかを検証し把握することから始めます．そして，看護ケアによって促進因子をできる限り除去し，緩和することが必要です．

ICUでは，複雑な病態と全身状態の変化，多種多様な医療的介入が施され，せん妄発症のリスクは常に高いことが予測されます．とくに年齢，重症度，感染（敗血症），既存の認知症の4つは，ICUで発症するせん妄の患者側の危険因子として重要です．

②包括的なケアの実践

2014年，日本集中治療医学会から提唱されたJ-PADガイドラインでは，重症患者の痛み，不穏，せん妄をより総合的に管理することに重点が置かれています．十分な疼痛管理を基盤とした必要最低限の鎮静（必要なければ鎮静しない）と，これに基づいたルーチンのせん妄対策を包括的に実践することが求められます．

J-PAD
Japanese pain-agitation-delirium

あわせてICUから遂行する早期リハビリテーションと良質な睡眠の確保は，患者の日常性を保持し，早期回復につなげるために重要です．

2）せん妄評価により徴候を見逃さない

ICUにおけるせん妄評価において，信頼性と妥当性が確認されているツー

図4　日本語版CAM-ICUフローシート

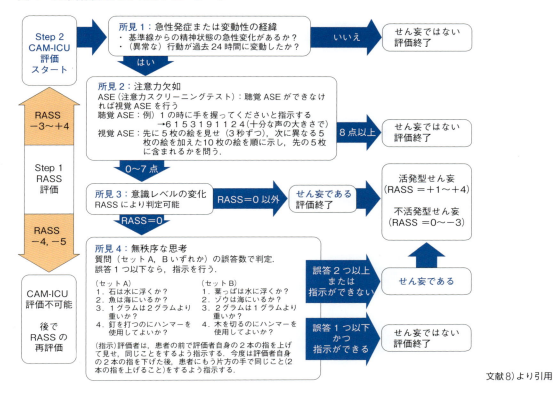

文献8)より引用

ルとして，CAM-ICUとICDSCがあります．両者の特性を理解し使いこなすことで，スクリーニング（発見・選別）とモニタリング（経時的観察）の両方をより正確に行えると考えられます．

CAM-ICUは，評価時点での患者の状態を表し，患者の協力のもと，せん妄であるか，せん妄ではないかを明確に評価できます（**図4**）．さらにRASSの評価が加味されていることで，過活動型・低活動型のせん妄を選別することも容易です．

ICDSCは，8～24時間の患者状態の観察と，看護記録から総合的にとらえ，8項目の評価事項から徴候の有無を評価し，結果を0～8点の点数で表します（**図5**）．4点以上であればせん妄と評価します．1～3点である場合はなんらかの認知機能障害がみられると評価できます．

3) ほかの疾患との鑑別

高齢者では，しばしば認知症，せん妄，うつ病が複雑に絡み合って出現することがあります．実際には切り離して鑑別することが困難な場合も多いですが，それぞれの特徴を理解し，症状の重症化や遷延化を予防する必要があります．

CAM-ICU
confusion assessment method for the intensive care unit
ICUのためのせん妄評価法

ICDSC
intensive care delirium screening checklist
せん妄の集中治療のスクリーニングチェックリスト

RASS
Richmond agitation-sedation scale
リッチモンド興奮・鎮静スケール

図5 ICDSC

このスケールはそれぞれ8時間のシフトすべて，あるいは24時間以内の情報に基づき完成される．
明らかな徴候がある＝1ポイント；アセスメント不能，あるいは徴候がない＝0で評価する．

1. 意識レベルの変化 （A）反応がないか，（B）なんらかの反応を得るために強い刺激を必要とする場合は評価を妨げる重篤な意識障害を示す．もしほとんどの時間(A)昏睡あるいは(B)昏迷状態である場合，ダッシュ（ー）を入力し，それ以上評価を行わない． （C）傾眠あるいは，反応までに軽度ないし中等度の刺激が必要な場合は意識レベルの変化を示し，1点である． （D）覚醒，あるいは容易に覚醒する睡眠状態は正常を意味し，0点である． （E）過覚醒は意識レベルの異常と捉え，1点である．	＿＿＿点
2. 注意力欠如；会話の理解や指示に従うことが困難．外からの刺激で容易に注意がそらされる．話題を変えることが困難．これらのうちいずれかがあれば1点．	＿＿＿点
3. 失見当識；時間，場所，人物の明らかな誤認．これらのうちいずれかがあれば1点．	＿＿＿点
4. 幻覚，妄想，精神異常；臨床症状として，幻覚あるいは幻覚から引き起こされていると思われる行動(例えば，空を掴むような動作)が明らかにある．現実検討能力の総合的な悪化．これらのうちいずれかがあれば1点．	＿＿＿点
5. 精神運動的な興奮あるいは遅滞；患者自身あるいはスタッフへの危険を予防するために追加の鎮静薬あるいは身体抑制が必要となるような過活動（例えば，静脈ラインを抜く，スタッフをたたく）．活動の低下，あるいは臨床上明らかな精神運動遅滞(遅くなる)．これらのうちいずれかがあれば1点．	＿＿＿点
6. 不適切な会話あるいは情緒；不適切な，整理されていない，あるいは一貫性のない会話．出来事や状況にそぐわない感情の表出．これらのうちいずれかがあれば1点．	＿＿＿点
7. 睡眠／覚醒サイクルの障害；4時間以下の睡眠，あるいは頻回な夜間覚醒(医療スタッフや大きな音で起きた場合の覚醒を含まない)．ほとんど1日中眠っている．これらのうちいずれかがあれば1点．	＿＿＿点
8. 症状の変動；上記の徴候あるいは症状が24時間のなかで変化する(例えば，その勤務帯から別の勤務帯で異なる)場合は1点．	＿＿＿点
合計点 ＿＿＿＿＿＿	

文献16)の著者の許可を得て作成．作成者：筑波大学附属病院　卯野木健，櫻本秀明，筑波大学医学医療系　水谷太郎

①認知症

　認知症とせん妄は，どちらも見当識，記憶，言語の障害を伴うことがあります．認知症とせん妄では，発症に要する期間と日内変動の有無が異なります．認知症はゆっくりと進行し(数か月～数年)，発症時期を特定することが困難です．一方せん妄は短期間(数時間～数日)で発症します．

　また，せん妄は1日のうちに精神症状が変動することが特徴の1つですが，認知症単独では症状の変動は目立ちません．ただし，認知症はせん妄のリスク要因でもあり，認知症患者にせん妄を合併することは珍しくなく，日内変動が顕著になった場合にはせん妄の合併を考えます．

②うつ病

　うつ病は，低活動型せん妄との鑑別が問題になります．どちらも表情が乏しく，口数が減り，活動性の低下を認めるからです．ただし，うつ病では基本的に記憶障害や見当識障害はみられないので，せん妄との区別ができます．

　しかしながら，ICUの看護師は入室前の患者の様子や性格，表情などを知り得ないことも多く，ふだんと違うことに気づくことが遅れる可能性があります．家族や担当医，入室前の病棟看護師などと連携をはかり，状況の変化をすばやく察知できるように心がける必要性があります．

3 | 脱超急性期

せん妄状態から早期に脱するには，まず全身状態の安定化が優先されます．同時に早期リハビリテーションや良質な睡眠の確保などによって，日常性を取り戻すためのケアを積極的に実践することが重要です．せん妄が遷延する場合は，その背景を十分にアセスメントし，身体症状や病状が不安定で十分な対症療法や症状緩和がとられていない背景がないかを確認する必要があります．

脱超急性期とは，回復に向けてのステップとなる時期ですが，一方でさまざまな合併症の発現も隣り合わせです．とくに，せん妄が遷延すると治療上必要なケアに協力が得られなかったり，必要なルート類の誤抜去，離床の遅れなど早期回復の障害となる事象につながりかねません．

1）身体状況のアセスメント

せん妄状態からの早期脱却を目指しケアする際，身体状況を整えることは最も重要となります．呼吸・循環動態の安定により，十分な組織の酸素化が保たれること，炎症徴候が軽快に向かうこと，痛みなどの症状が十分に緩和されていること，排痰行為や呼吸困難感などによる著しい疲労感や消耗がないことなど，病態の経過を把握します．また，医師や多職種との連携を密にし，しかるべき対応が迅速に行われるようにアセスメントに努めます．

ICUでみられるせん妄は多臓器障害の1つといわれ，重症病態からの早期脱却がせん妄からの回復を早めることにつながります．

2）日常性の再構築を支援

ICUに入室する患者は，急激な身体状況の変化に見舞われ，生命の危機的状況から非日常を経験し，心身ともに脆弱な状況に置かれています．そのなかで看護は，生活リズムや環境を整え，日常生活に不利益をもたらす機能低下を最小限にとどめるケアを意識的に実践しなければなりません．

①早期リハビリテーション

早期リハビリテーションは，認知機能の保持，昼夜の生活リズムの確立，身体の機能低下の予防など，安静による弊害を最小限にするために重要です．

また，早期リハビリテーションを実現するためには，挿管下であっても認知状態が保たれるよう鎮静をコントロールし，過剰鎮静を避けなければなりません．その分患者には，状況認知ができるよう十分な情報を提供し，苦痛緩和を積極的に行う必要があります．

このように，早期から運動することのみならず，認知機能を保持するきめ細やかなかかわりによって，日常性を維持しせん妄の予防や改善につなげていきます．

②良質な睡眠の確保

睡眠パターンの変調は，せん妄の促進因子になりうると同時に，症状の1

— せん妄患者 —　165

つでもあります．日常性という観点において，活動と休息のバランスは重要です．とくに過大侵襲により生体の恒常性が著しく脅かされた重症患者にとっては，より質の高い休息や睡眠の確保が望まれます．休息や睡眠の不足は，意識がぼんやりしたり，集中力が持続せず，疲労感が蓄積するなど体力を消耗させ，気力の減退を引き起こします．

またICUでは，時間感覚が把握しづらく，昼夜逆転してしまう患者を見受けることがあります．一度昼夜逆転してしまった場合は，午前中のみ睡眠を確保する，午睡の時間を設けるなど，確実に休息できる時間帯を設け，徐々に日常のリズムに戻すケアが必要です．

③メンタルケア

せん妄に陥った患者は，見当識の混乱や幻視・幻覚などを体験することがあります．それらの体験に，患者は孤独感や無力感に苛まれたり，医療者や家族に対しても，不信，怒り，憤りの感情を抱くこともあります．

看護師は患者の体験する世界について，議論，対立，否定，同調することなく，寄り添い，内容ではなく訴える感情（恐怖心や不安感など）を理解し，穏やかに対応し，安心感をもたらすケアを心がける必要があります．そして簡潔で平易な説明によって，現実認知を促進するようにかかわります．

長期化すると，自尊感情の低下をきたし，回復意欲を減退させてしまうことにもつながりかねません．さらに，いつもと違う患者の様子に戸惑う家族への配慮も重要となります．

4 | 慢性期・回復期

1）患者の対処行動の支援

ICUを退室した患者らから，「ICU入室中のことを覚えていない」「たくさんの虫がいて気持ち悪かった」「看護師さんに迷惑をかけて申し訳なかった」などの発言を聞くことがあります．ICUでせん妄や興奮・急性混乱などになった患者の多くは，その後も不快な記憶や記憶の不確かさに悩まされることがあります．

木下は，ICU入室体験の記憶を現実的な記憶，あいまいな記憶，非現実的な記憶，記憶の欠損の4つに分類しました[2]．また，ICU退室後に記憶の整理を支援することで，抑うつやPTSDを減少できると述べています[3]．

2）ICU体験についての語りを促す

身体的病状が慢性期や回復期に移行し，その後の社会生活への復帰を目指す時期をめどに，患者がICU入室時の体験について話せる機会を設けることから始めます．せん妄をきたした患者に限らず，ICU体験をどのように認識しているか，患者自身の言葉でICU体験の語りを促し，ICUにおける記憶を

理解するように努めます.

　記憶のゆがみや混乱があったり，不正確な認知をしていないかを識別し，その認知がICU退室後の患者を苦しめたり混乱させたりしてはいないか，今後の生活に支障をきたすような影響をアセスメントし，どのようなケア介入が適切であるかを判断しなければなりません.

3) ICU体験の意味づけを支援する

　ICU体験の記憶が整理できずに不確かで，現実と非現実を区別できずに混乱や不安がある患者に対しては，その患者にとってのICU体験を整理できるよう支援するケアが必要となります.

　なかでも家族の存在は重要です.患者は自分自身に問いかけると同時に，家族と話すことや家族から聞く情報によって，不確かな記憶を整理しようとします.

　自身の記憶が曖昧な状況で，家族からの不用意な言葉がときに患者の自尊感情を傷つけることがあります.そのため，家族に対しても事前に患者に向き合う際の配慮を伝えておくことが重要です.

＊

　せん妄とは何か，どのような理由で起こるのか，ICU入室患者では頻繁に生じ，決して特別なことではないことなどをていねいに説明し，安心感をもたらすようにかかわることが重要です.また，それだけの重症病態だったからこその体験であると体験の意味づけを支援し，同時に現状までに回復を遂げたことを称え，労うように言葉かけを行います.

　患者がせん妄状態に陥ったがゆえに不用意な心的苦痛に苦悩することがないよう，繊細なアフターケアが必要になるといえます.

表3
せん妄を発症した患者

Bio　生物学的
・認知機能障害の悪化や遷延
・全身状態の回復遅延，予後の悪化
・死亡率の増加，ICU滞在日数・在院日数の延長
・2次的障害のリスク増大
・不動・身体抑制・回復意欲減退による影響
・計画外抜去，ルート類の事故抜去
・転倒，転落のリスク

Psyco　心理学的
・ICU体験の誤った認知がもたらす影響
・記憶のゆがみ，欠落，PTSD，トラウマ，恐怖体験
・家族との関係性への影響
・治療や医療者に対する不信，怒り，罪悪感

Social　社会的
・自尊感情の低下・混乱
・心的疲労の増大：孤独感・無力感・自責感など
・他者（家族や医療者）との関係性への影響：不信，怒り，憤り
・回復意欲の減退
・スピリチュアルペインの要因

引用・参考文献

1) American Psychiatric Association：DSM-5 精神疾患の診断・統計マニュアル（高橋三郎ほか監訳）.医学書院，2014.
2) 藤澤美智子，武居哲洋：譫妄の発症メカニズム.INTENSIVIST，6(1)：65-72，2014.
3) 櫻本英明：白黒つけられないせん妄のメカニズム.ICNR，2(1)：38-44，2015.
4) Lipowski ZJ：Delirium: Acute Confusion States. Oxford University Press, 442-478, 1990.
5) 稲田健：せん妄ケアを極める 重症化させない看護 2病態生理と病院.看護技術，57(5)：9，2011.
6) 木下佳子，井上智子：集中治療室入室体験が退院後の生活にもたらす影響と看護支援に関する研究.日本クリティカルケア看護学会誌，2(2)：35-44，2006.
7) 木下佳子：記憶のゆがみをもつICU退室後患者への看護支援プログラム開発とその有効性に関する研究.日本クリティカルケア看護学会誌，7(1)：20-35，2011.
8) 卯野木健：せん妄をどのように考えていくか 急性期を中心に.こうしたらうまくいった！せん妄のケア15の事例，月刊ナーシング，32(9)：6-13，2012.
9) 卯野木健ほか：せん妄の今を知る.EB NURSING，10(4)：13-37，2010.
10) 高石壮：せん妄の発見.せん妄のすべて.ICNR，2(1)：62-69，2015.
11) 内出容子ほか：せん妄ケアを極める 重症化させない看護.看護技術，57(5)：5-31，2011.
12) 井上真一郎：せん妄の要因と予防.臨床精神医学，42(3)：289-297，2013.
13) 稲田健：2.病態生理と病因.せん妄ケアを極める 重症化させない看護.看護技術，57(5)：11，2011.
14) 古賀雄二：4.せん妄の評価 1) CAM-ICUを使用したせん妄の評価①.ICU看護師のための鎮静・鎮痛・せん妄評価法，看護技術，57(2)：39，2011.
15) Flacker JM, Lipsitz LA：Neural mechanisms of delirium：Current hypotheses and evolving concepts. J Gerontol A Biol Sci Med Sci, 54(6)：B239-246, 1999.
16) Bergeron N, Dubois M, Dial S, Skrobik Y.：Intensive Care Delirium Screening Checklist: evaluation of a new screening tool. Intensive Care Medicine, 27(5), 859-864, 2001.

多発外傷患者

菅原直子 | 杏林大学医学部付属病院 高度救命救急センター　集中ケア認定看護師

1 | 病態・患者状態の基礎知識

1）多発外傷とは

①外傷の重症度スコア

　多発外傷は「polytrauma」または「multipletrauma」の訳語です．身体を頭部・頸部・胸部・腹部・骨盤・四肢などと区分した場合に，2か所以上の部位に重度の損傷が及んだ状態をいいます．外傷の重症度スコアには，生理学的重症度（RTS）や各身体部位の解剖学的損傷の程度で評価する解剖学的重症度（AIS）があります．

　AIS 3点以上を重症外傷とよび，AIS 3点以上が6身体部位の2か所以上を多発外傷とよびます．AIS 4点以上が少なくとも1か所以上にあるもの，AIS 2点が2か所以上，AIS 3点が2か所以上を重症・多発外傷と定義することもあります（**図1**）．

②受傷機転

　受傷機転は，日本外傷データバンク2013（JTDB 2013）の年次報告書によると，わが国では鈍的外傷が80％以上を占めています．

　多発外傷の最重症部位別の死亡率は，腹部外傷で36.3％，頭部外傷で32.4％，胸部外傷で29.6％，四肢骨盤外傷で15.9％でした[5]．多発外傷は，単に複数の臓器損傷が存在するというだけでなく，複数の部位に発症した損傷が合併することにより，致命的に，もしくは相乗的な全身機能障害をもたらします．

③治療戦略

　外傷患者の治療方針の基本は，適切な診療によって防ぎえた外傷死（PTD）を減少させ，高次脳機能障害や脊髄損傷など恒久的障害を予防させることといわれています．2002年に外傷初期診療ガイドライン（JATEC），2007年に外傷初期看護ガイドライン（JNTEC）が査定され，現在では標準化された外傷初期診療が行われるようになってきました．さらに，2014年，初期診療を引き継ぎ，チームとして質の高い根本治療と患者管理が行えることを目標とした専門診療の標準である，外傷専門診療ガイドライン（JETEC）が査定されました．

　重症外傷の治療戦略は，根本治療を目的とせず，救命の目的のため応急的

RTS
revised trauma score
生理学的重症度

AIS
abbreviated injury score
解剖学的重症度

ISS
injury severity score
外傷重症度スコア

PTD
preventable trauma death
防ぎえた外傷死

JATEC
Japan Advanced Trauma Evaluation Care
外傷初期診療ガイドライン

JNTEC
Japan Nursing for Trauma Evaluation and Care
外傷初期看護ガイドライン

JETEC
Japan Expert Trauma Evaluation and Care
外傷専門診療ガイドライン

多発外傷患者の全身評価

生命の危機
単に複数の臓器損傷が存在するだけでなく、複数の部位に発症した損傷が合併することにより致命的になる。早期に出血コントロールをはかり、ショックを回避し循環と呼吸の安定が重要となる。

感染コントロール
外傷による侵襲に加え、2次的に手術や感染が加わると重症な感染症に陥り、敗血症や多臓器不全を併発することがある。創部や医療デバイスに関連した感染予防が重要となる。

機能回復への援助
創部の治癒過程における安静度の制限、長期臥床による関節拘縮など機能障害を併発するため、早期から社会復帰を考慮したリハビリテーションの介入が必要である。

創部局所管理
局所の感染や循環不全により、さらなる機能障害をきたすことがある。継続的な創部の観察と異常早期発見と対応が重要となる。

鎮痛・鎮静
疼痛、不穏、せん妄は密接に関連する。外傷患者は、骨折、挫創、術創、臓器損傷などさまざまな部位に疼痛を持つため、適切な評価と対応が重要となる。

家族の心理
受傷直後は突然の出来事に遭遇した困惑、動揺や、生命危機にある場合も少なくなく、心理的危機的状態となることもある。回復期では患者の機能障害を受容しながら不安を抱くこともある。家族の心理状態を評価し共感的態度で対応する。

ボディイメージの変調
脊髄損傷など不可逆的な機能障害や傷痕や見た目の変化に対し向き合う必要がある。受容過程には段階があり、患者の心理状態を見極めながら精神的サポートをする必要がある。

機能障害と社会復帰
残存した機能障害により受傷前の状態に戻れず、ADLやQOL低下、役割の変調や社会復帰が困難な状況となることがある。社会サービスの提供や転院先となる病院への連携が必要である。

(Psyco 心理学的／Bio 生物学的／Social 社会的)

図1　多発外傷

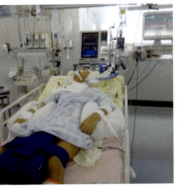

頭部外傷／頸部外傷／顔面外傷／胸部外傷／腹部外傷／骨盤外傷／四肢外傷／脊髄・脊椎外傷

事例：4階からの転落外傷
- 外傷性くも膜下出血
- 急性硬膜外血腫
- 気管損傷
- 第1肋骨骨折
- 肺挫傷
- 腰椎骨折
- 骨盤骨折
- 腓骨骨折
- 踵骨骨折

AIS　頭頸部4　顔面0　胸部4
　　　腹部3　四肢骨盤2　体表0
ISS　41

に手術を行い、止血をはかり段階的に計画的手術を行って治療していく、ダメージコントロール戦略といわれます。

2) ICU看護と身体アセスメントアプローチ

外傷の治療には、初療期(受傷1～3時間)、第1期(初期72時間)、第2期(受傷3～8日)、リハビリテーション期(受傷8日以降)の4期があります。多発外傷患者に対するICUの看護は、呼吸・循環に蘇生レベルの処置が必要なく

図2 外傷診療体系

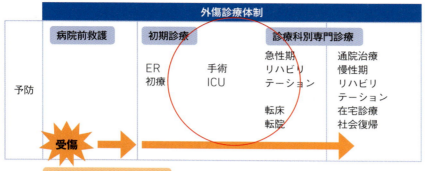

外傷患者の受傷から社会復帰まで切れ目なく診療する体制と，この体制を改善させるしくみを合わせ，外傷診療体系という．とくに安全で質の高い診療を提供するため，診療の標準化，専門集団の育成と体制づくりがその中隔をなす．赤丸を中心としたケアがICU看護となる．

文献3）より引用，一部改変

表1 系統的なアプローチ

系統部位	観察項目　アセスメント
意識 （鎮痛・鎮静含む）	GCS，JCS，RASS，ICDSC，CAM-ICU，ICP，CPP，瞳孔所見，異常肢位，悪心・嘔吐，頭痛
呼吸	気道の閉塞がないか？ 陥没呼吸・シーソー呼吸・口腔内異常音・喘鳴の有無 呼吸数，呼吸パターン（奇異呼吸・努力呼吸・起坐呼吸・下顎呼吸・無呼吸），気管偏位，皮下気腫，頸静脈怒張の有無，人工呼吸器設定，MV，Vt，RR，ABG（PH，PaCO₂，PaO₂，Lac）
循環	P，HR，CVP，ScvO₂，カテコールアミン投与，末梢循環の指標（毛細血管再充満時間：CRT），冷汗・冷感，尿量
消化器 （腸管・肝臓など）	腸蠕動音，腹膜刺激症状，肝機能データ（AST・ALT，γGTP），IAP
腎・泌尿器	尿量，腎機能データ（BUN，Cr，Ccr）
感染症	発熱，創部，UTI，CRBSI，SSI，VAP，炎症データ（WBC・CRP）
水分・電解質	体重，水分出納，血液検査データ
栄養	必要摂取カロリー，間接熱量測定，摂取状況
局所（創部）	外固定，洗浄
リハビリ	PT，OT，ST

ICP intracranial pressure 頭蓋内圧

CPP cerebral perfusion pressure 脳灌流圧

MV minute volume 分時換気量

Vt tidal volume 一回換気量

RR respiratory rate 呼吸数

ABG arterial blood gas 動脈血ガス

HR heart rate 心拍数

CVP central venous pressure 中心静脈圧

CRT capillary refilling time 毛細血管再充満時間

なった第1期からかかわります（**図2**）．早期回復を目標に，出血のコントロール，ショックの回避，組織酸素化の維持，感染症や臓器不全の予防，栄養療法，外傷の部位や程度から予測される合併症や障害に対する早期から社会復帰を考慮した機能回復への援助，危機的状況にある患者・家族の精神的サポートを行います．

フィジカルアセスメントの基本は，生理学的評価をするABCDEアプロー

チにて評価します．さらに，受傷機転による局所の症状を系統的な全身の観察（**表1**）からアセスメントし，呼吸・循環の安定をはかりながら，局所への治療へ進みます．

2 | 超急性期 初療期～第1期（初期72時間）

来院時～24時間以内は，出血のコントロールやショックの進展具合と呼吸不全の有無，頭蓋内圧亢進の徴候，潜在的損傷の診断と治療がポイントです．受傷後24～72時間の急性期では，呼吸と循環の安定および外傷性脳損傷による頭蓋内圧亢進の管理が重要となります．

1）身体的アセスメント

①循環のアセスメント

ショックへの早期認知と対応が重要です．ショック（循環不全）とは，末梢組織での酸素代謝異常をきたした状態であり，初期診療では，血胸や腹腔出血，骨盤骨折，心・大血管損傷による出血性ショック，緊張性気胸・心タンポナーデによる非閉塞性ショックへの早期認知と対応が救命の鍵となります．損傷部位により出血量は異なりますが，外傷で最も危惧されるのは出血性ショックです（**図3**）．

②凝固障害

多発外傷における外傷死の3徴候といわれるものがあります（**図4**）．外傷により大量出血がありショックとなると，アシドーシスを生じ凝固障害を助長します．また，出血や環境曝露にて低体温も容易に生じ，さらに輸液により希釈性の凝固障害を生じる以外に，直接的な組織損傷による線溶活性化が起こります．これら3徴候は密接に関連しており，3徴候がそろうと救命困難になります．超急性期で出血コントロールが重要なのはこのためです．そのため，受傷部位から出血量を予測し対応することが大事です．

③出血量と血圧

循環血液量の約15％までの出血であれば，交感神経が刺激され，末梢血管を収縮させるなどの生体防御反応により，血圧は正常範囲内に保たれます．しかし，循環血液量の約30％以上の出血では，生体防御反応では対処しきれず，意識障害も出現します．

ショックclass Ⅲ（**表2**）を超えた場合は対応が必要となり，輸液療法や輸血療法を行います．循環が安定した後の輸血は，血中ヘモグロビン値7g/dL以下の場合に行うことを推奨しています[8]．

ICU管理中に補充しても低下するヘモグロビン値や乳酸値の上昇，代謝性アシドーシスの進行がある場合は，再出血や管腔臓器損傷を疑い精査する必要があります．

AST
Aspartate aminotransferase
アスパラギン酸アミノトランスフェラーゼ

ALT
Alanine aminotransferase
アラニンアミノトランスフェラーゼ

γGTP
gamma glutamyltransferase

IAP
immuno suppressive acidic protein
免疫抑制酸性タンパク

BUN
blood urea nitrogen
尿素窒素

UTI
urinary tract infection
尿路感染症

CRBSI
catheter related blood stream infection
カテーテル関連血流感染

SSI
surgical site infection
手術部位感染

VAP
ventilator associated pneumonia
人工呼吸器関連肺炎

— 多発外傷患者 —

図3　出血量の推定

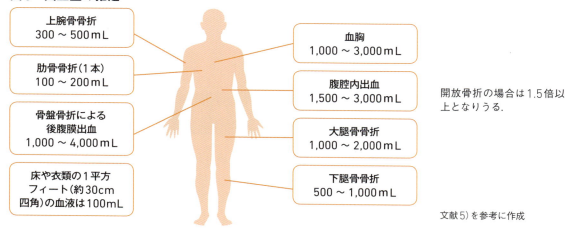

開放骨折の場合は1.5倍以上となりうる．

文献5)を参考に作成

図4　外傷における死の3徴候

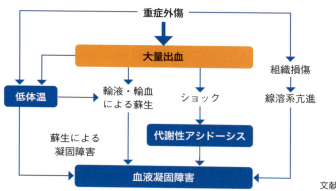

重症外傷により大量出血がありショックとなると，アシドーシスを生じ凝固障害を助長する．また出血や環境曝露にて低体温も容易に生じ，これも凝固障害を助長する．さらに輸液により希釈性の凝固障害を生じる以外に，直接的な組織損傷による線溶活性化が起こり凝固障害を生じる．

文献6)を参考に作成

④気道・呼吸のアセスメント

　多発外傷では，顔面骨骨折や気道，咽頭損傷などによる気道の障害，胸部外傷による器質的な肺損傷に伴う呼吸不全，C3～C5上位脊髄損傷に伴う横隔膜麻痺や，肋骨骨折に伴うフレイルチェストによる換気障害，循環不全による低酸素血症や大量輸液や腹部コンパートメント症候群（ACS）などによる胸郭コンプライアンスの低下などにより，呼吸不全に陥り酸素療法や人工呼吸管理が必要となります．血気胸などを併発している場合，胸腔ドレーン管理も必要となります．

　また，疼痛による一回換気量の低下や，十分な咳嗽が行えず無気肺の進行や人工気道下にない場合は，痰づまりによる気道閉塞の可能性があります．さらに体位の制限により無気肺を形成することもあります．

　経時的な経皮的動脈血酸素飽和度（SpO₂）や呼吸器実測値（Vt，MV，PIP）のモニタリングやABG評価を行うと同時に，疼痛コントロールや安静度範囲内のポジショニングも重要となります．

ACS
abdominal compartment syndrome
腹部コンパートメント症候群

PIP
peak inspiratory pressure
最大吸気圧

ABG
arterial blood gas
動脈血ガス

ICU Total Assessment

表2 出血性ショックの分類と症状：ATLSガイドライン

	Class I	Class II	Class III	Class IV
出血量（mL）	<750	1000〜1500	1500〜2000	>2000
推定循環血液量に対する出血量の割合（%）	<15	15〜30	30〜40	>40
脈拍数（回/分）	<100	100〜120	120〜140	>140
血圧	正常	正常	低下	低下
呼吸数（回/分）	14〜20	20〜30	30〜40	>35
尿量（mL/時）	>30	20〜30	5〜15	無尿
ショックの症状 中枢神経／精神症状	症状なしあるいは軽度の不安	蒼白，四肢冷感，頻脈，冷汗・やや不安	呼吸促迫，乏尿，混乱・不安	混乱，傾眠，意識障害，無尿
補充療法	晶質液	晶質液	晶質液＋輸血	晶質液＋輸血

体重70Kg　成人男性を対象として計算
循環血液量の約15％までの出血であれば，交感神経が刺激され，末梢血管を収縮させるなどの生体防御反応により血圧は正常範囲内に保たれる．循環血液量の約30％以上の出血では，生体防御反応では対処しきれず，意識障害も出現する．ショック指数が1.5を超えたらショックの対応が必要．

文献7）より転載，一部改変

⑤組織酸素化のアセスメント

　循環や呼吸の状態観察とともに，組織酸素代謝失調を回復するためには，組織代謝のモニタリングを統合的に行い評価することが重要です．

　酸素代謝は，呼吸と循環が関係しています．酸素はヘモグロビンと結合し，血流に乗り全身へ運搬され，組織の需要に見合った酸素消費が行われます．組織灌流が維持されず，需要と供給のバランスが崩れる，つまり酸素供給量（DO_2）の不足か酸素消費量（VO_2）が増大すると，組織酸素代謝失調の状態となります．

　臓器でどれだけ酸素が消費されたかの指標に，中心静脈血酸素飽和度（$Sc\bar{v}O_2$）があります．$Sc\bar{v}O_2$は，心拍出量・ヘモグロビン・動脈血酸素飽和度・酸素消費量の4つの因子で規定されます（**図5**）．$Sc\bar{v}O_2$は70％以上であれば酸素の供給と消費のバランスが安定していると考えられています．

　施設により使用するモニタリング機器（ビジレオ®，REV1000®，picco2®など）は異なりますが，各種パラメータの変化から，外傷に伴う出血によるヘモグロビンの低下か，呼吸不全による酸素化不良か，疼痛・せん妄・発熱による酸素消費量の増大か，など異常の早期発見・対応と酸素消費量が増大しない看護ケアが重要です．

⑥IAPアセスメント

　多発外傷では，腹腔内出血や外傷による腸管損傷などで，ACSとなることがあります．ACSでは，腹腔内圧上昇に起因する循環障害により，腹腔内臓器障害の増悪が生じることがあります．

　腹腔内圧（IAP）は膀胱内圧とほぼ相関するので，ベッドサイドでモニタできます．尿道留置カテーテルを使用して測定される膀胱内圧が，12mmHg以上

ATLS
Advanced Trauma Life Support

DO_2
oxygen delivery
酸素供給量

VO_2
oxygen consumption
酸素消費量

$Sc\bar{v}O_2$
central venous oxygen saturation
動脈血酸素飽和度

IAP
intra-abdominal pressure
腹腔内圧

— 多発外傷患者 —

図5 組織酸素代謝の規定因子と要因

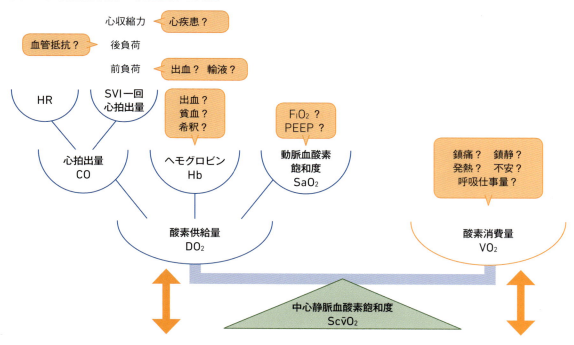

表3 各パラメーター

略語	単位	用語（基準値）	説明
CO	$L \cdot min^{-1}$	心拍出量（4〜8）	心臓が1分間に送り出す血液量
CI	$L \cdot min^{-1} \cdot m^{-2}$	心係数（2.5〜4）	COを体表面積で算出する値
SV	$mL \cdot beat^{-1}$	一回拍出量（60〜100）	心室が1回収縮で拍出する血液量
SVI	$mL \cdot beat^{-1} \cdot m^{-2}$	一回拍出量係数（33〜47）	SVを体表面積で算出する値
SVR	$dyn \cdot sec \cdot cm^{-5}$	体血管抵抗（800〜1,200）	左室の拍出に対する抵抗
SVRI	$dyn \cdot sec \cdot cm^{-5} \cdot m^2$	体血管抵抗係数（1,970〜2,300）	SVR算出時にCOの代わりにCIを使用したもの
SVV	%	一回拍出量変化（10〜15）	一回拍出量の呼吸性変動を変化率で表した値
$Sc\bar{v}O_2$	%	中心静脈血酸素飽和度（70以上）	酸素の運搬と消費の指標
EVLW	mL	肺血管外水分量	肺水腫の状態を表す指標
ELWI	$mL \cdot kg^{-1}$	肺血管外水分量（0〜7.0）	肺血管外水分量予想体重で除したもの
PVPI		肺血管透過性係数（<3.0）	肺血管内血液量と肺血管外水分量の比により算出．肺水腫の鑑別に用いる
ITBV	mL	胸腔内血液量	左右の心房・心室および肺血管内の血液量
ITBI	$mL \cdot m^{-2}$	胸腔内血液量係数（850〜1,000）	ITBVを体表面積で除算
GEDV	mL	全拡張終期容量	拡張期の全心房・心室内の血液量．前負荷の指標
GEDI	$mL \cdot m^{-2}$	全拡張終期容量係数（650〜800）	GEDVを体表面積で除算
GEF	%	全心駆出率（>20）	心臓の収縮力の指標

文献27）を参考に作成

図6 IAPモニタリング

IAHの重症度分類

Grade I	IAP 12～15mmHg
Grade II	IAP 16～20mmHg
Grade III	IAP 21～25mmHg
Grade IV	IAP ≧25mmHg

文献14) p.344より転載

IAH/ACSのリスク因子

1. 腹壁コンプライアンスの低下
   - 急性呼吸不全，とくに気道内圧の上昇を伴う場合
   - 腹壁に緊張のかかる筋膜縫合，閉創を行った腹部手術
   - 重症外傷／熱傷
   - 腹臥位あるいは30°以上のベッド挙上
   - BMI高値，中心性肥満
2. 消化管内容物の増加
   - 胃蠕動の低下
   - イレウス
   - 大腸麻痺による通過障害
3. 腹腔内容物の増加
   - 腹腔内出血／気腹
   - 腹水／肝機能障害
4. 血管透過性亢進／蘇生輸液
   - アシドーシス（pH＜7.2）
   - 低血圧
   - 低体温（深部温＜33℃）
   - 大量輸血（24時間に10単位以上）
   - 凝固異常（血小板＜55,000mm³，PT＞15秒，PTT＞通常の2倍，PT-INR1.5のいずれか満たすもの）
   - 大量輸液（24時間に5L）
   - 膵炎
   - 乏尿
   - 敗血症
   - 重症外傷／熱傷
   - Damage control laparotomy

文献14) p.346より転載

であればIAPが上昇していると判断され，20mmHg以上であれば臨床症状がなくてもACSと診断されます（**図6**）．

ACSにより進行性の臓器障害がある場合は，開腹減圧が考慮・実施されます．臓器障害がない場合は，腹部灌流圧を60mmHg（MAP-IAP）に維持できるよう，非手術的治療が行われます．IAPモニタリングと同時に，腹囲測定や腹膜刺激症状の有無も同時に観察します．

⑦頭蓋内圧の管理：ICPセンター

重症頭部外傷の治療において，頭蓋内圧（ICP）亢進が，最も困難な病態です．ICP 20mmHgが5分以上遷延する場合，ICP亢進と定義し，脳ヘルニア予防のため治療の介入となります．ICPモニタリング（**図7**）と同時に平均動脈圧（MAP）からICPを引いた脳灌流圧（CPP）も指標とします．

正常では，血圧の変動に対し自動調節能が働き，脳血管平滑筋や収縮，拡張により脳血流を一定に保ちます．しかし重症頭部外傷では，この自動調節能が障害され，脳血流量はCPPに依存します．CPPが40mmHg以下となると脳虚血となります．CPPが60～70mmHgに保つよう維持する管理が必要です．

ICPを亢進させないため，①30°以上の頭部挙上角度・頚部屈曲予防，②適当な鎮痛・鎮静，③軽度の過呼吸（PaCO₂ 32～36mmHg），④利尿薬，高張液の投与が重要となります．

ICP
intracranial pressure
頭蓋内圧

MAP
mean arterial pressure
平均動脈圧

CPP
cerebral perfusion pressure
脳灌流圧

図7 ICPモニタリング・留置部位

- モニタリング
  ①脳室内カテーテル
  ②トランスデューサー付カテーテル
  いずれかを用いて測定
- 測定部位：脳室内，脳実質内，硬膜下，硬膜外など

コッドマンICP express

2）心理的アセスメント　疼痛・不穏・せん妄

　疼痛，不穏，せん妄は密接に関連し，解決されない疼痛は患者を不穏状態にし，良好な睡眠が得られず，せん妄に移行しやすくします．

　米国集中治療医学会（SCCM）にて，2013年「疼痛・不穏・せん妄（PAD）」管理ガイドラインが発表され，PADケアバンドルが推奨されています．外傷患者は，骨折，挫創，術創，臓器損傷，ドレーン刺入部などさまざまな部位に疼痛があるため，適切な評価が重要です．

3）社会的アセスメント　家族の心理

　この時期の患者・家族は，突然の出来事に遭遇した困惑，動揺，不安，怒りなど情緒反応が強く，出来事や患者の状態を受け入れにくい状況にあります．さらに，行われている処置や病状について情報も少なく，先の見通しもつかず，過度の不安や期待が混在します．

　生命危機にある場合も少なくないため，心理的危機的状態となり，ときに興奮状態となり医療者に攻撃的な態度をとることもあります．それは自然な反応であることを理解し，落ち着いた態度で接することが重要です．不安には共感的態度で接し，病状説明は平易な言葉で何回かに分けて行う必要があります．

---

3 ｜ 脱超急性期　第2期（受傷3〜8日），受傷後72時間以降

　この段階から，治療の優先度は損傷個所に応じて行われるようになり，感染症予防や合併症対策，廃用症候群，褥瘡予防などが中心となります．

1）身体的アセスメント

①感染コントロール

　重症外傷により，全身は広域な組織損傷および壊死組織の侵襲により，サイトカインが分泌され，外界からの微生物に対する警戒は高まり，全身性炎症反応症候群（SIRS）となることがあります．SIRSを呈する時期に，2次的に追加の侵襲（手術や感染）が加わると，セカンドヒット現象となり，炎症反応が亢進します．

　行き過ぎた極度の炎症は抗炎症因子によって中和されます．この状態は，代償性抗炎症反応症候群（CARS）と称されます．過剰な炎症が制御される反面，免疫抑制の側面もあるため，この状態は易感染状態となり重篤な感染症に陥ることもあります（図8）．

　どちらの反応でも，セカンドヒットにより過剰となると，敗血症，多臓器不全へ移行する可能性があります．外傷の局所創部による感染徴候（発赤，腫脹，硬結，悪臭）の観察やスタンダードプリコーションに則った包帯交換の実

SCCM
Society of Critical Care Medicine
米国集中治療医学会

PAD
Pain Agitation Delirium
疼痛・不穏・せん妄

SIRS
systemic inflammatory response syndrome
全身性炎症反応症候群

CARS
compensatory anti-inflammatory response syndrome
代償性抗炎症反応症候群

図8　外傷後の生体反応

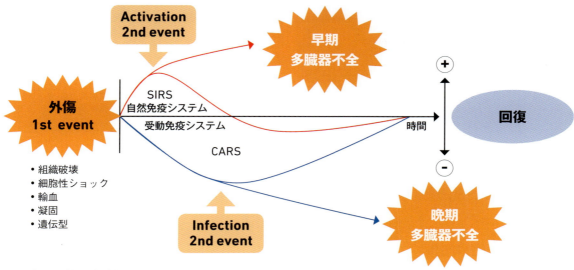

文献18）より転載，一部改変

施，医療デバイスに関連した感染症（VAP，尿路感染，CRBSI）予防が重要となります．

　血中CRPは合併症がなければほぼ3日後に最高値に達します．その後再上昇した場合などセカンドヒットを疑います．また，血中プロカルシトニン値は，外傷後敗血症を早期診断する有用ツールの1つとされます．

②局所管理（外固定・コンパートメント）創部の観察

　コンパートメント症候群は，筋膜や骨間膜に囲まれた筋区画内圧がなんらかの原因で上昇し，血管・神経・筋肉へ末梢循環が障害され生じます．骨格筋が完全に虚血され4時間を超えると不可逆的変化が始まり，8時間を超えると機能回復が望めなくなります．

　最も多い原因は骨折です．下腿が最多で，ほかは前腕，殿部，大腿，足部での発生が多いです．抗凝固薬や抗血小板薬を服用している患者では，比較的軽微な外傷で筋膜内に血腫を生じるケースもあります．

　症状は，疼痛，運動麻痺，知覚異常，他動的伸張時の疼痛です．この4つが感度の高い症状とされ，疼痛が最初に出現します．鎮静下や頭部外傷併発事例では疼痛を訴えることが困難であるため，冷感，動脈拍動消失，蒼白，などの観察および，SpO_2モニタリングによる継続した観察による異常早期発見が必要です．予防は，患肢挙上，冷却，安静です．

　疑わしい症例には筋区画内圧測定を行います．筋区画内圧が30mmHg以上であればコンパートメント症候群を合併している可能性が高く，経時的に測定が必要となります．筋区画内圧が45mmHg以上，拡張期圧との差が20mmHg以下のときは，筋膜切開術が施行されます[19]．

VAP
ventilator associated pneumonia
人工呼吸器関連肺炎

CRBSI
catheter-related blood stream infection
カテーテル関連血流感染

CRP
C-reactive protein
C反応性タンパク

表4　外傷患者における静脈血栓塞栓症のRAP

因子		スコア	因子		スコア
背景因子	肥満	2	医原性の因子	大腿動静脈の血管確保	2
	悪性腫瘍	2		4単位を超える輸血	2
	血液凝固障害	2		2時間を超える手術	2
	静脈血栓塞栓症の既往	2		大きな静脈の修復手術	2
外傷にかかわる因子	AIS＞2の胸部外傷	2	年齢にかかわる因子	40歳以上60歳未満	2
	AIS＞2腹部外傷	2		60歳以上75歳未満	3
	AIS＞2の頭部外傷	2		75歳以上	4
	脊椎骨折	3			
	GCS＜8の意識障害	3			
	重症下肢骨折	4			
	骨盤骨折	4			
	脊髄損傷	4			

文献21)より引用

③静脈血栓塞栓症対策

　外傷患者における静脈血栓塞栓症のリスク評価プロフィール(RAP)スコアがあります(**表4**)．静脈血栓塞栓症発症リスクに寄与する因子を4つに分類し，合計スコアが5点以上を高リスク群，5点未満を低リスク群とします．

　静脈血栓塞栓症の予防には，静脈還流を促進する機械的予防方法(弾性ストッキング装着や空気圧迫装置装着)，各種抗凝固薬の投与，下大静脈フィルター留置があります．皮膚損傷や骨折により機械的予防方法の実施が不可能な場合には，下肢の挙上(15 〜 30°)，足関節運動(自動運動による底背屈・回旋)を実施します．上記予防方法の実施のほかに，血液検査データによるD-dimer値の上昇やエコーによる血栓の有無の確認が必要になります．

RAP
risk assessment profile
リスク評価プロフィール

2)心理面・社会面アセスメント：
　機能障害予防，急性期リハビリテーション

①関節拘縮

　この時期のリハビリテーションは，主に廃用症候群や関節拘縮による機能障害予防が中心となります．関節固定後3日目には顕微鏡レベルで拘縮が生じ，7日目には臨床的に拘縮を生じ，2週間経過するとすでに関節拘縮が起こっているといわれています[21]．

　関節の不良肢位拘縮予防には，良肢位の維持が重要です(**図9**)．また，安静臥床により，筋力は1日あたり1 〜 3％，1週間あたり10 〜 15％減少，3 〜 5週で安静でほぼ半減してプラトーに達し，筋力低下とともに筋萎縮も進行します[21]．

②ICU-AW

　ICU入室中や退室後に，筋力低下を主訴とした四肢麻痺による機能障害を引き起こすことがあります．これはICU-AWと称され，敗血症，多臓器不全，高血糖，不動化，ステロイド，筋弛緩薬など複数の因子が複合的に関連しています．

ICU-AW
intensive care unit
acquired muscle
weakness
ICU関連筋力低下

クリティカルケア看護のワザを身に付ける

図9　良肢位

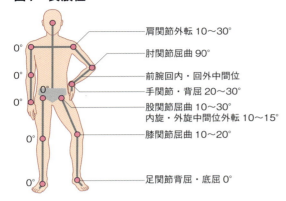

　多発外傷患者では，これに加え，損傷部位の治癒過程において安静度の制限があり，不動化が強いられICU-AWの発症の危険が高くなります．これらの予防には，早期リハビリテーションが有効とされます．ROM訓練から開始し，安静度や患者の状態に合わせ，徐々にベッド上坐位，端坐位，移乗，ADL訓練，立位保持，歩行訓練へと進みます．

　ICU滞在中は臓器障害を合併していることもあり，リハビリ自体が侵襲となりうることもあるため，やみくもに早期離床のリハビリを進めず，バイタルサインを評価しながら段階的に進めることが大事です．

ROM
range of motion
関節可動域

4｜回復期　リハビリテーション期（受傷8日以降）

　受傷後，人工呼吸器からの離脱や侵襲が治まった頃から，回復期となり機能障害の程度が明らかになります．この時期は，退院や社会復帰に向けたリハビリテーションや障害を受容する精神的サポートが必要となります．

1) 身体的アセスメント

　回復期では，リハビリ室へ出棟し，自宅退院，ADL自立や社会復帰に向けた残存機能を活かしたセルフケア能力向上を目的としたリハビリが行われます．ICUベッドサイドでは，日常を意識した歯磨きや洗面，ベッド上での寝返りなど自立できるようケアに取り入れ，生活を意識できる環境づくりも重要となります．

2) 心理的アセスメント

　回復期では，おおよそ明らかになった機能障害に対するリハビリテーションが行われる一方で，脊髄損傷など不可逆的な機能障害に対し患者は向き合

う時期となります．また，傷痕や見た目のボディイメージに対しても向き合い，患者のみならず家族も同様に受容していく段階にあります．

　この時期は，受容へ行きつ戻りつの過程がみられるため，変化する患者の心理状態を見極め，受容していく時期に入ったら前向きに一緒に考え，援助し方向づけるケアが必要です．機能や外形が変化したことによる不便さや不具合は，リハビリテーションやさまざまな資源を活用し補っていけることを伝えます．時期を逃さないためにも，信頼関係の構築が必要であり，コミュニケーションをはかることも重要です．

　時に患者が状況を受容できず家族に感情をぶつけ，家族が不安を抱くことがあります．不安には共感的態度で接し，患者が障害を受容するには家族の支えが必要であることを伝え勇気づけます．患者の障害について家族の理解度を確認しながら，患者とともにがんばれるよう支援します．

3）社会的アセスメント　社会復帰に向けた転院，転床

　回復期は，病態の重症度，治療方針，運動侵襲による予備能，安静度など患者の状態や必要なリハビリについて，医師，理学療法士など他職種協働となり，チームで取り組む必要があります．さらには，自宅へ復帰するためには，MSWの介入により必要な社会サービスの提供，後方病棟や転院先となるリハビリテーション病院，療養型病院へ連携する必要があります．

MSW
medical social worker
医療ソーシャルワーカー

■■ ICU Total Assessment ■■

引用・参考文献

1) 日本外傷学会監，日本外傷学会外傷専門診療ガイドライン編集委員会編：外傷専門診療ガイドラインJETEC. p.199，へるす出版，2014.
2) 木村佳子：胸部外傷患者に対する肺合併症予防の看護を振り返って～多発外傷患者の急性期看護を考える～．EMERGENCY CARE，18(5)：90-94，2005.
3) 日本外傷学会監，日本外傷学会外傷専門診療ガイドライン編集委員会編：外傷専門診療ガイドラインJETEC. p.3，へるす出版，2014.
4) 日本外傷学会，日本救急医学会監，日本外傷学会外傷初期診療ガイドライン改訂第4版編集委員会編：外傷初期診療ガイドラインJATEC改訂第4版．p.2-3，へるす出版，2012.
5) 日本外傷学会，日本救急医学会監，日本外傷学会外傷初期診療ガイドライン改訂第4版編集委員会編：外傷初期診療ガイドラインJATEC改訂第4版．p.46，へるす出版，2012.
6) 植村樹ほか：Damage control resuscitation；適切な輸液と輸血．救急医学，39(8)：917-923，2015.
7) 日本外傷学会監，日本外傷学会外傷専門診療ガイドライン編集委員会編：外傷専門診療ガイドラインJETEC. p.209，へるす出版，2014.
8) Moore FA, et al.：Inflammation and the Host Response to injury, a large-scale collaborative project: patient-oriented reseach core——standard operating procedures for clinical care.Ⅲ.Guidelines for shock resuscitation. J Trauma, 61(1)：82-89, 2006.
9) 増山純二：外傷・創傷管理の実際．疾患の看護プラクティスがみえる　救命救急ディジーズ．山勢博彰，山勢善江編，p.409，学研メディカル秀潤社，2015.
10) ECCE Edwards Critical Care Education：QUICK GUIDE TO Cardiopulmonary Care. 2015 Edwards Lifesciences Corporation. All rights reserved. EW2015037. 第5版，p.156，Edwards Life Sciences, 2015.
11) White KM：Using continuous SVO2 to assess oxygen supply/demand balance in the critically ill patient. AACN Clin Issues Crit Care Nurs, 4(1):134-147, 1993.
12) 日本外傷学会監，日本外傷学会外傷専門診療ガイドライン編集委員会編：外傷専門診療ガイドラインJETEC. p.214，へるす出版，2014.
13) 日本外傷学会監，日本外傷学会外傷専門診療ガイドライン編集委員会編：外傷専門診療ガイドラインJETEC. p.274，へるす出版，2014.
14) 日本外傷学会監，日本外傷学会外傷専門診療ガイドライン編集委員会編：外傷専門診療ガイドラインJETEC. p.342-348，へるす出版，2014.
15) 小幡祐司：Damage Control Surgery. ナースのための救急・集中治療医学レビュー2014-'15-看護の現場でどう活かすか-（道又元裕看護監），p.15-16，総合医学社，2015.
16) 日本救急看護学会監，日本臨床救急医学会編：外傷初期看護ガイドラインJNTEC第2版. p.253-254，へるす出版，2011.
17) 山勢博彰編著：看護師による精神的援助の理論と実践　救急・重症患者と家族のための心のケア．p.13-17，メディカ出版，2010.
18) 日本外傷学会監，日本外傷学会外傷専門診療ガイドライン編集委員会編：外傷専門診療ガイドラインJETEC. p.212，へるす出版，2014.
19) 日本外傷学会，日本救急医学会監，日本外傷学会外傷初期診療ガイドライン改訂第4版編集委員会編：外傷初期診療ガイドラインJATEC改訂第4版，p.171，へるす出版，2012.
20) 田中竜馬編：集中治療999の謎．p.383-384，メディカル・サイエンス・インターナショナル，2015.
21) 日本外傷学会監，日本外傷学会外傷専門診療ガイドライン編集委員会編：外傷専門診療ガイドラインJETEC. p.353，へるす出版，2014.
22) 日本外傷学会監，日本外傷学会外傷専門診療ガイドライン編集委員会編：外傷専門診療ガイドラインJETEC. p.228-232，へるす出版，2014.
23) 日本外傷学会監，日本外傷学会外傷専門診療ガイドライン編集委員会編：外傷専門診療ガイドラインJETEC. p.218，へるす出版，2014.
24) 畑迫伸幸：ICU専従の理学療法士による早期リハビリテーション～理学療法士と看護師の役割～．重症集中ケア，13(5)：118-126，2015.
25) 森田緑：脊髄損傷患者の回復期のメンタルケアはどうすればよいですか？．救急看護QUESTION　BOX7救急患者・家族への倫理的・全人的ケア（中村惠子監）．p.20-21，中山書店，2007.
26) 山勢博彰：医療職者のための危機理論のページ．http://crisis.med.yamaguchi-u.ac.jp
27) エドワーズライフサイエンス株式会社：わかる！役立つ！FloTrac System，2001.

― 多発外傷患者 ―

重症急性膵炎患者

藤野智子｜聖マリアンナ医科大学病院 看護部 師長　急性・重症患者看護専門看護師　集中ケア認定看護師

1 ｜ 病態・患者状態の基礎知識

ICU管理する内科疾患の中でも，見た目の平穏さに比して重症度が高い疾患の1つに，重症膵炎があります．悶え苦しむような激しい疼痛や呼吸困難を伴うわけでもなく，ともすれば軽症にみえる場合もありますが，実は多臓器不全が進行しているのです．

1）急性膵炎とは

急性膵炎は，男性の発症率は女性の2倍で，重症例の約1割が死に至ります．発症原因は，男性はアルコール，女性は胆石が多く，国内ではアルコール性膵炎のほうが胆石性よりも多くなっています．また，HIV感染症の主な合併症の1つに急性膵炎があり，海外の報告[1]では，発生頻度は年間1,000人あたり1.3〜8.0人で，非感染者より高いとされています．その成因は，HIV関連の感染症やHIV治療薬の関係も示されています．

急性膵炎は突然発症するケースが多く，腹痛を主訴に受診した患者の約5％が急性膵炎であったという報告があります[2]．主な症状は消化器症状で，上腹部痛や嘔吐以外に，腹部の圧痛や時に反跳痛と続きます．そのほか，発熱・頻脈・白血球増加などの炎症徴候・血中または尿中の膵酵素の上昇などがあります．

急性膵炎の重症化に至る機序は，膵臓をはじめとした腹腔内臓器の虚血，自己消化，そしてこれらから惹起される無菌性の全身性炎症反応症候群（SIRS）や腸内細菌からのバクテリアルトランスロケーション（BT）によって，敗血症に至ります．

HIV
human immunodeficiency virus
ヒト免疫不全ウイルス

SIRS
systemic inflammatory response syndrome
全身性炎症反応症候群

BT
bacterial translocation
バクテリアルトランスロケーション

2）膵炎の診断

①診断基準

急性膵炎およびその局所合併症の定義に関しては，これまでも世界各国で討議されています．わが国では，厚生労働省難治性膵疾患調査研究班により，2008年に急性膵炎の診断基準が定められています（**表1**）．これら3項目中2項目以上満たせば，急性膵炎と診断されます．後述する改訂アトランタ分類に

182　クリティカルケア看護のワザを身に付ける

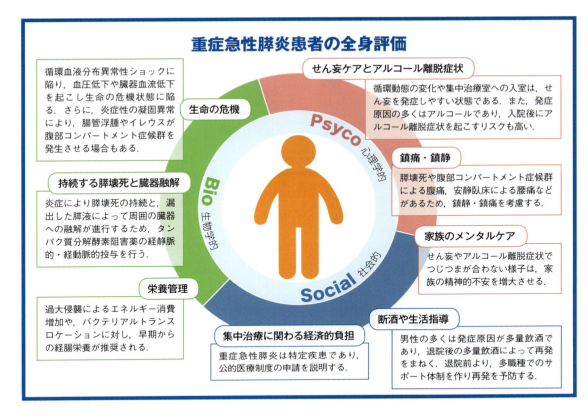

表1-1 急性膵炎診断基準

①上腹部に急性腹痛発作と圧痛がある.
②血中または尿中に膵酵素の上昇がある.
③超音波，CTまたはMRIで膵に急性膵炎に伴う異常所見がある.

上記3項目中2項目以上を満たし，他の膵疾患および急性腹症を除外したものを急性膵炎と診断する．ただし，慢性膵炎の急性増悪は急性膵炎に含める．
注：膵酵素は膵特異性の高いもの（膵アミラーゼ，リパーゼなど）を測定することが望ましい．

文献4) p.56より引用

表1-2 急性膵炎の重症度判定基準

A. 予後因子（予後因子は各1点とする）
①Base Excess≦−3mEq/L，またはショック（収縮期血圧≦80mmHg）
②PaO_2≦60mmHg (room air)，または呼吸不全（人工呼吸管理が必要）
③BUN≧40mg/dL (or Cr≧2mg/dL)，または乏尿（輸液後も1日尿量が400mL以下）
④LDH≧基準値上限の2倍
⑤血小板数≦10万/mm^3
⑥総Ca≦7.5mg/dL
⑦CPR≧15mg/dL
⑧SIRS診断基準*における陽性項目≧3
⑨年齢≧70歳

＊SIRS診断基準項目：(1)体温>38℃または<36℃，(2)脈拍>90回/分，(3)呼吸数>20回/分または$PaCO_2$<32 Torr，(4)白血球数>12,000/mm^3か<4,000mm^3または10%幼若球出現

文献4) p.50より引用

図1　改訂アトランタ分類による膵炎分類

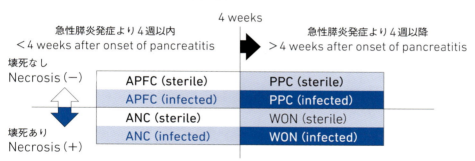

発症から4週間以内の壊死を伴わない急性膵炎（APFC）
発症から4週間以内の壊死を伴う急性壊死性貯留（ANC）
発症から4週間以降の壊死を伴わない膵仮性囊胞（PPC）
発症から4週間以降の壊死を伴う被包化壊死（WON）

sterile：感染なし
infected：感染あり

文献4）p.12より引用

表2　急性膵炎の症状

	間質性浮腫性膵炎	壊死性膵炎
臓器壊死	伴わない	伴う 膵実質または膵周囲組織の一方または両方
膵の腫大	認める	
造影不良域	なし	あり ただし，超急性期はすべてが虚血領域ではない場合もある
膵周囲の体液貯留	あり	なし
臨床症状の持続	1週間程度	

おいても，類似の診断基準を用いており，この診断基準は国際的に確立された基準と同等と考えられています．

「改訂アトランタ分類」[3]は，臨床病期で急性期と慢性期に区分けし，かつ局所合併症を画像診断結果で分類したものです（**図1**）．これによると，急性膵炎の画像診断に基づく病態生理学は，「間質性浮腫性膵炎」と「壊死性膵炎」の2つに分類されます[3]．この分類に沿った症状を**表2**に示します．

②検査データ

感度・特異度の観点から，検査値の指標は血中リパーゼが推奨されています．血中リパーゼは，異常高値が血中アミラーゼに比べて長く，急性膵炎の診断において最も有用な膵酵素といわれています．

血中リパーゼが検査できない場合は血中アミラーゼを測定しますが，注意すべき点があります．血中アミラーゼはほかの酵素に比べ異常高値が短期間であること，アルコールに由来する急性膵炎でとくに慢性膵炎を背景とした場合や，脂質異常症を原因とする急性膵炎は，血中アミラーゼが上昇しない

APFC
acute peripancreatic fluid collection
急性膵周囲液体貯留

ANC
acute necrotic collection
急性壊死性貯留

PPC
pancreatic pseudocyst
膵仮性囊胞

WON
walled-off necrosis
被包化壊死

ICU Total Assessment

場合が多いことです．また，かつては有用とされた尿中アミラーゼも，現在では優位性がないといわれています．

③画像診断

腹部単純撮影にて，イレウス像や拡張した大腸の急な途絶(colon cut-off sign)，左上腹部の局所的な小腸拡張像(sentinel loop sign)などがみられます．colon cut-off signは，急性膵炎に伴う液体貯留や脂肪壊死が拡がることで，横行結腸から脾彎曲部や上行・下行結腸の内腔狭小と口側が拡張するために生じると考えられています．

また超音波検査では，膵腫大や膵周囲の炎症性変化を認め，急性膵炎の診断に有用とされています．さらに，腹部CT検査は，膵および膵周囲組織の急性膵周囲液体貯留や急性壊死性貯留の鑑別が可能であり，治療方針の決定に役立ちます．

④重症度判定

難病指定された1991年頃，重症急性膵炎は死亡率30％と高値であり，厚生労働省の研究班はガイドライン作成に努め，診断治療の標準化をはかっていました．近年では死亡率8.9％と改善していますが，継続した疫学調査とガイドライン改訂が実施され，最新版は急性膵炎診療ガイドライン2015(第4版)としてWEB公開[4]されています．

ガイドラインには厚生労働省重症度判定基準が掲載されており(**図2**)，発症後48時間以内の重症例検出に有用です．この基準の検証[5]によると，重症度スコア2点以下では死亡例がなく，3点以上の死亡率は19.1％，重症度スコア2点以下では臓器障害合併率が10％以下，3点以上では36〜100％，重症度スコア2点以下またはCTグレード1では死亡例はないですが，重症度スコア3点以上かつCTグレード2以上は死亡率30.8％でした．これらの結果から，重症急性膵炎と判断された場合には，早期に高次医療施設での治療を開始することが生命予後を決定するといえます．

そのほか，重症度判定として，APACHEⅡスコアやSOFAスコア，DIC基準などを参照しつつ，全身の重症度判定を行います．

3)治療戦略

急性膵炎ガイドラインでは，Pancreatitis Bundles 2015 (**表3**)として，「特殊な状況以外では原則的に以下のすべての項が実施されることが望ましく，実施の有無を診療録に記録する」と述べています．

血管透過性亢進や膠質浸透圧の低下による循環血液量減少に対する大量輸液による循環維持と，膵および膵周囲の感染に対する抗菌薬投与，膵酵素の活性化による膵炎進展を抑制するためのタンパク質分解酵素阻害薬投与のほか，状態によってタンパク質分解酵素阻害薬や抗菌薬の持続動注，持続的血液濾過透析(CHDF)などを行います．また，腹痛に対する鎮痛や早期の経腸栄養も併用されます．

APACHE
acute physiology and chronic health evaluation
APACHEスコア

SOFA
sequential organ failure assessment

DIC
disseminated intravascular coagulation
播種性血管内凝固症候群

CHDF
continuous hemodiafiltration
持続的血液濾過透析

— 重症急性膵炎患者 —

図2　厚生労働省重症度判定基準

A. 予後因子（予後因子は各1点とする）

1. Base Excess≦−3mEq/L，またはショック（収縮期血圧≦80mmHg）
2. PaO_2≦60mmHg（room air），または呼吸不全（人工呼吸管理が必要）
3. BUN≧40mg/dL（or Cr≧2mg/dL），または乏尿（輸液後も1日尿量が400mL以下）
4. LDH≧基準値上限の2倍
5. 血小板数≦10万/mm^3
6. 総Ca≦7.5mg/dL
7. CRP≧15mg/dL
8. SIRS診断基準*における陽性項目数≧3
9. 年齢≧70歳

* SIRS診断基準項目：(1)体温＞38℃または＜36℃，(2)脈拍＞90回/分，(3)呼吸数＞20回/分またはPaCO$_2$＜32 Torr，(4)白血球数＞12,000/mm^{3}か＜4,000mm^{3}または10％幼若球出現

B. 造影CT Grade

1 炎症の膵外進展度

前腎傍腔	0点
結腸間膜根部	1点
腎下極以遠	2点

1 ＋ 2　合計スコア

1点以下	Grade 1
2点	Grade 2
3点以上	Grade 3

2 膵の造影不良域　膵を便宜的に3つの区域（膵頭部，膵体部，膵尾部）に分け判定する．

各区域に限局している場合，または膵の周辺のみの場合	0点
2つの区域にかかる場合	1点
2つの区域全体を占める，またはそれ以上の場合	2点

重症の判定

① 予後因子が3点以上，または②造影CT Grade 2以上の場合は重症とする．

造影CTによるCT Grade分類（予後因子と独立した重症度判定項目）

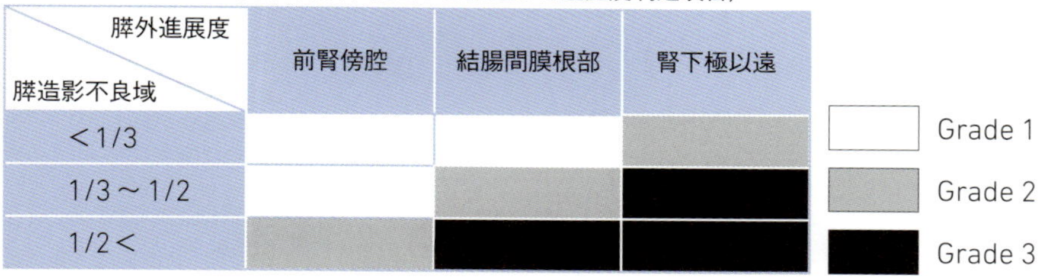

膵造影不良域 ＼ 膵外進展度	前腎傍腔	結腸間膜根部	腎下極以遠
＜1/3	Grade 1	Grade 1	Grade 2
1/3〜1/2	Grade 1	Grade 2	Grade 3
1/2＜	Grade 2	Grade 3	Grade 3

□ Grade 1　　▨ Grade 2　　■ Grade 3

浮腫性膵炎は造影不良域＜1/3に入れる．
原則として発症後48時間以内に判定する．

文献4) p.97より引用

4）急性膵炎の合併症

①自己消化性合併症

　膵および膵周囲組織の自己消化性炎症により，約40％の割合で膵周囲に滲出液が貯留し，膵臓や膵外組織を融解します．脂肪組織などの融解壊死以外，血管壁に起これば動脈瘤を形成し，腸管に起これば腸管穿孔を起こします．膵周囲の滲出液は炎症の消褪とともに吸収されますが，肉芽組織や線維化を起こすと膵仮性嚢胞となります．

表3 Pancreatitis Bundles

Pancreatitis Bundles 2015急性膵炎では，特殊な状況以外では原則的に以下のすべての項が実施されることが望ましく，実施の有無を診療録に記載する．

①急性膵炎診断時，診断から24時間以内，および，24～48時間の各々の時間帯で，厚生労働省重症度判定基準の予後因子スコアを用いて重症度を繰り返し評価する．

②重症急性膵炎では，診断後3時間以内に，適切な施設への転送を検討する．

③急性膵炎では，診断後3時間以内に，病歴，血液検査，画像検査などにより，膵炎の成因を鑑別する．

④胆石性膵炎のうち，胆管炎合併例，黄疸の出現または増悪などの胆道通過障害の遷延を疑う症例には，早期のERCP＋ESの施行を検討する．

⑤重症急性膵炎の治療を行う施設では，造影可能な重症急性膵炎症例では，初療後3時間以内に，造影CTを行い，膵造影不良域や病変の拡がりなどを検討し，CT Gradeによる重症度判定を行う．

⑥急性膵炎では，発症後48時間以内は十分な輸液とモニタリングを行い，平均血圧*65mmHg以上，尿量0.5mL/kg/h以上を維持する．

⑦急性膵炎では，疼痛のコントロールを行う．

⑧重症急性膵炎では，発症後72時間以内に広域スペクトラムの抗菌薬の予防的投与の可否を検討する．

⑨腸蠕動がなくても診断後48時間以内に経腸栄養（経空腸が望ましい）を少量から開始する．

⑩胆石性膵炎で胆嚢結石を有する場合には，膵炎沈静化後，胆嚢摘出術を行う．

＊平均血圧＝拡張期血圧＋（収縮期血圧－拡張期血圧）/3

文献4）p.208より引用

②虚血性合併症

重症急性膵炎では，腹腔の動脈の狭小化により血流遅延が起こります．これは動脈の攣縮（vasospasm）と考えられています．また，トロンビンをはじめとした凝固系酵素の活性化により，DIC（播種性血管内凝固症候群）に加え，血管内脱水や腹腔内圧の上昇を伴うことから，微小血栓を生じやすい状態となります．膵臓内の動脈閉塞によって生じる膵壊死は，当初は膵虚血に始まり，加えて血管内微小血栓が動脈を閉塞することで膵壊死に至ります．

そのほか，動脈の攣縮による虚血としては，腸間膜動脈が攣縮を起こし，腸管虚血から壊死に至るNOMIのほか，脳・脊髄・網膜・心臓・腸管・脾臓・胃・腎臓などあらゆる臓器で起こることが報告されています[4]．

NOMI
non-occlusive mesenteric ischemia
非閉塞性腸管虚血

③臓器障害・臓器不全

膵や膵周囲組織の虚血や自己消化は，炎症性サイトカインの産生を誘発し，SIRSを惹起します．これにより，多臓器不全をまねく状態となります．

重症急性膵炎初期の血管内脱水に続き，これらの重症感染は重要な死因となる可能性があります．

④感染性合併症

膵壊死巣は，血流がないことから易感染状態であり，感染性膵壊死となります．主な感染性合併症は，感染性膵壊死，敗血症，急性胆管炎です．

さらに，前述したサイトカイン産生や，腸管虚血による細菌過剰増殖によるバクテリアルトランスロケーションなども合併しやすく，全身性炎症反応を示します．

⑤そのほかの合併症

血管透過性亢進により，腹腔内圧の過度な上昇（ACS）や，胃・十二指腸潰瘍・門脈閉塞・水腎症などがあります．

― 重症急性膵炎患者 ―

2 超急性期

　早急に多臓器不全が進行している状態ですが，意識レベルは清明の場合が多いです．高齢者や心肺機能が低下している場合は，血管透過性亢進や膠質浸透圧の低下と，それに伴う大量輸液によって心不全や肺水腫が起こりやすく，人工呼吸管理が必要となる場合があります(**図3，4**)．

1) 水分出納バランス管理
①輸液量と種類
　重症膵炎の死亡症例の約半数は，発症後2週間以内で，主な死因は循環不全に伴う臓器不全といわれています[4]．治療戦略として，循環動態は平均血圧65mmHg以上，尿量0.5～1mL/kg/hを維持できるよう輸液投与を管理します．

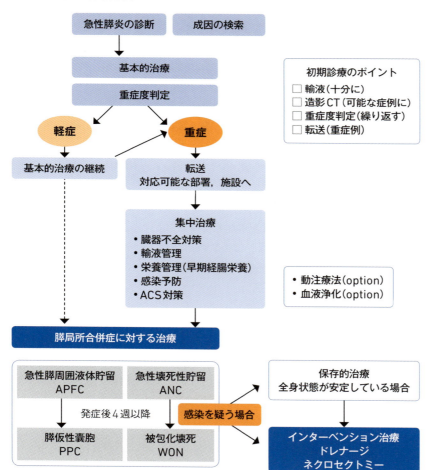

図3 基本的治療方針

APFC
acute peripancreatic fluid collection
急性膵周囲液体貯留

ANC
acute necrotic collection
急性壊死性貯留

PPC
pancreatic pseudocyst
膵仮性嚢胞

WON
walled-off necrosis
被包化壊死

ACS
abdominal compartment syndrome
腹部コンパートメント症候群

ERCP/ES
endoscopic retrograde cholangiopancreatography with or without endoscopic sphincterotomy
内視鏡的逆行性胆管膵管造影検査／内視鏡的乳頭括約筋切開術

＊**インターベンション治療**
(ドレナージ／ネクロセクトミー)は，できれば発症4週以降まで待機し，壊死巣が十分に被包化されたWONの時期に行うことが望ましい．

文献4) p.48より引用

図4 胆石性膵炎の治療方針

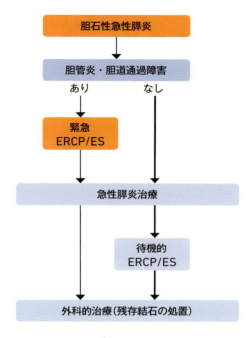

軽症胆石性膵炎例では可及的速やかに，重症例でも膵炎沈静化後速やかに胆道検索と胆嚢摘出術を行うことが望ましい．

文献4) p.49より引用

　1日の輸液量は，通常のおおよそ2〜4倍(60〜160mL/kg)必要とされ，とくに初期の6時間は，1日量の1/2〜1/3が必要です[6]．輸液として何を用いるかについてはさまざまな検討がされており，乳酸リンゲルのほか，生理食塩液やHES(ヒドロキシエチルデンプン)が調査されています．生理食塩液は大量投与による高クロール性代謝性アシドーシスが膵炎の悪化をまねくとされ，HESは乳酸リンゲルに比較し軽度の腹圧上昇を認めました．ガイドライン上も，いまだ信頼に足るエビデンスの獲得には至っていないと述べていますが，乳酸リンゲルを用いることによる患者の益は害を十分に上回ると判断するのが妥当と結んでいます．

　また，血管内脱水による腎前性腎不全，または腎血流量低下による腎性腎不全により，腎機能悪化をきたしやすく，適宜CHDFにて除水を実施します．

②溢水による肺水腫や心不全に注意

　一般的に敗血症といえば，呼吸状態悪化やARDSを伴うことが多いですが，重症急性膵炎の場合は，敗血症による呼吸状態悪化というより溢水による肺水腫や心不全による呼吸状態悪化が多い印象です．そのため，循環血液量維持のための大量輸液に伴う呼吸状態の変化には，十分に注意して観察します．SpO$_2$の変化だけに頼ることなく，呼吸回数の変化や呼吸音の聴取にて早期に対応することが求められます．

HES
hydroxyethyl starch
ヒドロキシエチルデンプン

CHDF
continuous hemodiafiltration
持続的濾過血液透析

ARDS
acute respiratory distress syndrome
急性呼吸窮迫症候群

2）鎮静鎮痛管理

　持続する腹痛に対し，軽症から中等度の急性膵炎にはブプレノルフィン（レペタン®）の除痛効果があり，またペンタゾシン（ペンタジン®）も疼痛に有用です．しかし，重症急性膵炎に対する鎮痛薬は特定されていません．

　フェンタニルやモルヒネを含んだ複数の鎮痛薬のシステマティックレビュー[7]でも，急性膵炎の除痛に対してエビデンスレベルの高い結果は得られていません．近年，鎮静鎮痛といえば，オピオイドやフェンタニルの投与が一般化していますが，麻薬性鎮痛薬はオッディ括約筋の収縮作用を有するため，積極的使用は行われません．

　また，さまざまな要因からもたらされる精神的負担は，不眠やせん妄を引き起こします．さらにアルコールが病因であるため，アルコール離脱症状を起こす場合もあり対応が必要となります．

3）抗菌薬投与

　発症2週間以降の死亡原因は，腸内細菌群による膵および膵周囲の感染性合併症，とくに感染性壊死に起因することが多いです．

　入院時（入院後1.07 ± 0.6日）からメロペネム投与を開始し，その後膵壊死を認めた群と，膵壊死が確認（入院後4.65 ± 1.2日）された後でメロペネムを開始した群のRCT分析[8]では，両者に死亡率や感染性膵合併症の有意差は認めなかったが，膵外の感染症発生率，外科的治療を必要とした頻度，入院期間は前者が低くなりました．このことから，現時点では，重症例や壊死性膵炎において，発症後72時間以内の予防的抗菌薬投与は生命予後を改善させる可能性がある[4]としています．

　また，壊死性膵炎に感染合併が疑われる場合や，急性膵炎発症後のUTI，CRBSI，VAP，胆道の感染が疑われる場合は，起炎菌に対する抗菌薬投与を開始します．なお，軽症例に対しては，抗菌薬の予防投与のエビデンスはありません．

4）タンパク質分解酵素阻害薬と膵局所持続動注療法
①膵壊死の進展

　膵壊死の進展機序は，膵内外動脈のvasospasm（攣縮・狭小化）による膵虚血や，虚血した膵に炎症性の凝固亢進が微小血栓を形成すること，そのほか膵酵素であるプロテアーゼが関与しています．vasospasmが起こるメカニズムは，組織破壊によって活性化したトロンビンが，血管内皮細胞からエンドトキシン産生促進し，これらがvasospasmを惹起すると考えられています．

　これらのことから，炎症の早期沈静化により壊死の進展を抑制し，膵内の微小血栓形成抑止，感染阻止の観点から，タンパク質分解酵素阻害薬の経静脈的または経動脈的投与が選択される場合があります．

②タンパク質分解酵素阻害薬の静注と動注

　経静脈的投与は，タンパク質分解酵素阻害薬，ガベキサートメシル酸塩（エ

UTI
urinary tract infection
尿路感染

CRBSI
catheter related blood stream infection
カテーテル関連血流感染

VAP
ventilator associated pneumonia
人工呼吸器関連肺炎

フオーワイ®), ナファモスタットメシル酸(フサン®), ウリナスタチン (ミラクリッド)の持続投与を早期から開始します. ガベキサートメシル酸塩, ナファモスタットメシル酸は, 血管炎や血管外漏出による皮膚潰瘍や壊死をまねくおそれがあるため, 高濃度投与時は中心静脈からの投与が望ましいです. しかし, この治療は臨床的有効性が認められないという見解が多く, いまだガイドラインにおいても推奨レベルを判断しかねています.

一方, 膵組織への薬剤移行が肝臓や腎臓より低いことや, 大量輸液により経静脈的投与では希釈されることから, 膵周囲の動脈にカテーテルを挿入し, 局所に動注する方法もあります. 持続動注療法に関しては, 複数の研究結果[9, 10, 11]があり, 死亡率や合併症の発生率低下を示しています. しかし, いまだ明確なエビデンスは明らかにされておらず, ガイドライン上も推奨度を示せないと表現しています. なお, この治療は現時点では保険適用外です.

5)経静脈的インスリン持続投与

膵実質の疾患であり, インスリン分泌に関する異常が起こると同時に, 重症感染症による高血糖も併発するため, 適宜インスリンの補充が必要です.

血糖コントロール値は, 日本語版敗血症ガイドラインを参考にすると, 180mg/dL以上の高血糖を呈する重症敗血症患者に対し, 144 ～ 180mg/dLを目標に経静脈的インスリン持続投与を行うとあります. また, 血糖値を80 ～ 110mg/dLに維持する強化インスリン療法は, 死亡率の増加や低血糖の発生増加が示されており, このガイドラインでは推奨されていません.

インスリンは単独ルートとして, 他の薬剤によって注入速度が変化しないよう配慮が必要です.

6)経腸栄養管理
①早期経腸栄養の重要性

重症急性膵炎に限らず, 過大侵襲下での早期経腸栄養は推奨されています. ただ, 標的臓器が消化器系の場合は, 躊躇されるかもしれません. しかし, 重症例だからこそ, 完全経静脈栄養は避けるべきです[4].

重症例においては, 栄養補給以上に感染予防策として実施すべきです. 多数のルート挿入も元より, 腸管虚血や麻痺によるバクテリアルトランスロケーションからの逆行感染が致命的な感染症となることも理由の1つです. また開始時間は, 入院後48時間以内が推奨されています. ある文献[12]では, 48時間以内の経管栄養開始により, カテーテル関連感染や膵局所感染を含めたすべての感染症合併症発生率の低下, 高血糖発生率の低下, 入院期間の短縮, 死亡率の低下を認めました.

②誤嚥などの合併症に注意

重症急性膵炎の場合, トライツ靱帯を超えた空腸まで栄養チューブを挿入し, 少量から投与開始することが推奨されています. 胃管からの投与でも, ICU入室期間や入院期間, 死亡率に有意差なく, 胃管からの代用経路でも可

— 重症急性膵炎患者 —

能です.

ただし，疾患の特徴から腸管浮腫や腸管壊死を起こすリスクがあり，誤嚥などの合併症にはとくに注意が必要です．また，投与する栄養製剤は消化態栄養剤，半消化態栄養剤，成分栄養剤のいずれでも大差はないですが，乳酸菌を付加したプロバイオティクスは，重症急性膵炎に対しては死亡率増加が懸念されるデータ[13]があるため，投与にはさらなる検討が必要です.

7) 腹部コンパートメント症候群

腹腔内圧の亢進により，ACSを起こすことがあります．WSACSでは，腹腔内圧12mmHg以上が持続または反復する場合を，腹腔内圧上昇と定義しています．さらに，腹腔内圧が20mmHgより高く，後腹膜や腹腔内臓器の虚血による臓器不全と，下大静脈の圧迫や横隔膜の挙上による腹腔内圧上昇が呼吸不全や静脈還流障害のために循環不全をきたす一連の病態[4]を，腹部コンパートメント症候群といいます.

重症急性膵炎では，炎症による血管透過性亢進による血管内脱水や麻痺性イレウスにより，腹腔容量が増大するほか，浮腫による腹壁コンプライアンスの低下を伴い腹腔内圧上昇やACSが発症します．ACSの発生率は正確なデータはないものの，重症度の高い患者，大量輸液施行，腎臓や呼吸器系の合併症のある患者，CT上複数部位に液体貯留を認めた患者においては，発生リスクが高いとされています.

腹腔内圧は，非侵襲的な観点から膀胱内圧で測定されます．専用の尿道留置カテーテルに付属された圧モニタに圧トランスデューサーを接続し持続モニタリングするか，採尿ポートに圧トランスデューサーを接続してモニタリングする方法があります．この方法で測定される値を指標として，腹腔内圧が15mmHg以下であることを数時間ごとに確認します.

腹腔内圧が20mmHgより高値で，かつ新規の臓器障害が発生した場合は，開腹による外科的処置を考慮します（**表4**）．これは，重症急性膵炎に特化した治療ではなく，腹部外傷などによる腹腔内圧亢進時にも適応する治療です．開腹に至るまでの内科的治療のアルゴリズムを**図5**に示します.

8) 下痢の管理

膵液の過剰分泌や腸管浮腫による吸収不良によって，発症初期から激しい下痢を伴うことも特徴です．1日に10回近く排泄することもあり，肛門周囲の皮膚トラブルが懸念されます．愛護的かつ，腸液がそのまま付着してしまわないよう，確実な除去が必要です.

水溶性の下痢の場合は，専門の肛門バルーンを使用し，患者の苦痛除去と皮膚保護をはかることも検討します.

9) 膵局所合併症に対するインターベンション

アトランタ分類中の壊死性膵炎に分類される「急性壊死性貯留」と「被包化壊

ACS
abdominal compartment syndrome
腹部コンパートメント症候群

WSACS
World Society of Abdominal Compartment Syndrome

表4 腹腔内圧の基準値と腹腔内圧亢進のグレード

IAPの正常値(mmHg)	5～7（高度肥満や妊婦：10～15）
	IAP(mmHg)
grade I	12～15
grade II	16～20
grade III	21～25
grade IV	＞25

文献4) p.158より引用

図5 腹腔内圧亢進時の内科的治療

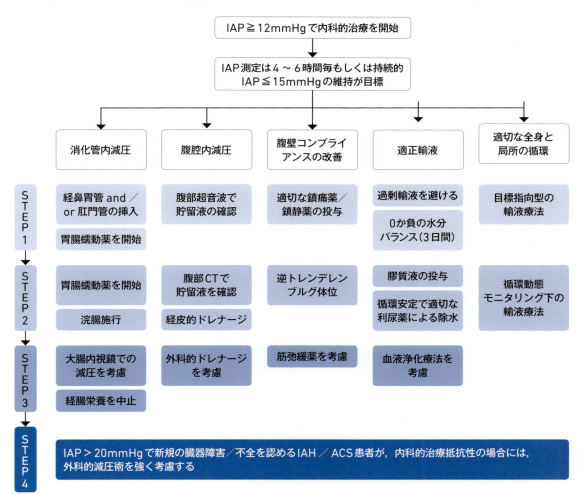

文献16)より引用

死」に，なんらかの感染が加わった状態を「感染性膵壊死」といい，非感染性膵壊死よりも死亡率が数倍上昇します．感染性膵壊死の診断方法は，臨床所見や血液検査，血液培養，血中エンドトキシン陽性，プロカルシトニン値上昇，CT画像にて膵および膵周囲のガス像などがあります．

　全身状態の悪化を伴う感染性膵壊死は，インターベンション治療が推奨され，後腹膜腔に経皮的ドレナージチューブを留置する方法か，壊死に陥った膵および周辺組織をデブリードマンするネクロセクトミーが主流です．しかし，発症後72時間以内の壊死性膵炎の手術は死亡率が高いため，可能であれば発症4週間後まで待機することが望ましいです．

10）胆石性急性膵炎

　胆石性急性膵炎の場合は，可能であれば胆石摘出術が推奨されます．軽症膵炎の場合は，可及的すみやかな除去が望ましいですが，重症急性膵炎の場合は，全身の侵襲を考慮すると膵炎症状の沈静化後に検討すべきとされています．

　胆石性急性膵炎の膵炎再発率は30～60％程度あり，再発予防の観点からも除去すべきです．

11）ERCPに伴う急性膵炎

　ERCP施行後に新たに急性膵炎の臨床徴候を呈し膵酵素の上昇を伴うものが，ERCP後膵炎とされます．女性，膵炎の既往，オッディ括約筋機能不全など多くの危険因子があり，予防的ステント留置などが推奨されています．

ERCP
endoscopic retrograde
cholangiopancreatography
内視鏡的逆行性胆管膵管造影
検査

12）超急性期アセスメント

　超急性期は，敗血症性ショックと同様，サイトカインによる全身の炎症性変化が進行している状態と考えます．代表的な症状としては，循環血液量減少による血圧低下や尿量減少，サードスペースへの水の移動がもたらす肺水腫などが起こります．よって，循環動態と呼吸状態の変化に注意しながら，注意深く頻繁に観察を続けましょう．

①循環動態・呼吸状態維持

　循環動態維持は，昇圧薬の投与の選択ではなく，早期から大量輸液を行い，同時にノルアドレナリンにて末梢血管抵抗を高めます．血圧の目安は，ガイドライン上では平均血圧65mmHg以上とされていますが，患者本人の通常血圧を目安とし，重要臓器の血流維持のために，少なくとも収縮期血圧を100mmHg以上維持できるよう輸液量を調整することが多いです．

　また，循環血液量減少は尿量の減少だけでなく，腎機能を悪化させ腎前性腎不全を誘発します．目標とする尿量は，成人の場合体重1mL/kg/hですが，腎機能の悪化に伴い高カリウム血症などの電解質異常も起こすため，心室性期外収縮や心室頻拍など心電図変化にも注意します．

　さらに，呼吸状態の観察は，SpO$_2$モニタの値のみに頼らず，必ず聴診を行

います．肺水腫の徴候の断続性ラ音 fine crackles（捻髪音）が聴取される場合は，酸素量を上げるだけでなく，人工呼吸管理に切り替える必要があるため，早急に対応が必要です．

②体内の変化をバイタルサインで推測しながら経過観察

これらの観察とケアは敗血症性ショックと同様ですが，重症膵炎は，ほかにも特徴的な症状と観察事項があります．

重症膵炎は，腹腔で膵実質の融解が進行しているため，感染性ショック状態が長い場合は1か月程度持続します．一般的に，敗血症治療にはセカンドアタックを予防する概念がありますが，重症膵炎の場合は，体内で持続的にセカンドアタック，サードアタックが起こっていると考えます．つまり，タンパク質分解酵素阻害薬の持続投与または動脈注射と抗菌薬投与により，炎症の沈静化をはかっても，内科疾患のため，見た目の重症感やME機器のパラメーターは少ないことがあります．

しかし，体内で起こっている変化を，バイタルサインで推測しながら経過観察する必要があります．同時に，感染徴候が遅延している間は熱発も持続するため，ピンポイントの体温だけでなく，熱型の観察も行います．熱苦痛への対応はもちろんのこと，熱発による脱水を引き起こさないよう，水分出納バランスのアセスメントに熱発を加味することを忘れてはいけません．

③腹腔内圧上昇やDICによる出血にも注意

腹水や微小血栓による腸管壊死が発生した場合は，腹部の圧迫感や疼痛という症状を呈します．腹囲測定や腹腔内圧の測定を経時的に行い，状態変化を観察します．

これらの発生は横隔膜を挙上させ，さらに呼吸状態を悪化させます．そのためとくに自発呼吸の場合は，呼吸回数やパターンも合わせて観察し，呼吸回数の増加や浅表性変化が現れた場合は早急な対応を要します．

超急性期の治療は，輸液とタンパク質分解酵素阻害薬，抗菌薬の投与です．これらは厳密さを高めるため，輸液ポンプを使用し投与します．

DICとなっているので出血しやすく，タンパク質分解酵素阻害薬動脈注射の動脈注射カテーテルからの出血にはとくに注意が必要です．また，CHDFのカテーテル（バスキャス）やCVからの出血も，注意して観察します．

CHDF
continuous hemodiafiltration
持続的濾過血液透析

④栄養管理とせん妄評価

栄養管理とバクテリアルトランスロケーション予防として，早期からの経腸栄養が推奨されていますが，輸液や栄養剤の投与によって高血糖となる可能性があります．膵疾患であることと，感染による高血糖に加え，さらに高血糖になることは感染をまねきやすいので，インスリン投与によりコントロールをはかります．

重症患者の特徴的な症状として，せん妄を起こすリスクがあります．ICDSCやCAM-ICUなどの評価ツールを活用し，リアルタイムに患者の精神状態をアセスメントします．

夜間不眠の場合は，積極的に睡眠薬を投与し，身体の安静を保てるよう介

ICDSC
Intensive Care Delirium Screening Checklist

CAM-ICU
confusion assessment method for the Intensive Care Unit

— 重症急性膵炎患者 —

入します．また各種ラインの中でも，動脈カテーテルの自己(事故)抜去には，
とくに注意しましょう．

3 | 脱超急性期

1) 慢性膵炎への移行

　膵炎は，発症からの時間経過で4型に分類[4]され，臨床経過から再発をみな
い「急性膵炎」，不定の間欠期を経て急性症状を再発し治癒を繰り返す「再発性
急性膵炎」，急性症状を繰り返し，膵の線維化が進行する「慢性再発性膵炎」，「慢
性膵炎」となります．

　慢性膵炎は，持続的な炎症によって，膵実質の脱落と線維化が長期的に進
行する病態です．腹痛を繰り返す代償期から，急性再燃を繰り返し，膵内外
の分泌機能が廃絶する非代償期へと進行します．

　非代償期には膵外分泌機能が低下しており，腹痛は軽減し血中酵素の上昇
もみられなくなります．この時期になると，消化吸収不良や膵性糖尿病とい
う状態となり，るい痩が目立つようになります．

2) 慢性膵炎の発症リスク

　国内の慢性膵炎患者は2007年で47,100人と推計[14]され，増加傾向にありま
す．男女比は，4.3：1で男性に多く，男性はアルコール性が7割以上で，女性
は突発性が4割以上となります．

　慢性膵炎の発症リスクは飲酒量と比例し，わが国の症例対照研究[15]では，1
日あたりの飲酒量をエタノール換算50g未満，50～99g，100g以上で非飲酒
者と比較すると，そのリスクは1.8倍，5.7倍，11.2倍になると報告しています．
再発に関する危険因子は，飲酒のほか，喫煙，低栄養などがあり，全身状態
改善後の生活習慣に大きく由来しています．

　生死を彷徨う超重症期を無事に乗り越えたとしても，これらの改善なしに
は再発は防ぐことはできず，退院後の定期的なサポートが重要です．

3) 脱急性期のアセスメントと退院指導

　一定期間が過ぎ腹腔の感染徴候が沈静化してくると，循環動態の安定化と
解熱がみられます．この期間は，ガイドラインでは4週間で区切られていま
すが，膵融解の程度と進行によって個人差があります．血圧が維持できるよ
うになると輸液量は減量されますが，リフィリングが起こるため引き続き尿
量と呼吸状態は頻繁に観察しましょう．

　この時期になると筋力トレーニングや車椅子移送のリハビリも開始となり
ますが，過大侵襲後のため筋力が低下していることを十分に患者に伝え，転
倒転落に配慮が必要となります．経口摂取が開始となる時期になっても，消

化管の機能低下により下痢が持続する場合があるため，引き続き陰部の保清
は継続します．

　全身状態が徐々に安定すると，退院の運びとなります．病因が飲酒の場合は，
退院に向けて断酒または減酒指導や生活指導を行います．このとき，看護師
だけでなく，栄養士や薬剤師など専門者チームで対応し，退院後も定期的に
サポートしていく体制を構築しましょう．

引用・参考文献

1) 急性膵炎診療ガイドライン2015改訂出版委員会編：急性膵炎ガイドライン．第4版，p.21-46，金原出版，2015.
2) 大槻真ほか：腹痛患者における急性すい炎の頻度．厚生労働省 難治性すい疾患に関する調査研究 平成14年度 総括・分担研究報告，21-25，2003.
3) Banks PA, et al.：Classification of acute pancreatitis—2012：revision of the Atlanta classification and definitions by international consensus. Gut, 62(1)：102-111, 2013.
4) 急性膵炎診療ガイドライン2015 第4版．http://www.jshbps.jp/assets/files/files/gl2015.pdf（2016年4月閲覧）http://plaza.umin.ac.jp/~jaem/pdf/suienguideline2015.pdf
5) 武田和憲ほか：急性膵炎の診断基準・重症度判定基準最終改訂案の検証厚生労働省科学研究補助金難治性克服研究事業 難治性膵疾患に関する調査研究班 平成19年度総括・分担研究報告書．2008.
6) 厚生労働省難治性疾患克服研究事業「難治性膵疾患に関する研究調査班」編：急性膵炎における初期診療のコンセンサス．改訂第2版，アークメディア，p.19-24，2008.
7) Meng W, et al.：Parenteral analgesics for pain relief in acute pancreatitis: a systematic review. Pancreatology, 13(3)：201-206, 2013.
8) Manes G, et al.：Timing of antibiotic prophylaxis in acute pancreatitis: a controlled randomized study with meropenem. Am J Gastroenterol, 101(6)：1348-1353, 2006.
9) Takeda K, et al.：Continuous regional arterial infusion of protease inhibitor and antibiotics in acute necrotizing pancreatitis. Am J Surg, 171(4)：394-398, 1996.
10) Takeda K, et al.：Benefit of continuous regional arterial infusion of protease inhibitor and antibiotic in the management of acute necrotizing pancreatitis. Pancreatology, 1(6)：668-673, 2001.
11) Takeda K, et al.：Continuous regional arterial infusion(CRAI)therapy reduces the mortality rate of acute necrotizing pancreatitis: results of a cooperative survey in Japan. J Hepatobiliary Pancreat Surg, 8(3)：216-220, 2001.
12) Li JY, et al.：Enteral versus parenteral nutrition for acute pancreatitis. Cochrane Detabase Syst Rev, CD002837, 2013.
13) Besselink MG, et al.：Dutch Acute Pancreatitis Study Group. Probiotic prophylaxis in predicted severe acute pancreatitis: a randomised, double-blind, placebo-controlled trial. Lancet, 371(9613)：651-659, 2008.
14) 下瀬川徹ほか：慢性膵炎の実態に関する全国調査．厚生労働省難治性膵疾患に関する調査研究班，平成22年度総括・分担研究報告書．p.145-149, 2012.
15) Lin Y, et al.：Associations of alcohol drinking and nutrient intake with chronic pancreatitis：findings from a case-control study in Japan. Am J Gastroenterol, 96(9)：2622-2627, 2001.
16) Kirkpatrick AW, et al.：Pediatric Guidelines Sub-Committee for the World Society of the Abdominal Compartment Syndrome. Intra-abdominal hypertension and the abdominal compartment syndrome：updated consensus definitions and clinical practice guidelines from the World Sciety of the Abdominal Compartment Syndrome. Intensive Care Med, 38：1190-1206, 2013.

重症小児患者
──RSV感染症による呼吸不全──

三浦規雅 | 埼玉県立小児医療センター PICU　集中ケア認定看護師

1 | 病態・患者状態の基礎知識

1) RSV感染症とは

　RSウイルス(RSV)感染症は，年齢を問わず生涯にわたり感染を繰り返す普遍的な呼吸器感染症であり，1歳で50〜70％以上が罹患し，3歳までにすべての小児が抗体を獲得する[1]とされています．年長児や成人での重症化は少ないですが，乳幼児では肺炎の約50％，細気管支炎の50〜70％がRSVの関与とされ，しばしば重篤な呼吸不全に至り，心筋炎や脳症をきたすウイルスとしても知られています．

　とくに，早産児，先天性心疾患，ダウン症，嚢胞性肺線維症，免疫不全患者などが重症化のリスクが高いとされています．また，院内感染の対策に留意すべき代表的なウイルスでもあります．

RSV
Respiratory syncytial virus
RSウイルス

2) RSV感染症による重症化の過程

　鼻粘膜への感染から2〜8日，典型的には4〜6日間の潜伏期間を経て，鼻汁や咳嗽など上気道症状を呈します．ここでウイルスを含んだ分泌物を下気道に吸い込むことで，下気道炎に及びます．

①上気道炎から下気道炎へ

　多くは上気道感染のみで経過し，気管支炎・細気管支炎に至って重症化するのは1〜3％[2]です(**表1**)．RSV感染から呼吸不全に至る過程を**図1**に示します．

　下気道炎では，分泌物が増加する一方で，気管支粘膜の浮腫，線毛上皮細胞の脱落によって気管支内腔は狭窄し，分泌物の排出が困難になります．乳幼児のきわめて細い気管・気管支は，狭窄・閉塞し，閉塞性呼吸障害を引き起こします．

②症状と所見

　症状としては，呼気性喘鳴，多呼吸，陥没呼吸，呼気延長などを認めます(**図2**)．血液ガス分析では，低酸素血症や高二酸化炭素血症を認め，重症例では人工呼吸の適応となります．

　胸部X線では，透過性の亢進や横隔膜下の平坦化など過膨張や浸潤影を認め，分泌物が貯留し細気管支が閉塞している症例では無気肺があります(**図3，4**).

クリティカルケア看護のワザを身に付ける

ICU Total Assessment

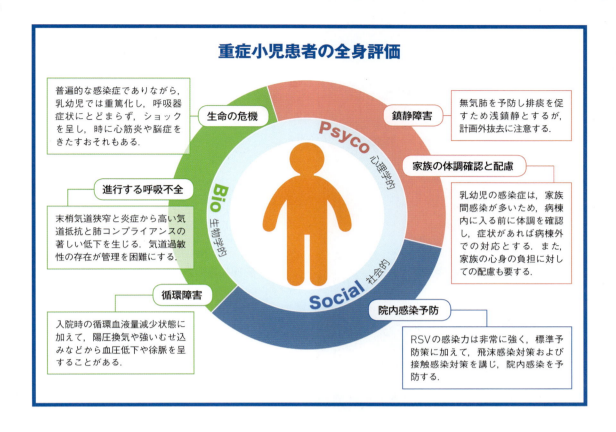

重症小児患者の全身評価

表1 RSV感染症の臨床病型

上気道感染	鼻汁, 咳, 咽頭炎, 発熱あり(もしくは, なし)
気道気管支炎	吸気性喘鳴, 犬吠様咳嗽, 呼気性喘鳴なし
細気管支炎	呼気性喘鳴, 胸部X線上の過膨脹
肺炎	副雑音, 胸部X線上の浸潤影

文献3)より引用, 一部改変

図1 呼吸不全に至るメカニズム

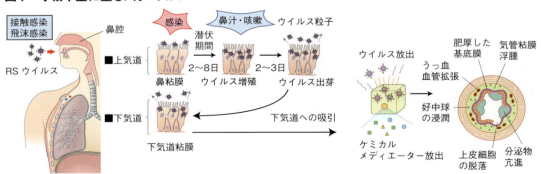

— 重症小児患者 — 199

図2　RSV感染症の臨床症状

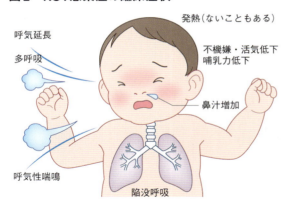

図3　胸部X線の過膨脹，浸潤影

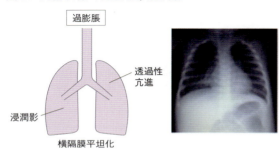

図4　胸部X線の無気肺所見

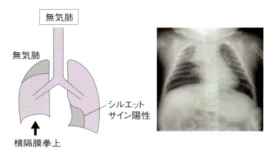

　低月齢の乳幼児では，発熱は必ずしも生じず，無呼吸発作を繰り返すこともあります．呼吸中枢の未熟性，喉咽頭の分泌物貯留による反射，あるいは閉塞性によるものが考えられています[4]．

　重症例で入院した患者では，RSVによる呼吸器症状のほか，強い咳き込みから嘔吐し誤嚥性肺炎の合併や，哺乳困難の持続や不感蒸泄の亢進からショックを呈していることもあります．また，脳症を合併し意識障害や痙攣を起こすこともあります．

　RSV感染症による重症化のリスク因子としては，早産児，慢性肺疾患(CLD)，先天性心疾患(CHD)，免疫不全患者などが挙げられています[5]．

CLD
chronic lung disease
慢性肺疾患

CHD
congenital heart disease
先天性心疾患

2　超急性期

1)呼吸障害の進行

　RSV感染症による呼吸不全では，人工呼吸となってからも病態が進行し，増悪することがあります．病態の改善あるいは増悪の徴候は，血液ガス上の低酸素血症，高二酸化炭素血症として示されますが，呼吸状態(胸郭の上がり・

図5 呼吸障害のアセスメントポイント

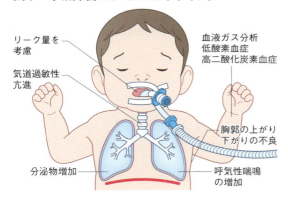

表2 気管・気管チューブ間リーク量増加の影響

呼吸音	リーク音増大
E_TCO_2値	$PaCO_2$から乖離
E_TCO_2波形	ピーク値減少　呼気時間反映せず
一回換気量*	減少
トリガー	ミストリガー増加

＊VCVの場合

表3 RSV感染症 呼吸障害への介入の一例

気道抵抗増加	呼気時間の確保 $β_2$刺激薬吸入の検討
肺コンプライアンス低下	PIP・PEEP 利尿薬投与の検討
気道分泌物増加	気管吸引 体位ドレナージ 徒手的呼気介助法 カルボシステイン，アンブロキソール塩酸塩
気道・肺胞虚脱	PEEP 閉鎖式気管吸引
細菌性肺炎合併症例	抗菌薬

下がり, 呼気性喘鳴, 分泌物, 気道過敏性), E_TCO_2波形, 人工呼吸器グラフィックモニタ, 一回換気量などからもアセスメントできます(**図5**).

ただし, 小児特有の問題として, カフなし気管チューブを使用している場合には, 気管・気管チューブ間のリーク量の増減を考慮してアセスメントする必要があります(**表2**).

RSV感染症による呼吸不全の病態は, 末梢気道狭窄(あるいは閉塞)による高い気道抵抗と, 炎症に伴う肺透過性亢進による肺胞隔壁の浮腫性変化による肺コンプライアンスの低下です. 加えて, 気道過敏性を生じることもあります. 主要病態と主な介入を**表3**に示します.

2) 気道抵抗増加と肺コンプライアンス低下

呼出障害による高二酸化炭素血症に対しては, 安易に換気回数を増やすのではなく, 十分な呼気・吸気時間の確保(換気回数を抑える)によって, air trappingの改善と換気量の維持をはかります(**図6**).

気道抵抗増加に対しては, $β_2$刺激薬吸入が有効な場合があります. しかし, ルーチンでの使用は推奨されておらず症例ごとに評価する必要があります. また, 3％高張食塩水の吸入が有効との報告もあります[6].

E_TCO_2
end-tidal CO_2
呼気終末二酸化炭素濃度

図6 コンプライアンスの異なる肺胞の膨らみ方

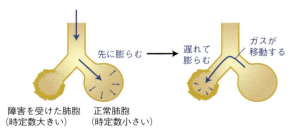

換気回数を増やすと十分な吸気時間が確保できず、時定数の大きい肺胞での換気が得られないため、換気血流比不均衡は是正されない．

図7 気道抵抗増加・コンプライアンス低下時の波形変化（PCVの場合）

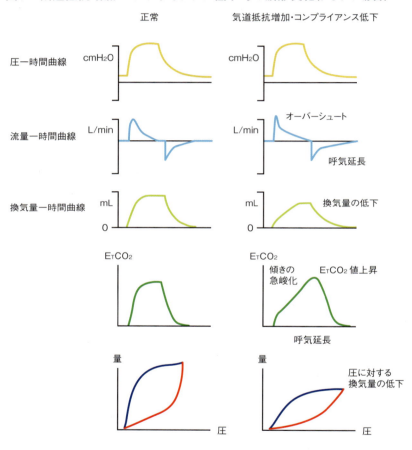

　肺コンプライアンス低下に対しては，PIP・PEEPを高めに保ち適正換気量を得られるように調整します．また，気管吸引時のPEEP解除を避けるために閉鎖式吸引を用います．気道抵抗増加や肺コンプライアンス低下は，E_TCO_2波形やグラフィックモニタの変化からもアセスメントできます（図7）．
　小児では圧規定式調節換気（PCV）を選択することが多いですが，肺コンプライアンスの低下では同じ換気圧設定でも一回換気量が低下します．一方で，十分な一回換気量があっても，気道抵抗の増加によってair trappingを増悪さ

PIP
peak inspiratory pressure
最大吸気圧

PEEP
positive end-expiratory pressure
呼気終末陽圧

PCV
pressure control ventilation
圧規定式調節換気

図8 小児の体位ドレナージ

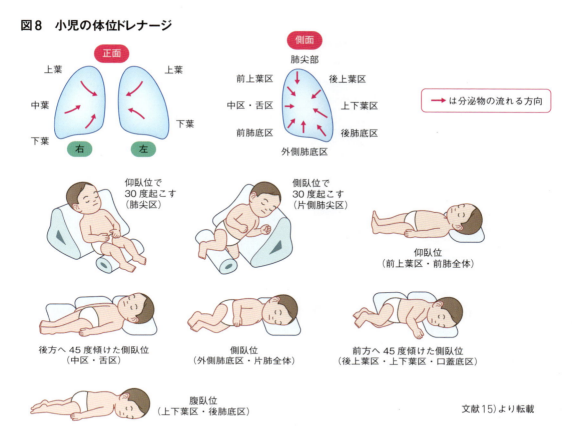

文献15)より転載

せ，肺障害，循環抑制を生じます．トリガー不良から呼吸仕事量も増加させます．呼吸様式や呼吸器が示す換気量の変化，循環動態の変化をアセスメントする必要があります．

3) 気道過敏性

症例によっては，気道過敏性が顕著に現れることがあります．気道過敏性の亢進は，覚醒時の呼気性喘鳴の増強や強い咳き込みの持続，気管吸引によるSpO₂低下や一回換気量の低下などにより示されます．また，気道過敏性が亢進した結果，気道抵抗も増加し，E_TCO₂波形やグラフィックモニタも変化します(図7)．

気道過敏性の亢進に対しては，十分な鎮静が必要となります．一方で，分泌物亢進による気管支内腔の狭窄(あるいは閉塞)の改善が求められるため，咳嗽反射が消失しない程度の覚醒と気管吸引が重要です．

しかし，超急性期は末梢気管支の狭窄(あるいは閉塞)や脱水に伴う粘稠な分泌物の存在から，闇雲に気管吸引を行っても効果的に吸痰できないばかりか，気道を刺激し気道抵抗を亢進させ，より排痰を困難にします．したがって，適正な鎮静下で体位ドレナージ(図8)や徒手的呼気介助法(図9)など非侵襲的な介入が有効です．

図9　徒手的呼気介助法の一例

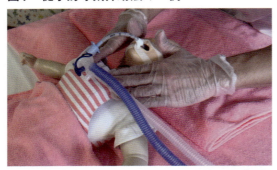
上葉へのアプローチ

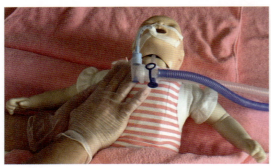
中葉へのアプローチ

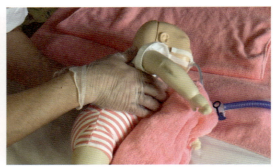
下葉へのアプローチ

　RSV感染によって喘息症状が誘発されている症例では，β_2刺激薬吸入，イソプロテレノール持続投与，硫酸マグネシウム持続投与によって気管支拡張をはかる場合もあります．

4）循環障害のアセスメントと介入ポイント

　RSV感染症に伴う循環障害は，主に哺乳困難の持続や不感蒸泄の亢進による循環血液量減少性ショックです．小児の心拍出量は，心拍数と充満圧（前負荷）に依存します．循環血液量の減少に加えて，人工呼吸に伴う静脈還流の低下や鎮静，気道過敏性により生じる強いむせ込み（胸腔内圧の急激な上昇）により，血圧低下や徐脈を生じることがあります．

　ショックには，循環障害に対して生体の代償機構が働き血圧が維持されている代償性ショックと，代償機構が破綻し血圧維持が不可能となった低血圧性（非代償性）ショックがあります．予備力の乏しい小児では，ショックの早期認識と早期治療介入がその回復に大きく影響を及ぼします．

　小児の心拍数と血圧の指標を**表4，5**に示します．血圧が維持されていても，毛細血管再充満時間（CRT）の延長，末梢冷感増強，頻脈，尿量減少，意識障害などショック徴候の早期発見に努めます（**図10**）．

　循環血液量の減少は，気管分泌物の粘稠度を増し粘液栓形成を生じ，無気肺形成につながります．その一方で，過剰輸液は肺コンプライアンスのさらなる低下を生じるため，輸液蘇生でショックからの回復が得られなければカテコールアミンの投与を検討します．ショックに対する初期対応を**図11**で示します．

CRT
capillary refilling time
毛細血管再充満時間

表4　小児の心拍数(拍/分)

年齢	覚醒時	平均	睡眠時
新生児〜3か月	85〜205	100〜160	80〜160
3か月〜2歳	100〜190	90〜150	75〜160
2〜10歳	60〜140	80〜140	60〜90
10歳未満	60〜100	70〜120	50〜90

表5　小児の血圧

年齢	収縮期血圧の正常下限(mmHg)
生後28日まで	60(十分強い末梢拍動)
1〜12か月	70(十分強い末梢拍動)
1〜10歳	70＋2×年齢
10歳以上	90

図10　循環障害のアセスメントポイント

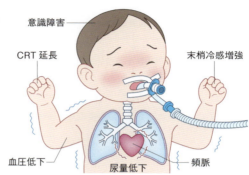

図11　ショックの認識と初期対応

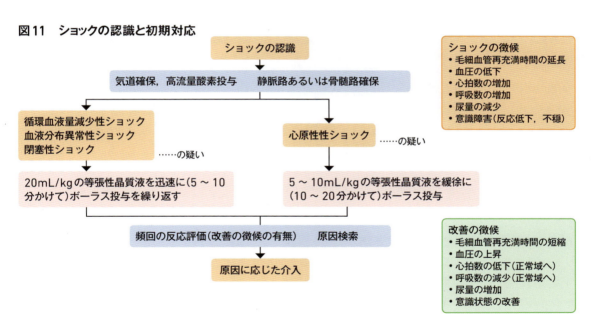

5) ADH分泌異常症候群

　RSV感染症では，頻度は高くないものの，ADH分泌異常症候群(SIADH)を合併します[9, 10](**図12**)．尿量減少と合わせて，血清ナトリウム濃度低下や血漿浸透圧低下，尿中ナトリウムや尿浸透圧上昇を認めます．

　これらの観察によってSIADHを早期発見するとともに，低ナトリウム血症症状として現れる意識障害や痙攣に注意します．SIADHは，Na補正，利尿薬投与，水分制限を行いながら低Na血症の改善をはかります．

SIADH
syndrome of inappropriate secretion of antidiuretic hormone
ADH分泌異常症候群

— 重症小児患者 —

図12 呼吸障害によるSIADH発生の機序

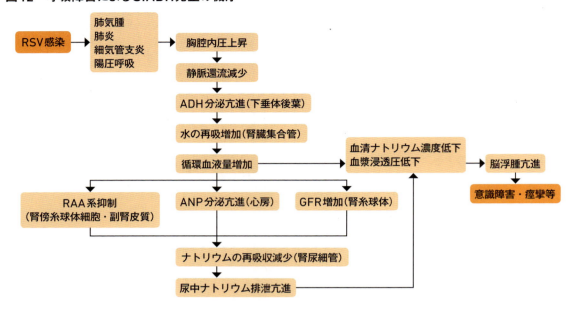

表6 院内感染対策の一例

感染経路別予防策	標準予防策に加えて，接触・飛沫予防策を講じる（各施設基準に準ずる）．
隔離方法	個室隔離あるいはRSV感染患者のみの集団隔離とする．やむを得ない場合は，ベッド間隔を1m以上離したり，カーテンなどによる仕切りを設ける．
隔離期間	症状消失までとする（ただし，ウイルス排泄の可能性は残る）．
搬送方法	他患者に接触がないよう搬送用経路を確保し，サージカルマスクを着用させる．
看護ケア	個人防護具（PPE）を着用する．物品は，患者専用とし使用後はアルコール含有クロスや次亜塩素酸ナトリウム液などで消毒する．
リネン類	病室内でビニール袋に入れ口を閉じた状態で洗濯室へ出す．
退室後	アルコール含有クロスや次亜塩素酸ナトリウム液などで消毒する．可能なものは熱消毒を実施する．

6）RSV感染の同定と院内感染予防

　RSVの感染力は非常に強く，また基礎疾患がある患者や乳幼児では重症化することからも，院内感染対策が求められます．

　ウイルスは，感染者から排泄された喀痰や鼻汁中に多量に存在しており，標準予防策に加えて飛沫感染対策および接触感染対策を行います．可能な限り個室隔離が望ましいですが，困難であればハイリスク患者を隔離することを検討します．また，家族から情報を得て，家族からの伝播が疑われる場合には，面会者の制限も行う必要があります．院内感染対策の一例を**表6**で示します．

　鼻汁を用いたRSV迅速診断キットの特異度は非常に高いとされています[11]．RSV感染症であることを早期に同定することは，治療方針の決定，院内感染対策上も重要です．

3 急性期

1) 気管分泌物の増加と無気肺の予防

病勢が安定し，気管支の狭窄が改善してくると，急激に気管分泌物が増加してきます．分泌物の貯留は，容易に無気肺を形成します．

気管分泌物の貯留は，副雑音の聴取，呼吸音の減弱，胸上がりの悪化などにより示されます(**図13**)．

無気肺の予防あるいは改善のため，この時期には鎮静を浅めに保ち，自発呼吸・自発咳嗽を活かして積極的な呼吸理学療法を進めます．小児の鎮静レベルの指導の一例として，SBSがあります(**表7**)．覚醒して口鼻腔分泌物が増加するので，気管への垂れ込みから気管分泌物の増加やVAPにつながるおそれがあります．また，挿管チューブの固定に支障をきたすおそれもあります．そのような場合，100mmHg以下の低圧咽頭持続吸引(**図14**)が有効です．

SBS
state behavioral scale

2) 気道過敏性の残存と気道虚脱

鎮静度は浅めに管理しますが，一方で気道過敏性は残存しています．このため，興奮や気管吸引あるいは呼吸器の着脱などによる気道への刺激により，気管支攣縮が生じ気道虚脱が生じます．これは，wheezeの増強，SpO_2の低下，E_TCO_2の上昇，一回換気量の低下などにより示されます．

虚脱を予防するため，閉鎖式気管吸引によってPEEP維持に努めます．また虚脱に対しては，手動換気や一時的な呼吸器設定変更によるリクルートメントが必要になる場合もあります．喘息発作が誘発されている症例では，β_2刺激薬の吸入が有効な場合もあります．

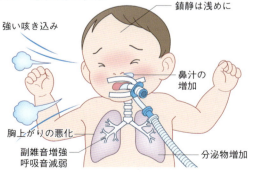

図13　急性期の状態

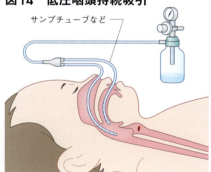

図14　低圧咽頭持続吸引

文献8)より引用

表7　State behavioral scale（SBS）

-3	反応なし	・自発的な呼吸努力がみられない ・咳をしない，もしくは吸引時のみ咳き込む ・侵害刺激に反応しない ・ケア提供者に注意を向けることができない ・（侵害刺激を含む）いかなる処置にも苦痛を示さない ・動かない
-2	侵害刺激に反応	・自発呼吸だが，まだサポートされた呼吸である ・吸引／体位変換時に咳き込む ・侵害刺激に対し，反応がみられる ・ケア提供者に注意を向けることができない ・侵害的な処置を嫌がりそうだ ・動かない／時折四肢を動かす，もしくは体をずらす
-1	やさしいタッチもしく は声に反応	・自発呼吸だが，まだサポートされた呼吸は無効である ・吸引／体位変換により咳き込む ・タッチ／声に反応する ・注意を払うことができるが，刺激をやめると眠ってしまう ・処置に苦痛を示す ・刺激をやめ，慰めるようなタッチや呼びかけを行うと落ち着くことができる ・時折四肢を動かす，もしくは体をずらす
0	覚醒し，おとなしくし ていることができる	・自発呼吸で有効な呼吸をしている ・体位変換時に咳き込む／時々自発的に咳き込む ・声に反応する／外的な刺激なしで反応する ・ケア提供者に自発的に注意を向ける ・処置を嫌がる ・刺激をやめ，慰めるようなタッチや呼びかけを行うと落ち着くことができる ・時折四肢を動かす，もしくは体をずらす／体動が増加する
1	落ち着きがなく，おと なしくしていることが 難しい	・自発呼吸で有効な呼吸をしている／人工呼吸器での呼吸が困難である ・時々自発的に咳き込む ・声に反応する／外的な刺激なしで反応する ・いつの間にか寝入る／ケア提供者に自発的に注意を向ける ・安全でない行動が時々ある ・5分間試しても，相変わらずおとなしくすることができない／なだめることができない ・体動の増加（落ち着かない，もぞもぞしている）
2	不穏	・人工呼吸器での呼吸は困難であるかもしれない ・自発的に咳き込んでいる ・反応するために外的な刺激を必要としない ・ケア提供者に自発的に注意を向ける ・安全でない（ETTを噛む，ライン類を引っ張る，一人にできない） ・なだめることができない ・体動の増加（落ち着かない，もぞもぞしている，または左右にのた打ち回る，足をばたつかせる）

＊通常のケアの間に患者を評価するが，反応を評価するために，穏やかな声かけ，優しく触れる，侵害刺激を加える.
＊有効な自発呼吸とは，PS0cmH2Oで一回換気量4mL/kg以上を指す.
文献13）より引用

ICU Total Assessment

4 │ 脱急性期

1）呼吸器離脱

病勢が安定し，要件を満たせば人工呼吸器からの離脱を検討します．人工呼吸器離脱要件および自発呼吸トライアル（SBT）の一例を示します（**図15**）．

SBT
spontaneous breathing trial
自発呼吸トライアル

2）無呼吸モニタリング

抜管後も分泌物亢進はしばらく持続し，wheezeや呼気延長など下気道狭窄症状を認めます．適宜吸引を行い気道クリアランスを保ち，徐々にβ_2刺激薬吸入の間隔を開けます．

乳幼児では，急性期に引き続き閉塞性無呼吸を生じることがあります．無呼吸の早期発見には非挿管用カプノメータによるE_TCO_2モニタが有用です（**図16**）．

3）離脱症状

重症呼吸不全では長期の挿管管理を余儀なくされることがあります．また，小児では適切な鎮静レベルを維持することがむずかしく，過鎮静となる場合もあります．その結果，鎮静薬中止後に離脱症状として，自律神経症状，中枢神経症状，消化器症状などを認めることがあります．

離脱症状からの改善をはかるには，漸減法が有効であるとされています．小児の離脱症状評価方法の一例としてWAT-1があります（**表8**）．

WAT-1
Withdrawal Assessment Tool version.1

4）RSV感染後の呼吸機能への長期的影響

RSVは，一度感染しても終生免疫は得られず，生涯にわたり再感染を繰り返します．また，乳幼児期のRSV感染後の呼吸機能への長期的影響として，反復性喘鳴や喘息発作を起こすことが知られています．

家族内での感染防止のための手洗いの徹底と，同胞や他児への感染防止のための患児の隔離等の両親への啓発が重要です．

図15　小児のSBTの一例

$F_IO_2 \leqq 0.4 \sim 0.6$, $CPAP \leqq 5cmH_2O$ ($PS \leqq 5 \sim 8cmH_2O$)
※病態，気管チューブ径を考慮する

30〜120分継続 → 以下の問題が生じない

呼吸状態	□頻呼吸，徐呼吸，無呼吸 □呼吸パターンの悪化，努力呼吸の増悪 □酸素化悪化，換気不全 □一回換気量の不足，分時換気量の不足 □不十分な咳嗽反射 □胸部X線所見の増悪（無気肺，胸水，肺炎像など）	循環動態	□循環不全徴候の出現（頻脈，徐脈，低血圧，尿量異常，末梢冷感，冷汗など） □致死的な不整脈の出現，心電図異常
		意識状態	□不穏 □覚醒遅延 □痙攣

— 重症小児患者 —

図16 非挿管時 E_TCO_2 モニタの一例（既製品および吸引カテーテルを利用した手作り品）

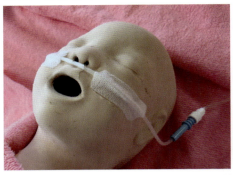
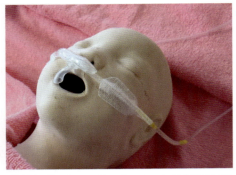

手作り品の一例　　既製品（コヴィディエン ジャパン スマートカプノライン™）

表8　Withdrawal Assessment Tool version.1（WAT-1）

12時間前の記録から得られる情報		Score
ゆるい／水様の便	なし=0，あり=1	
嘔吐／嘔気	なし=0，あり=1	
体温＞37.8℃	なし=0，あり=1	
刺激前　2分間の観察		
状態	SBS≦0，あるいは入眠／清明／穏やか=0	
	SBS≧1，あるいは清明／落ち着いていない=1	
振戦	なし／軽度=0，中等度／高度=1	
発汗	なし=0，あり=1	
ぎくしゃくした／反復する動き	なし／軽度=0，中等度／高度=1	
あくび／くしゃみ	なしあるいは1回=0，＞2回=1	
刺激への反応　1分間の観察		
触ったことへのビクつき	なし／軽度=0，中等度／高度=1	
筋緊張	正常=0，亢進=1	
刺激後の回復		
安静になる（SBS≦0）までかかる時間	2分未満=0，2〜5分=1，＞5分=2	
	合計	

※漸減開始日から最終投与の72時間後まで1日2回評価を繰り返す．合計3点以上で離脱症状の可能性あり．
文献14）より筆者訳

引用・参考文献

1) 国立感染症研究所感染症情報センター 感染症の話2004年第22週号, http://idsc.nih.go.jp/idwr/kansen/k04/k04_22/k04_22.html(参照2015-6-1)
2) 堤裕幸, 要藤裕孝：RSウイルスの疫学, 診断, 治療そして感染対策. INFECTION CONTROL, 22(11)：1123-1124, 2013.
3) Mufson MA, Belshe RB, Orvell C, et al.: Respiratory syncytial virus epidemics: Variable dominance of subgroups A and B strains among children, 1981-1986. J Infect Dis, 157(1): 143-148, 1988.
4) 浅村信二, 大波直子, 麻生泰二：RSウイルス感染症に伴う無呼吸の検討. 日本小児科学会雑誌, 101(11)：1578-1582, 1997.
5) パリビズマブの使用に関するガイドライン作成検討委員会：RSウイルス感染症の予防について(日本におけるパリビズマブの使用に関するガイドライン). 日本未熟児新生児学会雑誌, 14(1)：102-105, 2002.
6) Zhang L, Mendoza-Sassi RA, Wainwright C, et al.：Nebulized hypertonic saline solution for acute bronchiolitis in infants. Cochrane Database Syst Rev, 2008 Oct 8;(4):CD006458.
7) American Heart Association：PALSプロバイダーマニュアルAHAガイドライン2010準拠. シナジー, p.7-29, 2013.
8) 三浦規雅：小児の人工呼吸管理. 人工呼吸ケアのすべてがわかる本, 道又元裕編, 照林社, p.317-367, 2014.
9) 堤裕幸：Critical careで知っておきたいウイルス感染症. 集中治療, 12：1377-1383, 2000.
10) Szabo FK, Lomenick JP：Syndrome of inappropriate antidiuretic hormone secretion in an infant with respiratory syncytial virus bronchiolitis. Clin Pediatr(Phila), 47(8)：840-842, 2008.
11) 武山彩, 橋本浩一, 川崎幸彦ほか：RSウイルス迅速診断の有用性と問題点—定量的リアルタイムPCR法をスタンダードとした検討—. 小児感染免疫, 22(4)：337-342, 2011.
12) 五十嵐隆：こどもの医療に携わる感染対策の専門家がまとめた 小児感染対策マニュアル. じほう, p.154-155, 2015.
13) Curley AQ M.：Martha A.Q. Curley, RN, PD, FAAN. http://www.marthaaqcurley.com/uploads/8/9/8/6/8986925/sbs_japanese.pdf
14) Franck LS, Harris SK, Soetenga DJ, Amling JK, Curley MAQ：The Withdrawal Assessment Tool−1(WAT−1)：an assessment instrument for monitoring opioid and benzodiazepine withdrawal symptoms in pediatric patients. Pediatr Crit Care Med, 9(6)：573-580, 2008.
15) 木原秀樹：手技編 呼吸理学療法. 新生児発達ケア実践マニュアル, メディカ出版, p.189, 2009.

ICU-AW患者

小松由佳 | 杏林大学医学部付属病院　集中ケア認定看護師

近年，重症敗血症や多発外傷，ARDS，PCASなどの患者が急性期を経て生還したにもかかわらず，人工呼吸器からの離脱困難例や重度の四肢麻痺あるいは筋力低下を示すICU-AWが認識されるようになってきました．

ICU-AWとは，重症患者の集中治療中に生じる神経筋合併症の通称です．従来，廃用症候群とされてきた病態の一部もICU-AWと同様であったと考えられています．ICU-AWは決してまれな合併症ではなく，重症疾患に伴うそのほかの合併症と比較すると緩徐発症で，回復段階で発見されるため軽視されがちと言っても過言ではありません．

重症で長期化すれば身体機能障害となり，予後やQOLへ直接関与します．しかし，ICU-AWの病態についての成因はいまだ十分解明されておらず，治療方法も未確立であることから，早期の診断とリスク回避が重要となります．とくに敗血症はICU-AWの主要な危険因子の1つとなり，全身の炎症により筋力低下は深刻なものとなります．

本稿では，ICU-AWの患者の全身評価と，患者の異常を早期発見し，回復に向けたケアを行うためのアセスメントについて解説します．

ARDS
acute respiratory distress syndrome
急性呼吸窮迫症候群

PCAS
post-cardiac arrest syndrome
心停止後症候群

ICU-AW
intensive care unit acquired weakness
ICU関連筋力低下

QOL
quality of life
生活の質

1 病態・患者状態の基礎知識

1) ICU-AWの疾患概念

重症患者は，長期臥床や不動のみならず，全身性炎症反応症候群や多臓器障害，高血糖，栄養不良，ステロイドや筋弛緩薬の使用などにより，全身性の衰弱する神経・筋の合併症であるICU-AWをきたすことが近年注目されています[1,2]．ICU-AWの発生頻度は，7日以上の人工呼吸器装着患者で25〜47%[3,4]，敗血症患者では60〜100%[5,6]と意外に高い頻度で発症すると報告されています．

ICU-AWの出現は，人工呼吸器の離脱困難（人工呼吸日数延長），ICU・病院滞在日数の延長や機能障害を残し日常生活に支障をきたします[7,8]．以前より廃用症候群は，長引く感染症や悪性腫瘍，さまざまな慢性疾患患者が，不動や長期臥床状態に曝されることによって合併するとされていました[9]．これ

図1　ICU-AW

ICU Total Assessment

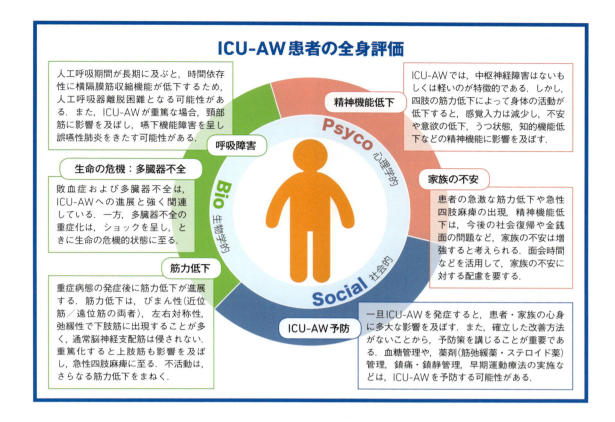

らは，重症疾患多発神経障害(CIP)と重症疾患筋障害(CIM)に区別され，さらに神経・筋ともに異常がある場合は，重症疾患神経筋障害(CINM)とされました．

しかし，臨床的にCIPとCIMを区別することは困難で，同様の神経筋障害に関して複数の名称があり混乱が生じていることから，2009年国際シンポジウムでICU-AWが包括した用語として提唱されました(図1)．

2) ICU-AWの発生機序

ICUで集中治療を受けている患者がICU-AW発症に至る機序は，いまだ十分に解明されていません．少なからず明らかになってきたことは，原疾患が要因で起こるサイトカインストーム(高サイトカイン血症)，筋弛緩薬やステロイドなどの薬剤使用，高血糖，不動化が現在のところ主なリスク因子として考えられることです．これらのリスク因子が複雑に関連しながら，神経と筋肉に障害をきたすことがICU-AWの発生機序とされています(図2)．

①重症疾患多発神経障害(CIP)

CIPの本態は，以前でいうSIRS(全身性炎症反応症候群)に伴う末梢神経の微小循環障害による遠位の軸索変性とされています．

Sepsis，つまりサイトカインなど炎症性メディエーター，エンドトキシン

CIP
critical illness polyneuropathy
重症疾患多発神経障害

CIM
critical illness myopathy
重症疾患筋障害

CINM
critical illness neuromyopathy
重症疾患神経筋障害

SIRS
systemic inflammatory response syndrome
全身性炎症反応症候群

図2　ICU-AWの発生機序

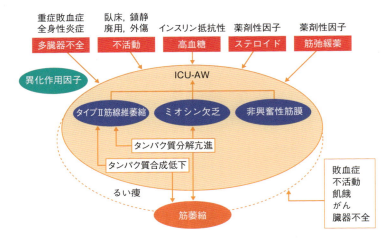

文献1, 2)を参考に作成

図3　CIPの病態

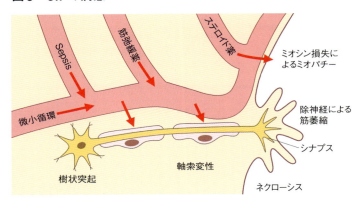

文献41)を参考に作成

や高血糖は，神経伝達経路の栄養血管である微小血管内へ流入することで，微小血管内皮細胞にある血液神経関門(BNB)が破綻します．このBNBの破綻によって，微小血管内の低灌流により酸素欠乏，神経内膜のカリウムイオン増加，アシデミアによる神経内膜の脱分極をきたし，神経傷害を引き起こします．

また軸索変性の病因は，侵襲の影響で血管透過性が亢進し，神経末端へ毒性因子の浸透を可能にすることと，透過性増大に起因する神経内膜の浮腫が，軸索の死に続いて軸索へのエネルギー供給を損なうことといわれています[10〜14]（図3）.

BNB
blood-nerve barrier
血液神経関門

②重症疾患筋障害（CIM）

CIMの本態は，アポトーシスなどのタンパク質異化が活性化することによるミオシンフィラメントの消失(thick filament myopathy)や，ミオシンフィラ

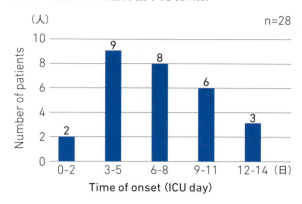

図4 ICU-AWの筋力低下発現日数

文献15)より引用

メントの急激な減少と考えられています．

　重症患者はエネルギー代謝が亢進し，損傷された組織を修復しようとします．糖質からだけでは増加したエネルギー消費量を補うことができず，生体は筋タンパクを崩壊し，グルタミンやアラニンなどのアミノ酸を動員して肝臓で糖新生に利用すると同時に，組織タンパクの合成に使用します（muscle-liver fuel system）．

　Sepsisなどの高度な侵襲が生体に加わると，全身のタンパク質合成もタンパク質分解も亢進しますが，分解のほうが合成よりも亢進するため，とくに骨格筋の異化が亢進して筋力低下となります．また，全身性炎症や酸素ストレス，人工呼吸器使用による横隔膜不使用によってプロテアーゼが活性したことによるタンパク質異化亢進，絶対安静や鎮静薬使用による不動も加わることによって，筋力低下が生じます．

Sepsis
敗血症

3) ICU-AWの診断
①廃用性の筋力低下との鑑別診断

　ICU-AWの診断は，まずベッドサイドにて筋力低下として診断されます．廃用性の筋力低下とICU-AWにおける筋力低下の違いは，ICU-AWのほうが比較的早い時期（ICU入室2〜14日）から出現するということです（**図4**）[15]．そして，筋力低下の原因が，中枢神経系の異常やもともとの神経筋疾患などのほかに病因がないことを確認します．

　ICU-AWでは通常，左右対称性の遠位優位の四肢筋力低下・筋萎縮・深部腱反射の減弱または消失を呈し，眼球運動は正常であることが特徴です．また自律神経障害なしが前提で，強い痛みなどの刺激を与えたときに，明らかにしかめ面をするが四肢の動きは弱いというのも特徴的な症状の1つです．

　当初の筋力低下は下肢優位にみられますが，重篤な場合は上肢や頸部にも影響を及ぼし，急性四肢麻痺や嚥下機能障害に至ることもあります．

表1 MRCスコア

Movements tested	各運動のスコア
肩外転 肘屈曲 手伸展 股屈曲 膝伸展	0：筋肉の収縮もまったくみられない 1：関節は動かない．筋肉の収縮のみが認められる 2：重力を除けば完全に動かせる 3：抵抗を加えなければ，重力に打ち勝って完全に動かせる 4：かなりの抵抗を加えても，なお完全に動かせる 5：強い抵抗を加えても完全に動かせる

文献42）より引用

表2 ICU-AW診断基準

下記1かつ2かつ3または4かつ5を満たす．

1. 重症病態の発症後に全身の筋力低下が進展．
2. 筋力低下はびまん性（近位筋／遠位筋の両者），左右対称性，弛緩性であり，通常脳神経支配筋は侵されない．
3. 24時間あけて2回行ったMRCスコアの合計が48点未満，または検査可能な筋の平均MRCスコアが4点未満．
4. 人工呼吸器に依存している．
5. 背景にある重要疾患と関連しない筋力低下の原因が除外されている．（神経・筋疾患の存在がないことが前提で，Critical illnessに伴って起こったもの）

文献17）より引用

②MRCスコア

　実際にICU-AWか否かの診断は，覚醒下で簡易的な神経筋評価（MRCスコア，**表1**）[16]を用いて判定します．一般的には，MRCスコア60点満点中，48点以下の場合がICU-AWと定義されます（**表2**）[17]．

　ただし，この診断は覚醒していることが前提で，鎮静中断により適切な意識状態でなければ，正確に判定を行うことができません．せん妄状態にある患者や敗血症性脳症，肝性脳症などの患者では，この診断は不適切となります．

MRC
Medical Research
Council scoring
MRCスコア

2 | 超急性期〜脱急性期

1）重症な臓器障害が存在しているか判断

　ICU-AWを引き起こす可能性のある患者かどうかをアセスメントします．

　ICU-AW発症と炎症は密接に関連し，SIRSはICU-AWへの進展と強く関連しています[18〜20]．感染によりSIRSが引き起こされる敗血症は，ICU-AWの危険因子とされ，全身性炎症マーカーのTNF-αやIL-6が高値を示す傾向にあることから[21]，重症な炎症反応の結果として末梢神経や筋肉が傷害されると考えられています．したがって，まずはICU-AWに密接に関連するといわれているSpesisの状態であるか否かをアセスメントすることが重要です．

■■■ **ICU** Total Assessment ■■■

表3　臨床的スコアリングシステム SOFAスコアと死亡率の関連

入室時スコア	死亡率(%)	最高スコア	死亡率(%)
0～1	0	0～1	0
2～3	7	2～3	2
4～5	20	4～5	7
6～7	22	6～7	18
8～9	33	8～9	26
10～11	50	10～11	46
>11	95	>11	86

※ICU入室時点と入室後48時間ごとに退室まで記録された.
文献22)より引用

　近年，Spesisとは「感染に伴う異常な宿主反応によって引き起こされる命を脅かすような臓器不全」と定義され，SOFAスコアで2点以上の上昇が重症な臓器障害とされています.

　SOFAスコアとは①心血管系，②呼吸器系，③腎臓系，④中枢神経系，⑤肝臓系，⑥線溶系の6つの主要な臓器の障害度を数値化したもので，スコアと死亡率と関連しています(p.45参照).　SOFAスコア点数が高値であればあるほど命を脅かす臓器障害が存在しているといえます(**表3**)[22].　看護師は，全身を観察する際に，この6つの項目を中心に観察し，患者が重症な状態か否かを判断します.

2) ICU-AWを引き起こす5つの要因を管理する

　ICU-AWの関連因子のうちで，多臓器不全，不動化，高血糖，ステロイド，筋弛緩薬の5つが重要な危険因子とされています.

①多臓器不全をアセスメント

　重症な臓器障害があるか否かをアセスメントします.　このとき重症な臓器障害があると判断されたときには，高頻度でICU-AWが発症する可能性があることを念頭に置き，臓器障害の原因疾患の治療と以下に述べるリスクファクターを最小限とするようケアします.

②不動化／不活動を防ぐ

　不動化自体が筋力低下を進行させると考えられます.

　多数の臨床研究では，強制的な床上安静は例外なく有害であることが示され，深鎮静で身体抑制された状態も同様に医原性筋力低下をまねきます.　つまり不動化は，重症疾患で認められるほかの危険因子との組み合わせにより，ICU-AWを引き起こすと考えられます.

　また，全身の微小血管にある内皮細胞の機能不全が，活動性低下によって惹起される可能性もあります.　これらを是正するためには，筋肉への刺激が重

— ICU-AW患者 —

要で，一部の筋の他動運動であっても有益であることが報告されています[23]．

看護師は，過度の深鎮静や抑制によって不動状態にあるかどうかを観察し，鎮静スコアやせん妄評価しながら，できる限り深鎮静や身体拘束を避け，病態に合わせて患者の身体を動かす必要があります．

③血糖管理をする

重症患者に対する理想的な血糖管理は，依然として世界的に議論されています．従来の血糖値目標（140 ～ 180mg/dL）と比較して厳密な血糖管理（80 ～ 108mg/dL）では，CIP/CIMの発症率が減少することが報告されています[24～26]．

しかし，厳密な血糖管理によって低血糖などの合併症が増加することから[27]，著しい高血糖や血糖値変動を是正するため，プロトコルを用いて血糖管理することが妥当といえます．

④不必要なステロイドを避ける

ステロイドは，筋萎縮や末梢神経で脱髄を引き起こし，CIMと同様の傷害を与えることが明らかとなっています[28]．また，ARDSの肺線維増殖抑制を目的としたステロイドの有効性を検討した研究でも，ステロイド使用群で筋力低下と換気不全の再燃を多く認めています[29]．

ARDS
acute respiratory distress syndrome
呼吸窮迫症候群

しかし，最近の研究では，敗血症において全身投与レベルのコルチコステロイドと筋毒性との明確な関連性は見い出されていません[30]．敗血症性ショックでステロイド投与量が，大量メチルプレドニゾロン投与から，少量ハイドロコルチゾン投与へ変化してきたことが影響していると考えられています．

看護師は，ステロイドが必要な患者かどうかを検討し，医師へ提案することが必要となります．

⑤不必要な筋弛緩薬は避ける

臨床では，とくに気管支喘息重積発作で大量のステロイドと筋弛緩薬を併用した場合，重篤な筋力低下が観察されることがあります．筋弛緩薬を使用下患者の筋生検では，ミオシンが失われる急性壊死性ミオパチーが報告されています．また，NMBASとステロイドの併用については，ミオシンフィラメントミオパチーが誘発されることが報告されています[31]．

NMBAS
neuromuscular blocking agents
神経筋遮断薬

看護師は，筋弛緩薬が必要な患者かどうかを判断し，不必要と思われるときには医師へ提案することが必要となります．

3）間接的かつ理論上よいとされるケアを実施

以前より，敗血症患者では，長期人工呼吸管理や深鎮静，せん妄，ICU-AWは負のサイクルとして関連しあいながら，患者の身体および精神機能に影響を及ぼすことが知られています（**図5**）．この負のサイクルを断ち切る目的で，人工呼吸器離脱プロトコル，PADガイドライン，早期から四肢を動かすようなリハビリテーション実施が理論上よいとされています．

PAD
peripheral arterial disease
末梢動脈疾患

以上のようなツールを使用しながら，長期人工呼吸器装着，深鎮静，せん妄，ICU-AW発症の回避に努めます．

クリティカルケア看護のワザを身に付ける

図5 敗血症患者のICU-AW負のサイクル

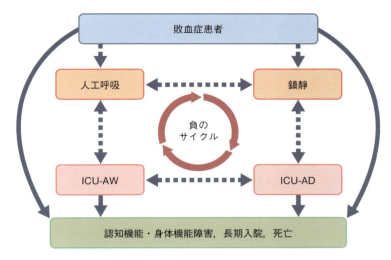

文献43)より引用，一部改変

4) 患者の心理・社会的アセスメントを実施

　急激かつ突然，筋力低下をきたすのがICU-AWです．最も重症なICU-AW患者は，自らの力で四肢を動かすことができず，眼球のみ動く状態で，看護師のみならずご家族との意思疎通・コミュニケーションをはかることができません．患者が何を思い，何を訴えたいのか理解困難な状況に至ることがあります．

　患者の心理・社会的な状況をアセスメントするには，長年一緒に，ともに生活してこられたご家族の協力が必須となります．家族から，患者が日頃（病前），何にこだわりを持ちどんな生活をしていたかなど生活背景を詳細に聞き，聞いた内容を手がかりとしながら，集中治療室においても日頃に近い状態に整えるようケアしていくことが必要といえるでしょう．

3 回復期

　最近では，敗血症患者は，ICUにおいて知的・精神的障害に苦悩されていること[32,33]，ARDS患者に関しても，ICUでの治療により1〜5年生存した後も，運動制限，知的・精神的障害，QOLの低下に苦しみ，さらには高額な医療費を払い続けていることが指摘されています[34,35]．

　このように，重症疾患者の長期の生命転帰は不良といえます．生命転帰以外にもICU退出後長期の生存患者では，呼吸機能障害や全身の運動機能の

低下などが著しいことも重要な問題としてとらえられ[36, 37]，その特徴は，患者本人のみならず家族にも多大な影響を与えることが問題視されています．

とくに，ICU-AWは重症疾患に伴うその後の機能予後やQOLへ直接関与します．ICU-AWで長期間四肢麻痺や対麻痺となった患者は28％に及びます．完全に機能回復する患者と回復しない患者では，個々の筋消費と末梢神経症の程度によるものと考えられています[38, 39, 40]．

回復期のアセスメントとケアは，個々の患者のICU-AW診断と，筋や末梢神経の障害程度をアセスメントしながら，患者の日常生活動作に合わせたケアの実践を継続していくことが必須といえます．

＊

ICU-AWの病態の成因は，いまだ十分解明されていません．治療方法も未確立であることから，早期の診断とリスク回避が最も重要となります．

とくに敗血症は，ICU-AWの主要な危険因子の1つとなり，全身の炎症により筋力低下は深刻なものとなります．個々の患者の心身状態を十分アセスメントしたうえで，日頃の日常生活に合わせたケアを実施していきましょう．

引用・参考文献

1) Lee CM, et al. : ICU-acquired weakness: what is preventing its rehabilitation in critically ill patients?. BMC Med, 10(1):115, 2012.
2) Zink W, et al. : Critical illness polyneuropathy and myopathy in the intensive care unit. Nat Rev Neurol, 5(7): 372-379, 2009.
3) Schweickert WD, et al. : ICU-acquired weakness. Chest, 131(5) : 1541-1549, 2007.
4) Truong AD, et al. : Bench-to-bedside review: mobilizing patients in the intensive care unit—from pathophysiology to clinical trials. Critical Care, 13(4) : 216, 2009.
5) Berek K, et al. : Polyneuropathies in critically ill patients: a prospective evaluation. Intensive Care Med, 22 (9) : 849-855, 1996.
6) De Jonghe B, et al. : Acquired neuromuscular disorders in critically ill patients: a systematic review. Group de Reflexion et d'Etude sur les Neuromyopathies En Reanimation. Intensive Care Med, 24(12):1242-1250, 1998.
7) Herridge MS, et al. : One-year outcomes in survivors of the acute respiratory distress syndrome. N Engl J Med, 348(8) : 683-693, 2003.
8) Herridge MS, et al. : Functional disability 5 years after acute respiratory distress syndrome. N Engl J Med, 364(14) : 1293-1304, 2011.
9) Schweickert WD, et al. : ICU-acquired weakness. Chest, 13(5) : 1541-1549, 2007.
10) Zink W, et al. : Critical illness polyneuropathy and myopathy in the intensive care unit. Nat Rev Neurol, 5(7) : 372-379, 2009.
11) Latronico N, et al. : Critical illness polyneuropathy and myopathy: a major cause of muscle weakness and paralysis. Lancet Neurol, 10(10) : 931-941, 2011.
12) Bolton CF, et al. : Polyneuropathy in critically ill patients. J Neurol Neurosurg Psychiatry, 47(11) : 1223-1231, 1984.

13) Zochodne DW, et al. : Critical illness polyneuropathy. A complication of sepsis and multiple organ failure. Brain, 110(pt 4) : 819-841, 1987.

14) Batt J, et al. : Intensive care unit-acquired weakness: clinical phenotypes and molecular mechanisms. Am J Respir Crit Care Med, 187(3) : 238-246, 2013.

15) Latronico N, et al. : Simplified electrophysiological evaluation of peripheral nerves in critically ill patients: the Italian multi-centre CRIMYNE study. Crit Care, 11(1) : R11, 2007.

16) De Jonghe B, et al. : Respiratory weakness is associated with limb weakness and delayed weaning in critical illness. Crit Care Med, 35(9) : 2007-2015, 2007.

17) Stevens RD, et al. : A framework for diagnosing and classifying intensive care unit-acquired weakness. Crit Care Med, 37(10 Suppl) : S299-S308, 2009.

18) De Jonghe B, et al. : Paresis acquired in the intensive care unit: a prospective multicenter study. JAMA, 288 (22) : 2859-2867, 2002.

19) de Letter MA, et al. : Risk factors for the development of polyneuropathy and myopathy in critically ill patients. Crit Care Med, 29(12) : 2281-2286, 2001.

20) Bolton CF : Sepsis and the systemic inflammatory response syndrome: neuromuscular manifestations. Crit Care Med, 24(8) : 1408-1416, 1996.

21) Verheul GA, et al. : Tumor necrosis factor and interleukin-6 in critical illness polyneuromyopathy. Clin Neurol Neurosurg, 96(4) : 300-304, 1994.

22) Ferreira FL, et al. : Serial evaluation of the SOFA score to predict outcome in critically ill patients. JAMA, 286(14) : 1754-1758, 2001.

23) Griffiths RD, et al. : Effect of passive stretching on the wasting of muscle in the critically ill. Nutrition, 11 (5) : 428-432, 1995.

24) van den Berghe G, et al. : Intensive insulin therapy in critically ill patients. N Engl J Med, 345(19) : 1359-1367, 2001.

25) Van den Berghe G, et al. : Insulin therapy protects the central and peripheral nervous system of intensive care patients. Neurology, 64(8):1348-1353, 2005.

26) Casaer MP, et al. : Impact of early parenteral nutrition completing enteral nutrition in adult critically ill patients (EPaNIC trial): a study protocol and statistical analysis plan for a randomized controlled trial. Trials, 2011 Jan 24; 12: 21. doi: 10.1186/1745-6215-12-21.

27) Van den Berghe G, et al. : Outcome benefit of intensive insulin therapy in the critically ill: Insulin dose versus glycemic control. Crit Care Med, 31(2) : 359-366, 2003.

28) Menconi M, et al. : Role of glucocorticoids in the molecular regulation of muscle wasting. Crit Care Med, 35 (9 Suppl) : S602-S608, 2007.

29) Steinberg KP, et al. : Efficacy and safety of corticosteroids for persistent acute respiratory distress syndrome. N Engl J Med, 354(16) : 1671-1684, 2006.

30) Stevens RD, et al. : Neuromuscular dysfunction acquired in critical illness: a systematic review. Intensive Care Med, 33(11) : 1876-1891, 2007.

31) Karpati G, et al. : Experimental core-like lesions and nemaline rods. A correlative morphological and physiological study. Arch Neurol, 27(3) : 237-251, 1972.

32) Quartin AA, et al. : Magnitude and duration of the effect of sepsis on survival. Department of Veterans Affairs Systemic Sepsis Cooperative Studies Group. JAMA, 277(13) : 1058-1063, 1997.

33) Iwashyna TJ, et al. : Long-term cognitive impairment and functional disability among survivors of severe sepsis. JAMA, 304(16) : 1787-1794, 2010.

34) Wang CY, et al. : One-year mortality and predictors of death among hospital survivors of acute respiratory distress syndrome. Intensive Care Med, 40(3) : 388-396, 2014.

35) Dowdy DW, et al. : Quality of life after acute respiratory distress syndrome: a meta-analysis. Intensive Care Med, 32(8) : 1115-1124, 2006.

36) De Jonghe B, et al. : Respiratory weakness is associated with limb weakness and delayed weaning in critical illness. Crit Care Med, 35(9) : 2007-2015, 2007.

37) Latronico N, et al. : Critical illness polyneuropathy and myopathy: a major cause of muscle weakness and paralysis. Lancet Neurol, 10(10) : 931-941, 2011.

38) Guarneri B, et al. : Long-term outcome in patients with critical illness myopathy or neuropathy: the Italian multicentre CRIMYNE study. J Neurol Neurosurg Psychiatry, 79(7) : 838-841, 2008.

39) Latronico N, et al. : Critical illness myopathy and neuropathy. Curr Opin Crit Care, 11(2) : 126-132, 2005.

40) Latronico N : Neuromuscular alterations in the critically ill patient: critical illness myopathy, critical illness neuropathy, or both?. Intensive Care Med, 29(9):1411-1413, 2003.

41) Pati S, et al. : Approach to critical illness polyneuropathy and myopathy. Postgrad Med J, 84(993) : 354-360, 2008.

42) Kleyweg RP, et al. : Treatment of Guillain-Barré syndrome with high-dose gammaglobulin. Neurology, 38 (10) : 1639-1641, 1988.

43) Vasilevskis EE, et al. : Reducing iatrogenic risks : ICU-aquired delirium and weakness—crossing the quality chasm. Chest, 138(5) : 1224-1233, 2010.

■■ INDEX ■■

数字・欧文

6H6T	104
A/G比	126
AAA	122
AADL	35
AAIペーシング	111
ABG評価	172
ACS	78, 172, 192
ACT	153
ADH分泌異常症候群	205
Af	102
AFL	102
air trapping	201
AIS	168
AKBR	126
AKI	95, 144
AKIの診断基準	147
ALT	126
APACHE	185
APCO	71
ARDS	51, 95
AST	126
BADL	35
Barthel Index	36, 140
BCAA	122
Bezold-Jarisch	103
Biot呼吸	135
BNB	214
BPS	16, 42
BT	182
BTR	122
BVM	106
CAM-ICU	18, 163
CaO_2	73
CARS	13, 88, 176
CBF	129
$CHADS_2$スコア	112
CHDF	144
ChE	126
CI	82
CIM	30, 214
CIP	30, 213
CO	71
CO_2ナルコーシス	32
cold shock	40, 90
COP	64
CPP	129, 175
CRBSI	151, 177
CRRT	144, 154
CRT（心臓再同期療法）	115
CRT（中心静脈カテーテル関連血栓症）	155
CRT（毛細血管再充満時間）	40, 80, 92, 104, 204
D-ダイマー	44
D/T比	126
DAD	54, 62
DC	106
DDDペーシング	111
DeBakey分類	68
DIC	38, 69, 70, 185
DO_2	73
DSM-5	158
ECMO	54, 58
EGDT	91
ERCP後膵炎	194
E_TCO_2	60
E_TCO_2波形	201
FDP	44
FFP	71
FIM	140
F_IO_2	28
Fletcher-Hugh-Jones分類	34
FRC	72
GCS	134
H_2ブロッカー	124
HD	154
HDF	122
HES	189
HIV	182
HRQOL	63
IABP	78
IADL	35

IAP	173
ICD	115
ICDSC	18, 47, 163
ICP	129
ICP亢進	129, 175
ICU-AW	19, 25, 178, 212
ICU-AW診断基準	216
ICU関連筋力低下	19, 25, 178, 212
ICU体験	166
Ⅲ度完全房室ブロック	102
INR	120, 123
ISS	168
J-PADガイドライン	162
JATEC	168
JETEC	168
JNTEC	168
Kussmaul呼吸	135
LPS	38
lung restの人工呼吸器設定	55
MAP	129
MARS	88
mMRC (修正MRC)息切れスケール	34
MMT	77
Mobits Ⅱ型房室ブロック	102
MODS	39
MRCスコア	216
MRI対応型ペースメーカー	118
MSW	19, 77, 124, 180
NHF	32
NIV	32
NOAC	112
NOMI	187
NRS	16, 34, 42
NST	98
P/F比	59
Pancreatitis Bundles	185
PCPS	78
PCV	202
PCWP	82
PE	144
PEA	102
PEEP	207
PiCCO	71
PICS	19, 37, 97

PMMA-CHDF	144
PMX-DHP	144
PO_2	73
PPI	124
prolonged mechanical ventilation	26
PT	120, 123
PTD	168
PTSD	62, 85
Pulseless VT	102
PVST	102
quickSOFAスコア	90
RAP	178
RASS	16, 42
refilling	17, 72, 73,196
ROM	140, 179
RPP	82
RSBI	30
RSV感染症	198
RSV迅速診断キット	206
RTS	168
SAMPLE	105
SAT	30, 61
SBS	207
SBT	27, 60, 209
SCCM	88
$Sc\bar{v}O_2$	173
Sepsis	215
severe ARDS	53
SIADH	205
SIRS	13, 69, 88, 176, 182
SIRS診断基準	18, 41
SO_2	73
SOFAスコア	44, 90, 95, 185, 217
SpO_2	73
SSCG	38
SSS	102
ST	76
Stanford分類	67
STEMI	83
$S\bar{v}O_2$	82
Tdp	102
TMP	146
VALI	25, 55
VAP	25, 85, 177

VAS ……………………………………… 34	エラスターゼ ……………………………… 51
vasospasm ……………………… 187, 190	遠隔モニタリングシステム ……………… 118
VIDD ……………………………………… 31	嚥下機能障害 ……………………………… 215
VILI ……………………………………… 85	嚥下障害 …………………………………… 75
VVIペーシング ………………………… 111	炎症性サイトカイン ……… 12, 38, 51, 88
warm shock …………………… 40, 90	エンドトキシン ………………………… 146
WAT-1 ………………………………… 209	エンドトキシン吸着療法 ……………… 144
WCD …………………………………… 118	黄疸 ……………………………………… 120
weaning failure ……………………… 26	オーバーセンシング …………………… 111
WFCCN ………………………………… 95	

あ

あえぎ呼吸 ………………………………… 135
アシデミア ………………………………… 108
アダムキュービッツ動脈 ………………… 74
アダムス-ストークス症候群 …………… 100
圧規定式調節換気 ………………………… 202
アルカローシス …………………………… 136
アルコール離脱症状 ……………………… 190
アルブミン ………………………………… 126
アンダーセンシング ……………………… 111
異化 …………………………………… 18, 98
意識障害 ……………………………… 77, 132
意識内容 …………………………………… 77
異常呼吸 …………………………………… 31
異常肢位 …………………………………… 134
痛み ………………………………………… 138
一時的ペーシング ………………………… 106
溢水 ………………………………………… 189
溢水症 ……………………………………… 144
医療ソーシャルワーカー …………… 19, 77
インスリン投与 …………………………… 191
陰性変力作用 ……………………………… 109
インターベンション治療 ………………… 194
院内感染対策 ……………………………… 206
ウィーニング ……………………………… 26
植込み型除細動器 ………………………… 115
ウェットラング …………………………… 83
うつ病 ……………………………………… 164
運動麻痺 …………………………………… 134
栄養管理 …………………………………… 18
栄養サポートチーム ……………………… 98
壊死性膵炎 ………………………………… 184

か

介護保険 …………………………………… 140
外傷死の3徴候 …………………………… 171
外傷重症度スコア ………………………… 168
外傷初期看護ガイドライン ……………… 168
外傷初期診療ガイドライン ……………… 168
外傷診療体系 ……………………………… 170
外傷専門診療ガイドライン ……………… 168
改訂アトランタ分類 ……………………… 184
解剖学的重症度 …………………………… 168
回路トラブル ……………………………… 149
下顎呼吸 …………………………………… 135
過活動型せん妄 …………………………… 160
過換気療法 ………………………………… 136
下気道炎 …………………………………… 198
拡散 ………………………………………… 145
荷重側肺障害 ………………………… 56, 85
家族支援 …………………………………… 17
活性化全血凝固時間 ……………………… 153
カテーテル関連血流感染 ………………… 151
カテコールアミン …………………… 12, 81
カルディオバージョン …………………… 103
肝移植 ……………………………………… 122
換気血流比不均衡 ………………………… 56
換気と酸素化の評価 ……………………… 28
肝硬変 ……………………………………… 126
看護版敗血症管理ガイドライン ………… 95
間質性浮腫性膵炎 ………………………… 184
患者の安楽 ………………………………… 94
肝性昏睡 …………………………………… 122
肝性脳症 ……………………………… 120, 122
関節可動域 …………………………… 140, 179
関節拘縮 …………………………………… 178

225

感染	74
感染症	88
感染性合併症	187
感染性膵壊死	187, 194
干潮期	15
陥没呼吸	31
機械的合併症	81
気管チューブ抜去	32
偽腔	66
気道過敏性	203, 207
気道虚脱	207
気道抵抗増加	201
機能的残気量	72
機能的自立度評価法	140
逆行性脳灌流法	69
ギャッチアップ	57
急性壊死性貯留	185, 192
急性壊死性ミオパチー	218
急性冠症候群	78
急性肝不全	120
急性期DIC診断基準	41
急性呼吸窮迫症候群	51, 95
急性四肢麻痺	215
急性心筋梗塞	78
急性腎障害	95
急性膵炎	182, 196
急性膵炎診断基準	183
急性膵周囲液体貯留	185
吸着	146
吸入気酸素濃度	28
凝固異常	38
凝固障害	171
胸痛	80
虚血性合併症	187
筋区画内圧測定	177
筋弛緩薬	218
禁酒指導	128
筋膜切開術	177
苦痛	74
クッシング現象	122, 131
グラスゴー・コーマ・スケール	134
経静脈ペーシング	106
経肺圧	55
経皮的心肺補助	78

経皮的動脈血酸素飽和度	73
経皮的ドレナージ	194
経皮ペーシング	106
痙攣	138
血圧コントロール	70
血圧低下	194
血液浄化療法	144
血液神経関門	214
血液透析	154
血液脳関門	122
血液分布異常性ショック	91
血液濾過透析	122
血管透過性亢進	89
血管内静水圧	64
血管内皮細胞	38
血行動態評価	93
血漿アミノ酸濃度	124
血漿交換	122, 144
血小板	45
血漿リーク	83
血中アンモニア濃度	124
血中リパーゼ	184
血糖管理	218
ケミカルメディエーター	14
下痢	192
限外濾過	146
肝血流量	125
健康関連QOL	63
言語聴覚士	76
言語的コミュニケーション障害	75
倦怠感	128
高アンモニア血症	125
抗炎症性サイトカイン	13, 88
高血圧	136
混合静脈血酸素飽和度	82
高サイトカイン血症	145, 149, 213
膠質浸透圧	64
恒常性	10
高心拍出量状態	90
行動変容	156
高度侵襲下	10
鉤ヘルニア	132
誤嚥	192
誤嚥性肺炎	139

ICU Total Assessment

コードブルー	106
呼気終末二酸化炭素濃度	60
呼気終末陽圧	72
呼吸筋疲労	30
呼吸筋負荷	29
呼吸困難	33
呼吸仕事量	60
呼吸不全	198
呼吸補助筋	31, 60
国際敗血症ガイドライン	38
コリンエステラーゼ	126
混合型せん妄	160
昏睡と覚醒	125
コンソート管理	149
コンパートメント症候群	178

さ

サードスペース	17
サーファクタント	15
再開胸	70
再挿管	32
サイトカインストーム	213
サイトカインの誘導	10
再発性急性膵炎	196
左心耳閉鎖術	112
酸塩基平衡	149
酸素化改善	59
酸素化係数	45
酸素化指数	59
酸素含量	73
酸素供給量	73
酸素需給バランス	93
酸素分圧	73
酸素飽和度	73
シーソー呼吸	31
ジェルパッド電極	106
視覚アナログ評価尺度	34
自己消化性合併症	186
持続的血液濾過透析	144
持続的腎代替療法	144
失調性呼吸	135
時定数	202
自発覚醒トライアル	30

自発呼吸トライアル	27, 60, 209
重症外傷	168
重症急性膵炎	185
重症疾患筋障害	214
重症疾患多発神経障害	213
重症疾患多発ニューロパチー	30
重症疾患多発ミオパチー	30
重症敗血症	38
重症不整脈	100
修正 Borg 指数	34
修正モンロー・ケリー理論	129
集中治療後症候群	19, 37, 97
受傷機転	168
出血	73
出血傾向	44
出血性ショック	171
出血量	171
循環血液量	14
循環血液量減少性ショック	204
循環動態	148
準備因子	161
上気道炎	198
除水	148
ショック	80, 171
ショックの 5P	104, 148
除皮質硬直	134
徐脈アルゴリズム	106
徐脈性不整脈	100
新規抗凝固薬	112
心機能低下症例	71
心筋酵素	83
神経筋合併症	212
心係数	82
神経内分泌反応	10
心原性ショック	81
心原性脳梗塞	112
人工呼吸器関連肺炎	25, 85
人工呼吸器関連肺損傷	25, 55, 85
人工呼吸器設定	27
人工呼吸器装着	24
人工呼吸器誘発性横隔膜機能不全	31
人工呼吸器離脱	24, 59, 209
人工呼吸器離脱困難	212
人工心肺	66

227

心室細動	102
心室同期不全	114
侵襲	10
新鮮凍結血漿	71
心臓再同期療法	115
心臓リハビリテーション	80
心停止	100
心的外傷後ストレス障害	62, 85
浸透圧療法	136
心拍出量	14, 71
心房細動	102
心房粗動	102
心リハ	85
膵局所持続動注療法	190
錐体路障害	134
水分出納	17, 148
水平眼球運動	133
睡眠パターン	165
数値評価スケール	16, 34, 42
頭蓋内圧	129
スタニング	112
ステロイド	218
ステントグラフト内挿術	69
ストレス軽減	94
生活指導	156
精神的苦痛	75
生体反応	10
生命維持装置	18
清明度の低下	77
生理学的重症度	168
セカンドヒット現象	176
脊髄障害	74
摂食嚥下機能	19
接触感染対策	206
セミファウラー位	152
線維素溶解反応	39
前傾側臥位	56
センシング不全	111
全身性炎症反応症候群	13, 69, 88, 176, 182
全身脱調節状態	155
喘息発作	209
選択的順行性脳灌流法	69
せん妄	18, 25, 158
せん妄の診断基準	158

せん妄様症状	139
早期経腸栄養	191
早期目標指向型治療	91
早期リハビリテーション	18, 162, 165
浅速換気指数	30
ソーシャルワーカー	49, 63, 75
促進因子	161
組織酸素代謝失調	173

た

体位ドレナージ	139, 203
体液・電解質	11
体外式ペースメーカー	110
体外式膜型人工肺	54
大孔ヘルニア	132
代謝	12
代謝性アシドーシス	93
代償性抗炎症反応症候群	13, 88, 176
代償性ショック	204
大動脈解離	66
大動脈人工血管置換術	67
大動脈内バルンパンピング法	10, 78
大動脈瘤	66
対麻痺	74
多形性心室頻拍	102
多臓器障害	39
多臓器不全	187, 217
脱血不良	56, 83, 150, 152
多発外傷	168
弾性ストッキング	178
胆石性急性膵炎	194
タンパク質分解酵素阻害薬	190
チアノーゼ	92
チェーン‐ストークス呼吸	134
着用型自動除細動器	118
注意障害	160
中心静脈カテーテル関連血栓症	155
中心静脈血酸素飽和度	173
中枢神経性過換気	134
超低体温循環停止	67
直接因子	161
直流除細動	106
鎮静	42, 138

鎮静覚醒トライアル	………………	61
鎮静コントロール	………………	61
鎮痛	…………………………	42
鎮痛スケール	……………………	42
低圧咽頭持続吸引	…………………	207
低アルブミン血症	…………………	126
低活動型せん妄	……………………	160
低血圧性ショック	…………………	204
低血糖	………………………	122
低酸素血症	…………………………	123
低酸素症	……………………………	16
低酸素性肝障害	……………………	120
低体温	………………………	70
低タンパク食	………………………	127
ディフィブリレーション	…………	103
電解質	………………………	149
転換期	………………………	18
テント切痕ヘルニア	………………	132
頭位挙上	……………………………	136
頭位変換眼球反射	…………………	133
同化期	………………………	18
動眼神経麻痺	………………………	133
洞機能不全症候群	…………………	102
瞳孔不同	……………………………	133
動脈血中ケトン体比	………………	126
動脈の攣縮	…………………………	187
徒手筋力テスト	……………………	77
徒手的呼気介助法	…………………	203
努力呼吸	……………………………	60

な

内因性PEEP	………………………	29
尿量	…………………………	72
尿量減少	……………………………	194
尿路感染	……………………………	177
認知機能障害	………………………	35
認知症	………………………	164
ネーザルハイフロー	………………	32
ネクロセクトミー	…………………	194
脳灌流圧	…………………	129, 175
脳血流	………………………	129
脳血流自動能	………………………	129
脳低体温療法	………………………	137

脳浮腫	………………………	136, 138
脳分離体外循環	……………………	69
脳ヘルニア	…………………………	132

は

敗血症	………………………	16, 88, 215
敗血症DIC	…………………………	38
敗血症性ショック	………………	40, 89
敗血症性脳症	………………………	97
敗血症の定義	………………………	53
肺コンプライアンス	………	29, 54, 201
肺水腫	………………………	53, 64
排泄機能	……………………………	19
背側無気肺	…………………………	56
排痰困難	……………………………	33
肺動脈カテーテル	…………………	71
肺動脈楔入圧	………………………	82
廃用症候群	…………………………	139
廃用性の筋力低下	…………………	215
バクテリアルトランスロケーション	……	182, 187, 191
播種性血管内凝固症候群	………	38, 39, 69
バスキュラーアクセス	……………	149
バスキュラーアクセス固定	………	153
バッキング	…………………………	137
バッグバルブマスク	………………	106
発熱	…………………………	139
パドル電極	…………………………	106
反回神経	……………………………	76
反回神経麻痺	………………………	75
反復性喘鳴	…………………………	209
腓骨神経麻痺	………………………	152
非侵襲的換気	………………………	32
非代償性ショック	…………………	204
非閉塞性腸管虚血	…………………	187
被包化壊死	…………………………	192
飛沫感染対策	………………………	206
びまん性肺胞障害	………………	54, 62
標準12誘導心電図	………………	104
病歴聴取	……………………………	105
ビリルビン値	………………………	126
貧血	…………………………	31
頻呼吸	………………………	60
頻脈アルゴリズム	…………………	106

頻脈性心房細動	112
頻脈性不整脈	100
不安定狭心症	78
フィッシャー比	122
フィブリノゲン	45
不穏行動	125
腹臥位	56
腹腔内圧	173
腹腔内圧上昇	195
腹部コンパートメント症候群	172, 192
腹壁コンプライアンスの低下	192
防ぎえた外傷死	168
不動化	217
ブラジキニン	14
フリーラジカル	32
ブルンストローム・ステージ	77
フロートラックセンサー	148
プロスタグランジン	14
プロトロンビン時間	120
分時換気量	28
分離	146
平均気道内圧	28
平均血圧	129
米国集中治療医学会	88
閉鎖式気管吸引	207
閉塞性無呼吸	209
ペーシング不全	111
ペースメーカー	110, 115
壁在血栓	155
ヘッドアップ	61
ヘルスリテラシー	86
ベルリン定義	53
便通コントロール	125
便秘	127
包括的心臓リハビリテーション	85
発作性上質頻拍	102

ま

膜間圧力差	146
マズローの欲求5段階説	156
慢性肝不全	126
慢性再発性膵炎	196
慢性膵炎	196

マンニトール点滴	122
ミオシンフィラメントの消失	214
ミオシンフィラメントミオパチー	218
脈拍触知の差	81
無気肺	198
無脈性心室頻拍	102
無脈性電気活動	102
免疫抑制療法	122
メンタルケア	166
毛細血管再充満時間	40, 80, 92, 104, 204
モニター心電図	104

や

輸液制限	95
輸血	71

ら

ラクツロースの注腸	122
ラプチャーケア	84
リスク評価プロフィール	178
離脱症状	209
リッチモンド興奮・鎮静スケール	16, 42
利尿	73
リフィリング	17, 72, 73, 196
リポ多糖	38
リモデリング	102
良肢位	178
両上肢の血圧測定	81
倫理的感受性	86
濾過	146

わ

ワッサーマンの歯車	15
ワルファリン	112